AF463107

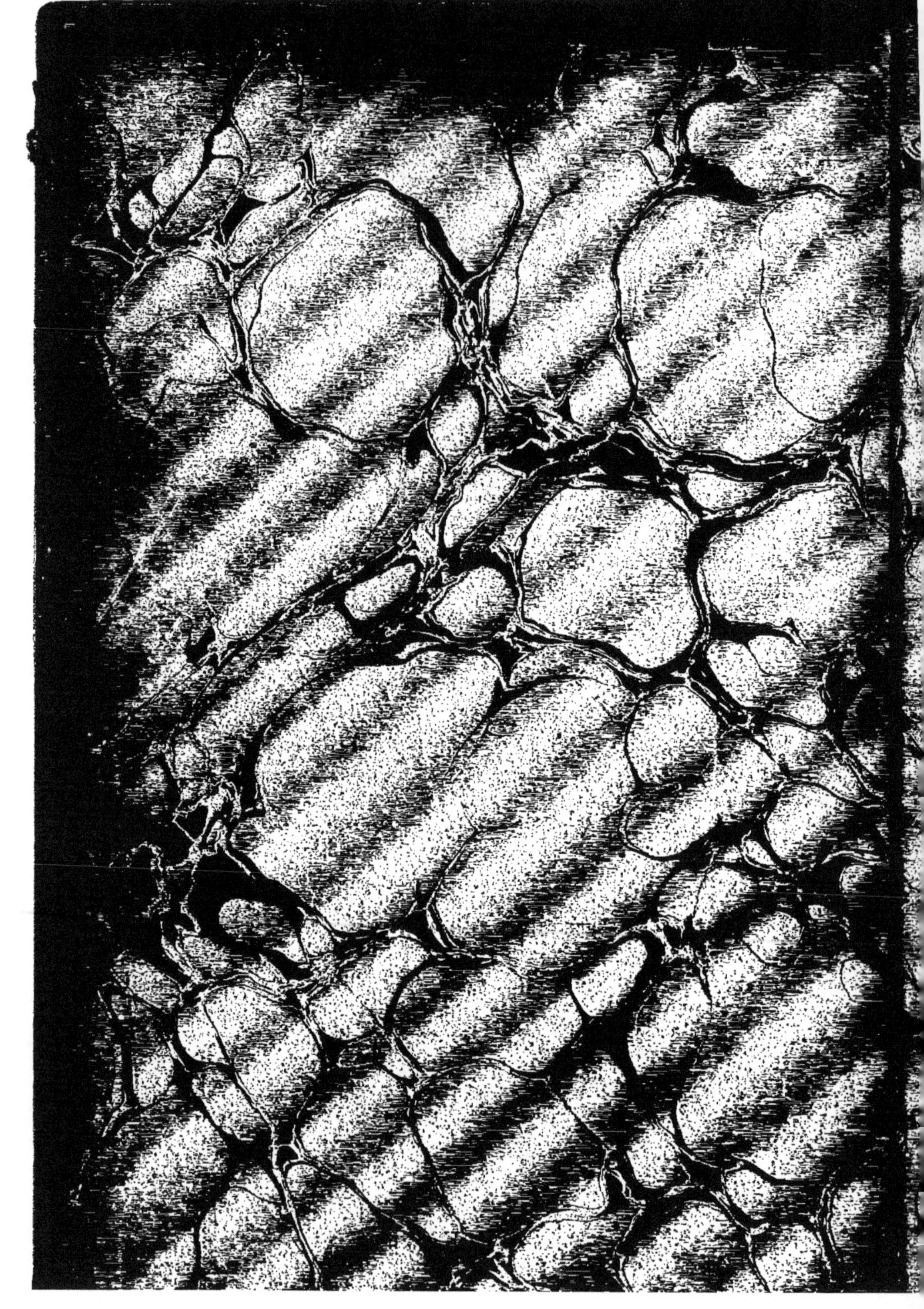

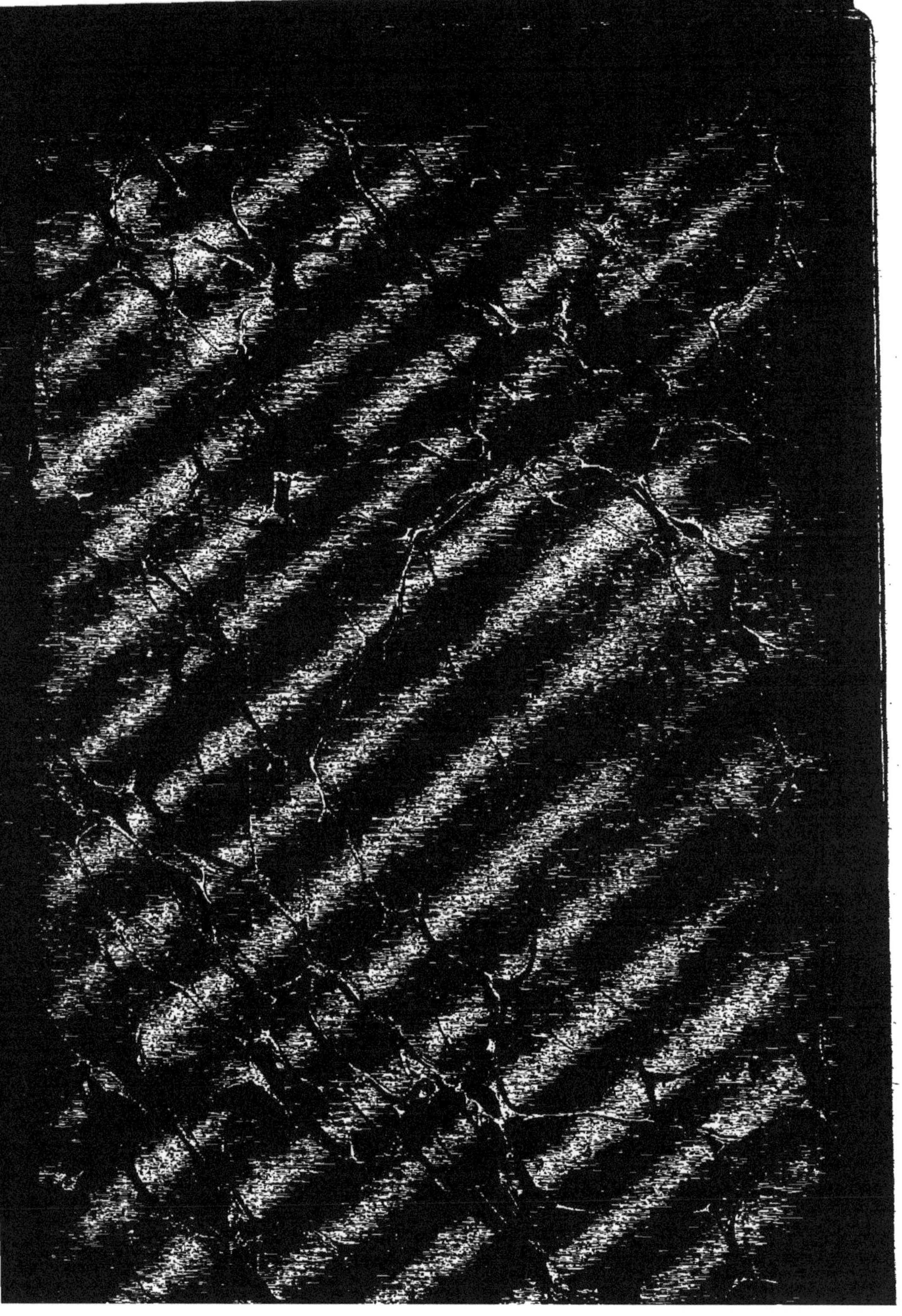

BIBLIOTHÈQUE
DE PHILOSOPHIE CONTEMPORAINE

LE MÉCANISME
DES
ÉMOTIONS

(LEÇONS FAITES A L'UNIVERSITÉ NOUVELLE DE BRUXELLES, 1903)

PAR LE

Dr PAUL SOLLIER

PARIS
FÉLIX ALCAN, ÉDITEUR
ANCIENNE LIBRAIRIE GERMER BAILLIÈRE ET Cie
108, BOULEVARD SAINT-GERMAIN, 108

1905

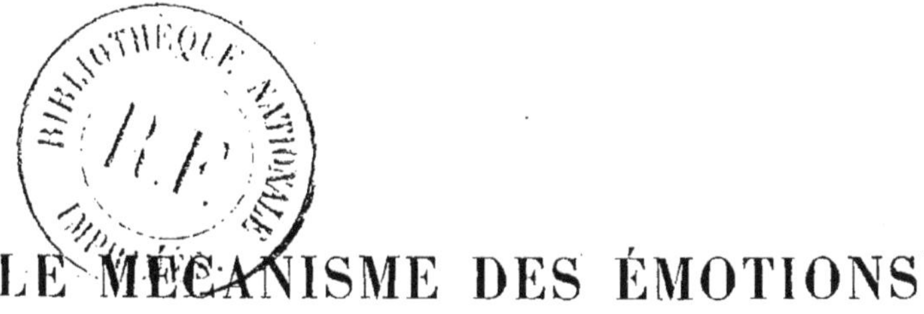

LE MÉCANISME DES ÉMOTIONS

AUTRES OUVRAGES DE M. PAUL SOLLIER

LIBRAIRIE FÉLIX ALCAN

Psychologie de l'idiot et de l'imbécile. 1 vol. in-8 de la *Bibliothèque de philosophie contemporaine,* avec 12 planches hors texte, 2e édition, 1902. . . . . 5 fr.

Traduit en Allemand par P. Brie, avec une préface du Pr Pelman, 1891. — Traduit en Polonais par Goldbaum, 1893.

Genèse et nature de l'hystérie *(Recherches cliniques et expérimentales de psycho-physiologie).* 2 forts vol. in-8, 1897. . . . . . . 20 fr.

Le Problème de la mémoire *(Essai de psycho-mécanique),* 1900. 1 vol. in-8 de la *Bibliothèque de philosophie contemporaine.* . . 3 fr. 75

Traduit en Espagnol par Ricardo Rubio ; Madrid, 1902.

L'Hystérie et son traitement. 1 vol. in-16 de la *Collection Médicale,* 1901. . . . . 4 fr.

Les phénomènes d'Autoscopie. 1 vol. in-16 de la *Bibliothèque de philosophie contemporaine.* . . . . 2 fr. 50

Du rôle de l'hérédité dans l'alcoolisme. 1 vol. de 216 p. (Delahaye et Lecrosnier, éditeurs), Paris, 1888.

Traduit en Anglais ; New-York, 1890.

Cours d'hygiène *(Manuel pratique de la garde malade et de l'infirmière),* 6e édition. 1 vol. de 164 p. (Bureaux du Progrès médical). Paris, 1888.

Les troubles de la mémoire, 2e édition. 1 vol. in-12 de 262 p. avec 36 figures (Rueff éditeur). Paris, 1901.

Guide pratique des maladies mentales *(Séméiologie, pronostic, indications).* 1 vol. de 511 p. (G. Masson éditeur). Paris, 1893.

Idiocy, in *Twentieth century practice of medicine* ; New-York, 1897.

Traduit en Italien par P. Parise ; Firenze, 1903.

Traitement de l'idiotie in *Traité de thérapeutique* de A. Robin (Rueff, éditeur). Paris, 1897.

Études sur la morphinomanie et son traitement, 1894-1899.

Traduites en Russe, 1899.

LE MÉCANISME

DES

ÉMOTIONS

(LEÇONS FAITES A L'UNIVERSITÉ NOUVELLE DE BRUXELLES, 1903)

PAR LE

Dr PAUL SOLLIER

PARIS
FÉLIX ALCAN, ÉDITEUR
ANCIENNE LIBRAIRIE GERMER BAILLIÈRE ET Cie
108, BOULEVARD SAINT-GERMAIN, 108

1905

A MES AUDITEURS

Cet ouvrage représente les leçons que j'ai faites à l'Université nouvelle de Bruxelles en 1903.

Il me paraît juste et naturel de le dédier aux auditeurs qui, depuis sept ans, suivent fidèlement ces leçons de Psychologie générale, et m'encouragent, par leur intérêt, dans mon essai d'interprétation biologique des phénomènes psychologiques, en les soumettant aux lois générales de la physique et de l'énergétique.

Qu'ils veuillent bien l'accepter comme un hommage et un remerciement.

P. S.

Sanatorium de Boulogne-sur-Seine,
31 décembre 1904.

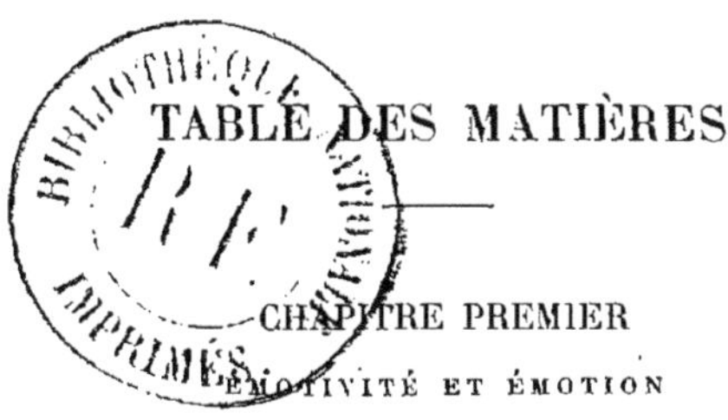

TABLE DES MATIÈRES

CHAPITRE PREMIER

ÉMOTIVITÉ ET ÉMOTION

Sommaire. — Position du problème. — Vue générale de l'activité du système nerveux et du cerveau en particulier. — Rapports entre les éléments : excitation, sensation, mouvement, représentation, état moléculaire du cerveau. — Décharge diffuse d'énergie cérébrale et émotion. — Rapports de la décharge et de l'excitation. — L'émotivité conditionne l'émotion. — Action des différentes excitations sur le cerveau au point de vue de l'émotivité. — Modes de manifestation de l'émotivité. — Conditions de l'émotivité. — Application des lois physiques au mécanisme de l'émotion : loi d'inertie, loi de réaction, périodicité, loi d'antagonisme, loi de cohésion. — Analogies entre les phénomènes émotionnels et les réactions mécaniques d'une machine en mouvement. — Émotion et travail effectif du cerveau. . . 1

CHAPITRE II

ÉVOLUTION DE L'ÉMOTION

Sommaire. — La surprise. — La contrariété. — Tendances et adaptation. — Retard des émotions. — Dérivation des émotions. — Extension des émotions. — Substitution, contrebalancement des émotions. — Alternance et coexistence des émotions. — Évolution de l'émotion : apparition, période d'état, déclin. — Émoussement de l'émotivité ; émoussement des émotions par la répétition. — Soustraction et addition des émotions. — Systématisation et fixité des émotions. — État dynamique et état statique de l'émotion. 49

CHAPITRE III

SENSIBILITÉ ET ÉMOTION

Sommaire. — Procédés pour établir les rapports de la sensibilité et de l'émotion. — Expérimentation physiologique : section des nerfs vagues, du sympathique, de la moelle, ablation des hémisphères. — Émotion corporelle et émotion cérébrale ; émotion-choc et émotion-sentiment. — Les émotions dans l'anesthésie généralisée: cas pathologiques. — Sensibilité et personnalité; parallélisme de l'activité cérébrale. — Analgésie et émotion. — Anesthésie viscérale et émotion. — Personnalité et émotion. — Expérimentation psycho-physiologique. — Anesthésies provoquées dans l'hypnose chez les hystériques. — Anesthésie périphérique et émotion. — Anesthésie viscérale et émotion. — Conclusions contraires à la théorie périphérique de l'émotion. 116

CHAPITRE IV

CÉNESTHÉSIE CÉRÉBRALE ET ÉMOTION

Sommaire. — Sensibilité propre du cerveau en activité. — Preuves de l'existence de la cénesthésie cérébrale; psychologiques, physiologiques, pathologiques. — L'inhibition cérébrale. — Siège des émotions. — Principales opinions. — Les réactions périphériques, organiques, sont-elles nécessaires pour la production de l'émotion? — Émotions d'origine périphérique et d'origine centrale. — Localisation corticale du processus émotionnel. — Nécessité de la conscience du siège cérébral des modifications émotionnelles. — Faits pour et contre la théorie périphérique de l'émotion. — L'émotion est un phénomène de cénesthésie cérébrale. . . 192

CHAPITRE V

REPRÉSENTATION ET ÉMOTION

Sommaire. — La théorie intellectualiste de l'émotion. — Théorie mixte de G. Dumas. — La douleur et la résistance cérébrale. — Le plaisir et l'activité cérébrale. — Le plaisir et la douleur ne sont pas des émotions, mais les phénomènes fondamentaux de l'affectivité. — La joie et la tristesse. — Énergie potentielle et force vive: tendance et acte. — La joie et la tristesse sont des émotions générales fondamentales. — Perception ou représentation et émotion. — Loi générale de diffusion de l'émotion. — Pourquoi la diffusion d'une excitation se fait-elle dans certaines directions? — Rapport de l'état périphérique et de l'état cortical. — Émotions localisées. — Lois de la localisation des émotions. — Action directe du cerveau sur la périphérie. — Interposition de représentations associées entre la perception et les effets émotionnels. — Émotion et représentation actuelle. — Pourquoi certaines excitations ont-elles le privilège de déterminer des émotions? — Conditions déterminant l'émotion dans certains cas et pas dans d'autres. — Rôle de l'émotion. — Considérations générales. — Conclusion. . . 235

LE MÉCANISME DES ÉMOTIONS

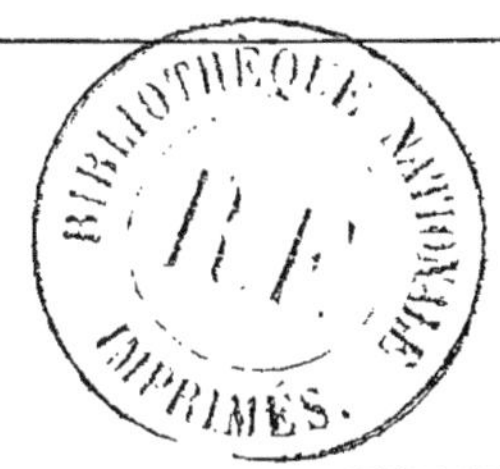

CHAPITRE PREMIER

ÉMOTIVITÉ ET ÉMOTION

Sommaire. — Position du problème. — Vue générale de l'activité du système nerveux et du cerveau en particulier. — Rapports entre les éléments : excitation, sensation, mouvement, représentation, état moléculaire du cerveau. — Décharge diffuse d'énergie cérébrale et émotion. — Rapports de la décharge et de l'excitation. — L'émotivité conditionne l'émotion. — Action des différentes excitations sur le cerveau au point de vue de l'émotivité. — Modes de manifestation de l'émotivité. — Conditions de l'émotivité. — Application des lois physiques au mécanisme de l'émotion : loi d'inertie, loi de réaction, périodicité, loi d'antagonisme, loi de cohésion. — Analogies entre les phénomènes émotionnels et les réactions mécaniques d'une machine en mouvement. — Émotion et travail effectif du cerveau.

L'émotion est un des phénomènes les plus importants de notre vie physique et morale. Elle joue un rôle capital dans toute notre évolution ; elle est la source d'un grand nombre d'états pathologiques ; elle a enfin dans les rapports sociaux une importance qui n'a pas été suffisamment mise en relief encore.

Pour toutes ces raisons elle a fait l'objet de tout temps de travaux et de recherches. Considérée surtout autrefois dans ses diverses modalités psychologiques, elle a commencé, avec Descartes, Spinosa, Malebranche, à être envisagée au point de vue de sa nature et du rapport qui existait entre son aspect moral et son expression physiologique. Depuis vingt ans c'est à établir ce rapport entre les différents éléments constitutifs de l'émotion, et la priorité ou la suprématie de tel ou tel élément, que l'on s'est surtout attaché.

C'est pour répondre à cette préoccupation qu'ont été émises les théories de Lange et de William James. Mais comme le remarquent fort bien Th. Ribot, et surtout G. Dumas, ces diverses théories sont toutes imparfaites et ne peuvent suffire à expliquer toutes les émotions. Elles ne laissent pas non plus que de présenter des contradictions avec elles-mêmes.

Si la théorie intellectualiste laisse trop de côté les phénomènes organiques de l'émotion, la théorie physiologique ou périphérique néglige les émotions cérébrales, pour s'occuper trop exclusivement de ces phénomènes. Quand on examine impartialement les choses, on constate que ces deux théories, qui se partagent les psychologues, ont chacune une grande part de vérité, font mieux comprendre l'une que l'autre tantôt certains faits, tantôt certains autres, et que, comme toujours, la divergence vient, non seulement de l'absolutisme du principe initial, mais encore de l'oubli de certains facteurs capables de concilier les deux.

Comme presque toujours aussi la question a été mal posée, ou, si l'on veut, elle est incomplètement et trop sommairement posée. On a laissé de côté certains phénomènes communs à toutes les émotions, ou, pour mieux dire, faisant partie de l'histoire naturelle de l'émotion, soit qu'on ne les ait pas remarqués, soit plutôt qu'on ne leur ait pas donné la valeur qu'ils méritent, et on a continué à discuter sur certains côtés seulement du problème. G. Dumas a le mieux aperçu certaines de ces lacunes, mais il les a plus signalées que comblées. Je citerai par exemple la cénesthésie cérébrale, question capitale dans l'espèce, sur laquelle cependant W. James et Lange glissent sans y insister, étant d'ailleurs d'avis opposé sur son existence, et dont Dumas a parfaitement compris l'importance sans chercher davantage toutefois à la résoudre ou à l'éclaircir.

On a eu le grand tort surtout de ne considérer guère que les émotions une fois constituées, arrivées à leur complet développement, tantôt en les analysant au point de vue presque exclusivement psychologique, tantôt dans leur expression physiologique d'une façon non moins excessive. Or l'émotion a une évolution qu'il est précisément indispensable d'étudier pour en comprendre la nature. Il est enfin remarquable qu'on ait presque complètement négligé d'étudier le substratum même de l'émotion, c'est-à-dire les conditions qui permettent à l'émotion de naître, à savoir l'émotivité. A quoi tient-elle, en quoi consiste-t-elle, c'est ce dont on s'est à peine préoccupé et ce que nous aurons à examiner longuement tout à l'heure.

Il s'est passé ici ce que nous avons vu se produire en microbiologie. On a accordé toute son attention au microbe et aux lésions qu'il produisait, jusqu'à ce qu'on se soit avisé un jour que le terrain sur lequel il évoluait pouvait bien avoir aussi son importance. L'émotion est à l'émotivité ce que le microbe, ou pour mieux dire la lésion qu'il provoque, est à la réceptivité, et plus encore.

Il m'a semblé qu'il y avait quelque intérêt à reprendre l'étude du mécanisme des émotions à un point de vue qui, bien qu'indiqué par certains auteurs qui s'en sont servis incidemment, a été cependant presque complètement laissé de côté, celui de la dynamique cérébrale, et de chercher à ramener aux lois générales de la mécanique le phénomène de l'émotion comme j'ai cherché à y ramener celui de la mémoire.

La biologie n'a accentué ses progrès que du jour où elle a appliqué aux phénomènes qui font l'objet de son étude les principes généraux de la physique. Je pense que la psychologie, qui n'est qu'une branche de la physiologie, et par là de la biologie, doit bénéficier aussi de l'application des principes de la physique générale à la compréhension des phénomènes qu'elle étudie. En agissant ainsi je ne fais qu'obéir à cette tendance à l'unité qui est au fond même de toutes les sciences, et que chercher à ramener sous les lois naturelles des phénomènes qu'on a soustraits à leur action sans qu'on pût justifier en quoi que ce soit cette dérogation.

En examinant le mécanisme de l'émotion sous cet aspect, je ferai le plus possible abstraction des connaissances traditionnelles qu'on a sur la question, et des théories plus ou moins séduisantes qu'on a émises, n'en tenant compte qu'en raison des faits sur lesquels elles s'appuient. Je me placerai en face des faits, et je chercherai dans l'étude de certains cas pathologiques, de certaines expériences, ou d'observations normales, la dissociation du phénomène. Du rapprochement des faits, des expériences et des théories, je tâcherai de dégager ce qui paraîtra se rapprocher le plus de la vérité.

Je ne m'efforcerai pasd e tout ramener à un seul mécanisme. Plusieurs causes peuvent produire le même effet par une série de phénomènes différents intermédiaires. Et cette constatation, formulée en loi générale par Berthelot pour s'appliquer aux phénomènes physiques, trouve ici son emploi et montre en même temps que c'est en s'appuyant sur les lois mécaniques que l'on peut comprendre la variété de certains phénomènes psychologiques, comme les émotions.

Avant d'aborder ce problème beaucoup plus complexe que les théories récentes n'ont eu l'air de le croire, et qu'on a simplifié d'une façon excessive et arbitraire pour la commodité des démonstrations, je crois utile de rappeler très rapidement la façon dont on peut concevoir l'activité générale du système nerveux et du cerveau en particulier. Plus qu'en aucune autre question psychologique cette connaissance est indispensable, car c'est de l'état et du mode de fonctionnement mêmes du système nerveux que dépend l'émotivité, et par conséquent la possibilité de l'émotion.

Notre cerveau est en rapport avec le monde extérieur par un système de fibres centripètes et centrifuges — nerfs crâniens et périphériques, cordons de la moelle et du bulbe, couronne rayonnante, etc., — formant le système cérébro-spinal. C'est par ces fibres que nous arrivent les impressions sensitives et sensorielles, et que s'écoulent du centre à la périphérie les incitations motrices (sensibilités générale et spéciales, motricité.)

Le cerveau est, d'autre part, en relation avec l'organisme lui-même au moyen d'un système spécial, le grand sympathique, qui commande la vie végétative et qu'on a longtemps considéré comme absolument indépendant du premier. Il n'en est rien, et il est démontré aujourd'hui que ce second système — qui nous donne les sensations cénesthésiques, lesquelles prennent la plus grande part à la constitution de notre personnalité — communique avec la moelle et aussi avec le cerveau avec lequel il échange des excitations. Le cerveau et la moelle concourent donc, eux aussi, aux fonctions organiques, aux fonctions végétatives.

Le cerveau reçoit ainsi des impressions de tous les points du corps, tant de ceux qui sont en contact avec le monde extérieur, que de l'intérieur même, et il agit en même temps sur tout l'organisme.

Notre corps tout entier se trouve par conséquent en relation avec le cerveau, qui joue son rôle dans toutes les fonctions. A chaque point du corps, à chaque fonction, correspond un territoire spécial de l'écorce cérébrale.

Tous ces territoires, reliés à la périphérie par les fibres de projection, sont reliés entre eux par les fibres d'association, longues et courtes, de sorte qu'il s'établit ainsi à la fois une indépendance fonctionnelle et une solidarité de toute l'écorce cérébrale.

On ne connaît pas encore la situation exacte de tous les centres fonctionnels de l'écorce cérébrale. Les centres moteurs et certains centres sensoriels sont bien délimités aujourd'hui. J'ai pu, d'autre part, mettre en évidence l'existence et le siège d'un certain nombre de centres viscéraux, auxquels manque, il est vrai, sauf pour celui de l'estomac, la consécration anatomique. Les physiologistes admettent également que l'écorce cérébrale renferme des centres vaso-moteurs. De sorte que si on ignore le siège exact de tous les centres de l'écorce cérébrale, on n'est plus guère divisé sur la question d'admettre qu'ils existent pour toutes les fonctions, et que tout notre organisme est ainsi représenté dans l'écorce cérébrale. C'est là le seul point qui nous intéresse en somme. Le reste est l'affaire des anatomistes.

Un autre fait également admis d'une façon générale

aujourd'hui, c'est que tous ces centres fonctionnels sont groupés dans une certaine région de l'écorce cérébrale, s'étendant depuis la frontale ascendante en avant et comprenant tout le reste du cerveau en arrière. C'est dans la zône, dite zone latente, située dans le lobe pariétal, que j'ai précisément reconnu l'existence des centres viscéraux.

Toute cette partie de l'écorce cérébrale étant en rapport avec l'organisme et en relation avec le monde extérieur par les fibres de projection, je lui ai donné pour cette raison le nom de « *cerveau organique* ». La région antérieure, par contre, le lobe frontal dans sa partie la plus avancée, ne paraît renfermer aucun centre différencié. Tout porte à admettre que c'est là que se fait l'élaboration des impressions venues tant de l'extérieur que de l'organisme et recueillies par le cerveau organique, et que ce lobe frontal est la région consacrée aux fonctions psychiques proprement dites. C'est pourquoi, par opposition à l'autre région de l'écorce, j'ai donné à cette portion le nom de « *cerveau psychique* », lequel se trouve relié avec tout le reste de l'écorce cérébrale par de puissants faisceaux d'association.

D'après mes recherches personnelles, je considère les centres du cerveau organique comme des centres de perception et de représentation, et le cerveau psychique comme le centre d'aperception et de conservation ou de mémoire. Ce n'est pas ici le lieu de rapporter les raisons et les expériences sur lesquelles je me suis appuyé pour arriver à cette opinion. Cette conception n'est d'ailleurs pas indispensable à admettre pour envisager le problème de l'émotion sous l'aspect que je veux examiner actuellement, mais elle peut servir à une meilleure compréhension de ce qui va suivre.

Etant donnée cette architecture schématique du système nerveux, nous savons d'autre part que les éléments constitutifs de l'écorce cérébrale (neurones) sont indépendants les uns des autres, et ne communiquent entre eux par leurs ramifications que par contiguïté, ce qui permet la conduction isolée des excitations qui parcourent les fibres nerveuses et la direction déterminée de ces excitations.

En outre, ces neurones n'ont pas de spécificité fonctionnelle, mais ils transforment les excitations qu'ils reçoivent et les transmettent suivant la direction de leurs fibres cellulifuges. C'est donc l'aboutissant de ces fibres et la fonction qui se trouve ainsi mise en jeu dans l'appareil terminal qui établissent une différenciation entre les neurones. Tout neurone pris en soi est fonctionnellement équivalent à un autre neurone. Cette donnée est importante à retenir pour la compréhension de l'émotion.

Examinons maintenant le rapport entre ces différents éléments : excitation, sensation, mouvement, représentation, état moléculaire du cerveau. Il est bien entendu d'abord qu'à toute manifestation psychologique correspond un état moléculaire particulier de tout ou partie de l'écorce, de même que tout état moléculaire de l'écorce entraîne des manifestations, tantôt d'ordre psychologique, tantôt d'ordre moteur ou vaso-moteur. Sous l'influence d'une excitation partie de la périphérie, le centre du cerveau correspondant à la région excitée prend un état moléculaire spécial. En même temps se produisent un mouvement à la périphérie et une sensation dans le centre d'aperception. Cette dernière laisse dans ce centre une trace — ce qu'on appelle une image — qui, évoquée sous forme de souvenir, donne lieu dans le centre cortical à une représentation de la sensation et du mouvement primitivement provoqués par l'excitation périphérique.

Si, sous une influence quelconque, le centre cortical se retrouve dans un état moléculaire semblable, la même représentation se reproduira fatalement, et si cet état est très rapproché ou le même que sous l'influence de l'excitation primitive, ce sera la même sensation, ce sera le même mouvement qui se reproduiront. De même encore, si le même mouvement est produit par d'autres voies que précédemment, il ramènera un état moléculaire cérébral qui entraînera forcément la sensation ou la représentation liées à l'excitation primitive. Cela nous explique comment les mouvements d'expression correspondant à certaines émotions peuvent évoquer le sentiment qui leur est lié habituellement, l'émotion morale. A la vérité d'ailleurs, il est plus facile de déterminer l'expression par la représentation de la sensation, que de produire la représentation de la sensation et du sentiment par le mouvement d'expression. Mais il n'en est pas moins certain qu'il y a réaction réciproque entre ces trois termes : mouvement, sensation ou représentation et état moléculaire.

Mais cela, c'est ce qui se passe dans les phénomènes les plus dénués de ton affectif. Pour qu'il y ait émotion il ne suffit pas que l'excitation provoque une sensation et un mouvement déterminés. Il faut que des sensations et des mouvements autres que ceux qui doivent strictement se produire apparaissent, d'une façon en quelque sorte inutile pour le but qu'on s'est proposé, et en entravant même quelquefois l'exécution. Il faut qu'il y ait une perturbation des fonctions qui amène des actions non conformes à celle qui devrait se produire en conséquence de l'excitation et qui est systématique. Plus une action est systématisée, plus elle est précise, plus elle est adéquate à l'excitation, et moins elle comporte de ton affectif. Plus, par contre, une excitation provoque d'actions incoordonnées, diffuses, non proportionnées, plus elle détermine d'émotion, plus sa réaction a un ton affectif et émotionnel.

Mais pourquoi cette différence de réaction ? Est-elle physiologique, est-elle psychologique ? Nous examinerons cette question plus tard, mais il est un point du fonctionnement cérébral qu'il faut encore considérer. C'est que chaque centre est relié directement ou indirectement à tous les autres et qu'il y a par conséquent un retentissement de ce qui se passe dans l'un sur tous les autres à des degrés plus ou moins marqués. Suivant qu'il se produit avec une plus ou moins grande facilité il y a plus ou moins d'émotivité, et l'on peut dire que l'émotivité n'est que la tendance plus ou moins grande que les centres mis en état d'activité ont à réagir les uns sur les autres.

A côté des effets que nous constatons d'une façon prédominante sur un point, nous ne devons pas oublier qu'il en est d'autres qui se produisent partout dans le cerveau.

Nous devons remarquer aussi que, sous l'influence d'une excitation, un centre peut réagir d'une façon plus ou moins vive, et provoquer la réaction minimum ou maximum suivant les individus, suivant la constitution même du cerveau. Cette facilité plus ou moins grande d'un centre à vibrer sous l'influence d'une excitation constitue ainsi un premier type d'émotivité. Et si nous admettons que notre écorce cérébrale, représentant en projection tout notre organisme, n'a pas une résistance égale sur tous les points, nous comprendrons ainsi que nous puissions être émotifs sous certaines excitations et pas sous d'autres. Nous reviendrons tout à l'heure sur ces différents points.

Il nous reste à voir comment on peut concevoir dans son ensemble l'activité cérébrale et nerveuse. Le système nerveux n'est qu'un transformateur d'énergie. Cette énergie, il l'emprunte, comme tout l'organisme, au monde extérieur, sous la forme d'ingesta. Mais il ne l'utilise pas immédiatement : en même temps qu'un transformateur, il est un accumulateur d'énergie. C'est en libérant cette énergie par des excitations appropriées que se produit le travail sous une forme ou une autre, mouvement ou pensée. Car le travail n'a aucun rapport avec l'excitation initiale, celle-ci étant souvent cent millions de fois plus petite que celui-là. Et cette constatation doit être retenue pour comprendre les différences d'émotivité des individus. L'excitation n'est rien ; l'énergie de réserve, disponible, est tout.

C'est cette énergie cérébrale qu'il faut considérer avant tout. Certains auteurs y ont bien fait allusion, ont aperçu son rôle, mais n'y ont pas insisté, n'ont pas cherché à développer les conséquences de cette notion. Darwin, Spencer, Dumas, font appel à cette énergie d'une façon accessoire, incidente.

Spencer pense que tout sentiment s'accompagne d'une *décharge motrice diffuse,* proportionnelle à son intensité et indépendante de sa nature agréable ou pénible. Cette décharge nerveuse, qui se répand dans l'organisme conformément aux lois de la mécanique, affecterait les muscles en raison inverse de leur importance et du poids qu'ils ont à soulever. Il admet aussi une *décharge restreinte* qui dépend, non de l'intensité du sentiment, mais de sa qualité, et qui est due aux rapports établis dans le cours de l'évolution entre des sentiments particuliers et des séries particulières de muscles mis ordinairement en jeu pour leur satisfaction. La décharge diffuse indique simplement l'existence d'une émotion; la décharge restreinte est spéciale à tel ou tel muscle; c'est pour elle que valent les lois particulières de l'expression.

G. Dumas place l'origine de cette énergie dans les cellules nerveuses où elle s'accumule et d'où l'excitation la fait jaillir. C'est l'émotion qui brusquement la dégagerait. Il admet le principe de l'action directe du système nerveux, de Darwin, Spencer et Wundt, et considère la plupart des émotions-chocs, dans leurs manifestations motrices, comme un ensemble de réflexes et de mouvements automatiques déterminés par une excitation périphérique, ou centrale, ou périphérique et centrale à la fois.

Il regarde comme un signe flagrant du désordre moteur, la substitution des lois mécaniques aux lois physiologiques de l'adaptation des mouvements, sans se demander si ces lois ne sont pas les mêmes et si la physiologie a des lois mécaniques qui lui soient spéciales et différentes de celles du monde physique.

Pour lui, la décharge diffuse qui suit le choc émotif se traduit physiologiquement par les mêmes phénomènes cardiaques, vaso-moteurs, respiratoires, dans la tristesse et dans la joie, et de même pour les réactions musculaires qui paraissent se rattacher plus à l'intensité qu'à la qualité de l'excitation émotive, et servent de dégagement à la décharge nerveuse. C'est la dépense excessive d'énergie nerveuse qui produirait l'épuisement dans la tristesse comme dans la joie.

On est frappé de deux choses en lisant ces aperçus sur le rôle de l'énergie dans l'émotion, c'est que d'une part ce n'est pas l'énergie dont la libération entraîne l'émotion, mais au contraire l'émotion qui ferait libérer l'énergie, et d'autre part qu'on attache une importance extraordinaire aux mouvements d'expression, qui paraissent être les seuls auxquels soit employée cette énergie. Il y a dans un cas renversement des termes, dans l'autre oubli de la plupart des éléments constitutifs de l'émotion.

J'admets en effet la décharge diffuse et j'y attache même une importance capitale, mais je ne puis la considérer comme ne produisant que des manifestations motrices. Les manifestations vaso-motrices, si importantes dans l'émotion, les phénomènes respiratoires, cardiaques, sécrétoires, ne sont-ils pas aussi le fait de cette décharge nerveuse diffuse ? Et les représentations et sensations liées à certains états moléculaires de l'écorce en même temps que ces manifestations diverses, ne sont-elles pas aussi dans l'émotion produites par cette décharge diffuse ? La décharge nerveuse diffuse pouvant atteindre, par le fait même de sa diffusion, les centres moteurs, sensoriels, viscéraux, vaso-moteurs, psychiques, pourquoi ne la considérer que sous sa forme motrice ?

Il reste d'ailleurs toujours à se demander pourquoi dans certains cas, sous l'influence d'une excitation, la décharge est diffuse au lieu d'être localisée. Là est le problème, et c'est là que l'émotivité intervient pour le comprendre.

Quant aux théories de James et de Lange, elles ne tiennent aucun compte de la mécanique cérébrale ni de sa dynamique. Sous une apparence physiologique ces théories sont essentiellement psychologiques, puisqu'ils font de l'émotion le simple sentiment des variations périphériques. Ils ont cherché à établir la priorité des phénomènes physiologiques sur les phénomènes psychologiques, mais ils n'ont pas montré comment et pourquoi se produisent les phénomènes physiologiques comme conséquence directe et immédiate d'une perception. C'est là ce que nous aurons à rechercher, car c'est là qu'est le problème de l'émotion.

Le cerveau nous apparaît donc comme une machine composée d'une série d'organes ayant entre eux des rapports plus ou moins directs, pouvant agir tantôt d'une façon relativement indépendante, tantôt retentir sur l'activité les uns des autres, sous l'influence des excitations.

Cette interaction des centres corticaux est commandée, d'une part par les relations anatomiques, d'autre part par la résistance de ces voies de communication au passage de l'énergie libérée sous l'influence d'une excitation. Lorsqu'une excitation frappe un centre donné du cerveau, elle y détermine une décharge d'énergie qui se traduit par un mouvement, par exemple, sans aucun ton affectif. La réponse est exactement adéquate à l'excitation et à l'effet à produire. Supposons la même excitation frappant un centre dont l'ébranlement est extrêmement facile à provoquer, la réponse va être excessive et disproportionnée à son but. Supposons enfin que tout le cerveau soit d'une facilité très grande à ébranler, que l'énergie libérée ne trouve aucune résistance dans les voies d'association qui réunissent le centre excité aux autres centres de l'écorce. Elle va diffuser dans toutes les directions et exciter ces différents centres, qui vont répondre par des effets conformes à leur fonction spéciale.

Nous avons là les trois degrés des effets d'une excitation sur un centre cérébral : 1° mouvement adapté ; 2° mouvement exagéré ; 3° mouvements surajoutés inutiles. Dans le premier cas c'est le mouvement normal sans ton affectif ; dans le second ce n'est plus seulement du mouvement, c'est déjà de l'émotion au sens étymologique du mot ; dans le troisième c'est l'émotion complète. Ces deux derniers cas constituent les deux degrés de l'émotivité.

La façon dont les différents centres cérébraux sont associés ensemble nous importe relativement très peu. Mais ce qui nous intéresse, c'est de savoir que ces associations existent et que, ces centres ayant des fonctions diverses, nous devons nous attendre à voir les effets les plus disparates résulter d'une excitation quelconque lorsqu'elle se diffuse dans tout le cerveau. De sorte qu'en fin de compte la question capitale est celle de la résistance qu'opposent les voies nerveuses d'association à l'énergie libérée sur un point quelconque du cerveau sous forme d'une décharge.

Examinons donc les rapports de cette décharge avec l'excitation qui la provoque. Elle produit des effets différents suivant l'*intensité*, l'*origine* de l'excitation, et son propre *point d'application*.

Suivant l'*intensité de l'excitation*, il y a, conformément aux lois des réflexes, diffusion plus ou moins grande des réactions, et l'on comprend que cette diffusion se faisant dans le cerveau sur des centres très différents fonctionnellement, mais voisins anatomiquement, il en résulte une grande variété d'effets, dont on ne peut saisir souvent le lien logique. Ce lien n'existe d'ailleurs pas, tous les phénomènes successifs ou concomitants ne se produisant qu'en vertu des relations physiologiques et anatomiques des centres ébranlés.

L'influence de *l'origine des excitations* a une plus grande importance pour les émotions. Les excitations d'origine externe provoquent, si elles sont modérées, un mouvement ou une sécrétion, ou une représentation, plus ou moins nets, circonscrits, localisés. Intenses, elles peuvent déterminer des phénomènes plus diffus, généralisés même. Dans le premier cas il n'y a pas d'émotion, dans le second il y en a une, accompagnée de plaisir ou de douleur. Dans les excitations externes, ce qui amène la diffusion c'est donc surtout leur intensité. En est-il de même des excitations d'origine interne? Non.

Autant les excitations externes ont de tendance à produire des effets localisés, étant elles-mêmes localisées, autant les excitations internes ont de tendance à produire des effets diffus, généralisés même, étant elles-mêmes diffuses, et cela indépendamment de toute intensité excessive. De sorte que les effets des excitations internes, même modérées, sont sensiblement les mêmes que ceux des excitations externes intenses. Par le fait même qu'elles ont une action diffuse sur le cerveau, et qu'un nombre beaucoup plus grand de centres cérébraux sont ainsi atteints, les modifications moléculaires cérébrales sont plus ou moins généralisées. Or, les excitations internes s'accompagnent ordinairement d'émotion, ou tout au moins d'un ton affectif ou émotionnel plus ou moins marqué.

Nous sommes donc amenés à cette constatation que chaque fois qu'il y a diffusion des excitations, et par suite diffusion des modifications moléculaires cérébrales, il y a production d'un ton émotionnel ou d'une émotion véritable. Nous verrons si nous ne devons pas en conclure que c'est à la diffusion des modifications moléculaires cérébrales qu'est liée l'émotion.

Un autre fait, se rapportant aux effets différents produits par une excitation suivant le *point d'application* de sa décharge, vient à l'appui de cette manière de voir. J'entends par point d'application l'organe où se manifeste l'effet de la décharge nerveuse produite par cette excitation.

Dans le cas d'une excitation externe, la décharge s'applique à un groupe musculaire, ou à un groupe glandulaire, ou à un groupe de neurones corticaux, et y produit un mouvement, une sécrétion, une représentation. Si la sensation originelle n'avait aucun ton affectif ou émotionnel, la représentation n'en a pas davantage, à l'état normal du moins, car nous verrons plus tard qu'il n'en est pas toujours ainsi. Dans ces trois modes de réponse à l'excitation externe presque toute l'énergie dégagée est utilisée à la production de l'effet à obtenir, et il ne s'en dissipe pas sur le reste du cerveau qui n'a pas à entrer en jeu.

Quand l'excitation externe est intense, l'énergie libérée produit d'abord des effets localisés en rapport avec l'origine de l'excitation et les neurones mis en action par elle, puis des effets diffus plus ou moins en rapport avec les premiers, enfin des effets différents de nature avec les précédents, soit à la périphérie, soit dans le cerveau.

Par exemple, une excitation douloureuse déterminera

un mouvement de défense et un retrait de la partie atteinte ; si elle est intense, elle provoquera en outre des réactions motrices complexes de fuite de l'individu ; si elle est plus intense encore, ce seront des cris, des troubles sécrétoires, etc., qui n'ont plus rien à voir avec les mouvements primitifs de défense ou de fuite. Ces phénomènes diffus constituent l'*émotion corporelle*.

En même temps apparaîtront des sentiments de peine qui sont la manifestation cérébrale de l'excitation diffuse — et qui constituent l'*émotion psychique* ou *morale*.

Plus l'énergie s'écoule par des voies diverses, plus l'émotion est grande. Mais il faut que l'origine de l'excitation soit *unique* pour que ce principe soit exact. Si, en effet, on fait en même temps plusieurs excitations sur divers points, chaque excitation amènera la décharge d'énergie qu'elle doit provoquer dans le centre cérébral correspondant. Il y aura coexistence de plusieurs décharges produisant plusieurs effets ; il n'y aura pas diffusion d'énergie à partir d'un même point. Aussi, malgré cette *coexistence*, il n'y aura pas d'émotion ; elle se produira dès qu'il y aura *diffusion* des modifications moléculaires cérébrales.

Quand il s'agit d'excitations internes, la décharge ne s'applique plus à un point localisé de l'organisme. Elle a une origine diffuse — comme le sympathique — et produit ainsi forcément une décharge d'énergie dont le point d'application est plus ou moins étendu, quelquefois même généralisé : quand la circulation tout entière se trouve troublée sous l'influence de modifications vaso-motrices, par exemple. Ces excitations internes sont donc essentiellement diffuses par leur nature même, et nous les voyons précisément s'accompagner, de préférence aux autres, d'émotion.

Ce n'est donc pas le fait que l'énergie s'écoule par des voies plus ou moins nombreuses qui fait qu'il y a ou non émotion. C'est surtout qu'elle se diffuse par des voies qu'elle ne doit pas suivre.

Mais ce n'est pas tout, il y a une chose plus importante encore, c'est le point d'application de cette énergie. Si elle s'emploie uniquement à provoquer des mouvements ou des sécrétions, elle ne produit pas grande émotion. Si elle ne produit que peu de mouvements ou de sécrétions et est dérivée surtout sur le cerveau, en y provoquant des représentations multiples et surtout incohérentes et confuses, alors l'émotion est à son comble. On peut s'en rendre compte par certains cas où nous voyons les émotions les plus fortes, entraînant les effets les plus graves, coïncider avec une absence presque complète de manifestations motrices, sécrétoires et vaso-motrices. Nous voyons déjà par là ce qu'il faut penser de la théorie vaso-motrice ou périphérique.

Mais dans ces cas nous voyons par contre les manifestations psychiques, cérébrales pour mieux dire, dominer la scène. Il faut donc ajouter au principe précédent de la diffusion de l'énergie cérébrale, que plus cette énergie s'applique au cerveau lui-même plus l'émotion est intense.

En résumé, nous constatons que ce n'est pas la multiplicité des voies par où l'énergie, libérée sous l'influence d'une excitation, s'écoule, qui amène l'émotion, mais surtout et peut-être exclusivement l'application de cette énergie au cerveau lui-même, plutôt qu'à la périphérie, et qu'ainsi ce sont sans doute les réactions cérébrales proprement dites qui constituent les éléments fondamentaux de l'émotion.

Je pense que les mouvements diffus, vaso-moteurs,

viscéraux, sécrétoires, constituent les phénomènes de l'émotion corporelle, lesquels peuvent être très variables et n'ont qu'un rapport secondaire avec l'émotion sentiment. Celle-ci est due aux modifications moléculaires cérébrales diffuses, et constitue ce que psychologiquement on désigne sous le nom d'émotion.

Mais si l'émotion est liée à la diffusion de l'énergie dans le cerveau et à son application au cerveau lui-même, au lieu de provoquer une réaction déterminée sur un organe ou un groupe d'organes, en vue d'un but précis et voulu, il faut se demander pourquoi cette diffusion peut se produire chez certains individus et pas chez d'autres, dans de certaines circonstances et pas dans d'autres, sous certaines influences plus que sous d'autres. C'est ici que nous devons reprendre la question de l'émotivité dont j'ai déjà dit quelques mots.

L'émotion est à l'émotivité ce que le mouvement est à la motricité, la volition à la volonté, la sensation à la sensibilité, — émotivité, motricité, volonté, sensibilité n'étant pas, bien entendu, des facultés au sens des spiritualistes, mais de simples propriétés physiologiques.

L'émotivité conditionne donc l'émotion et on ne saurait bien comprendre la seconde sans connaître la première. Elle consiste essentiellement dans la facilité avec laquelle le cerveau réagit par diffusion aux excitations venant soit de l'organisme ou du monde extérieur, soit du cerveau lui-même.

Dès que sous l'influence d'une excitation quelconque un centre cérébral, au lieu de répondre par une réaction adéquate, a une réaction exagérée, soit comme intensité, soit comme durée, il y a émotivité. Il va de soi que cette manière excessive de réagir ne se limite pas à un seul ou à quelques centres seulement du cerveau. Elle est commune à tout le cerveau, de sorte que l'on voit la réaction périphérique locale exagérée s'accompagner de réactions périphériques ou cérébrales plus ou moins diffuses, l'ébranlement d'un centre se propageant trop facilement aux autres, et amenant dès lors des réactions surajoutées, inutiles pour l'effet que devait amener l'excitation.

En d'autres termes, la vibration qui se produit sous l'influence d'une excitation dans un centre du cerveau peut être anormalement exagérée et prolongée ; elle peut d'autre part se propager aux autres centres du cerveau qui réagiront à leur tour. D'où disproportion entre les effets à obtenir et les effets obtenus.

Cette émotivité tient à la constitution même du cerveau. Normalement, en effet, il peut y avoir répercussion de la vibration moléculaire d'un centre excité aux autres centres grâce, d'une part, aux voies d'association multiples qui les relient et, d'autre part, à l'énergie cérébrale qui suit ces voies d'association. C'est grâce à cela que peuvent s'accomplir des actes complexes, nécessitant l'emploi de mouvements variés, de représentations diverses. Mais, pour que l'acte soit normal, il faut que seuls les centres qui ont à intervenir soient intéressés, qu'à eux seuls la vibration partie du centre primitivement excité soit transmise ; il faut encore que l'énergie libérée sous l'influence de cette excitation soit proportionnée au travail à produire, qu'elle se répartisse dans les divers centres au prorata de ce qui leur est demandé comme travail, et qu'elle ne prenne pas d'autres voies que celles qui conduisent aux centres à mettre en jeu.

Or, pour cela il faut deux choses : 1° que les centres et les voies d'association offrent une certaine résistance au passage du courant d'énergie cérébrale, et 2° que ce courant se produise d'une façon régulière et suffisante. Toutes les formes d'émotivité répondent à ces deux conditions.

Si les centres et les voies d'association sont trop facilement traversés, mis en vibration, par le courant d'énergie cérébrale, les réponses aux excitations sont exagérées dans leur forme, dans leur intensité. Il n'y a pas, à proprement parler, émotion. Il y a émotivité excessive, comme on l'observe chez tant de gens qui tressaillent au moindre bruit, à la moindre impression. Si l'énergie se libère brusquement, sous l'influence d'une trop petite excitation, à la manière des explosifs, il y a d'abord une réaction locale trop intense du centre primitivement mis en jeu. Mais en même temps l'énergie cherche des issues dans toutes les directions, et, au lieu de suivre seulement les voies d'association à utiliser pour l'effet à produire en définitive, elle fuse dans tous les sens, amenant la vibration de quantité de centres qui n'ont rien à voir dans le travail commandé par l'excitation. Il y a alors émotion corporelle et souvent en même temps psychique.

La décharge s'étant produite d'un seul coup, l'épuisement survient, l'énergie n'ayant pas le temps de s'emmagasiner de nouveau avec assez de rapidité. Mais il persiste un état vibratoire de tous les centres, état insuffisant pour produire des réactions franches et utiles, mais suffisant pour amener un sentiment spécial, qui est l'inquiétude ou l'angoisse, c'est-à-dire l'état émotionnel fondamental, sur lequel nous reviendrons tout à l'heure.

Il est enfin des cas dans lesquels l'énergie libérée est en trop faible quantité dans l'unité de temps, où jamais elle n'est en réserve suffisante. Dans ces cas, une faible résistance des voies d'association accompagnant ordinairement cette condition cérébrale, il en résulte que l'énergie libérée est insuffisante pour produire une réaction complète, et fuse dans toutes les directions, n'amenant dans les centres qu'elle atteint qu'une vibration insuffisante aussi pour un travail effectif quelconque, mais capable de provoquer ce même état émotionnel d'angoisse et d'inquiétude pendant un temps plus ou moins long. C'est ce qu'on voit chez les phobiques, les obsédés, par exemple.

Il est d'autres cas, où à cette insuffisance de l'énergie cérébrale s'ajoute un état de résistance considérable des centres cérébraux. L'énergie libérée, étant incapable de vaincre cette résistance pour produire l'effet utile demandé, est obligée de se répandre où elle peut, par les issues disponibles. Aussi voit-on toutes les impressions se traduire alors par les mêmes manifestations émotionnelles. C'est ce qui se passe chez les hystériques, où toutes les émotions se traduisent de la même façon, quelle qu'en soit la cause, et qui, à côté d'une inémotivité considérable sous certains rapports, en présentent une exagérée sous d'autres.

L'émotivité, c'est-à-dire la facilité plus ou moins grande qu'a le cerveau d'entrer en vibration d'une façon exagérée, — soit par défaut de résistance des voies de communication ou par excès de résistance des centres au passage de l'énergie cérébrale, soit par explosion trop brusque, trop grande, trop facile, de la décharge d'énergie, soit par écoulement de cette énergie insuffisant comme quantité, mais trop prolongé comme durée, — tient, ai-je dit, à la constitution même du cerveau.

Cette constitution peut être originelle, ce qui est le cas le plus fréquent. Mais elle peut aussi être acquise, et cette possibilité de voir survenir l'émotivité dans certaines conditions, montrant qu'il s'agit bien d'un état purement physique, est d'autant plus intéressante qu'on voit en même temps apparaître des émotions qui ne se produisaient jamais auparavant. C'est ce qui arrive par exemple chez les malades atteints de phobies. Le conditionnement de l'émotion par l'émotivité apparaît ainsi d'une façon évidente.

Les circonstances qui mettent en jeu l'émotivité constitutionnelle étant les mêmes que celles qui produisent l'émotivité acquise, nous les examinerons ensemble.

Notre cerveau est soumis à trois sortes d'excitations capables de l'ébranler : 1° excitations venues du monde extérieur agissant localement ou d'une manière générale sur l'organisme tout entier ; telles sont les excitations des différents appareils sensoriels, ou les chocs, les déplacements en masse du corps. Les premières n'agissent que sur un point limité du cerveau, lequel réagit sous une forme déterminée, sans émotion ni ton affectif. S'il y a diffusion de l'excitation dans le cerveau et production de phénomènes moteurs, vaso-moteurs, sécrétoires, psychiques, n'ayant pas de rapport direct avec l'excitation primitive, ni d'utilité pour le but à atteindre, il y a au contraire émotion, ou ton affectif tout au moins. Les secondes, c'est-à-dire les chocs, les ébranlements, les déplacements généraux du corps, ne produisent qu'une émotion très passagère et aboutissent ordinairement à un arrêt, ou, dans certains cas, à des troubles très profonds de l'émotivité. C'est par exemple ce qui survient dans les grands traumatismes, dans les collisions de chemins de fer, etc., qui à eux seuls peuvent provoquer une émotivité définitive.

2° A côté des excitations externes prennent place les excitations internes, toutes les impressions cénesthésiques. Celles-ci ne déterminent aucun ton affectif ou émotionnel tant qu'elles ne dépassent pas la moyenne du fonctionnement normal des organes. Dès qu'elles atteignent une intensité anormale, dès que le fonctionnement organique est troublé, elles produisent, au contraire, un état de gêne, de douleur, d'inquiétude, d'angoisse même, état précieux, car il nous avertit du mauvais fonctionnement de notre organisme. Elles agissent principalement sur le caractère, le dépriment ou l'irritent, souvent longtemps avant que la douleur locale apparaisse, donnant la clef des modifications morales observées. C'est ce qu'on remarque très fréquemment chez les enfants, et même chez beaucoup d'adultes, à la période prodromique de certaines maladies. Dans un certain nombre de cas on les voit devenir le point de départ de représentations ordinairement pénibles, telles qu'on les rencontre dans les états hypochondriaques et mélancoliques où elles sont souvent la trame du délire.

Les excitations internes, physiologiques, cénesthésiques mettent donc en jeu, bien plus souvent que les premières, l'émotivité. Elles sont aussi une cause très fréquente de l'émotivité acquise.

3° Enfin, le cerveau est soumis à des excitations d'un ordre spécial, les excitations psychiques, c'est-à-dire les représentations, qu'elles soient évoquées par des sensations externes, ou par le langage, ou par association d'idées, ou par une activité anormale du cerveau, comme dans certains états de sommeil, d'intoxication, de fièvre, etc. Plus que toutes les autres, ces excitations psychiques sont capables d'engendrer des émotions. On le comprend facilement quand on considère les associations sans nombre qui s'établissent entre les idées et les sensations, et que certaines idées ou sensations dénuées de ton affectif peuvent être associées à d'autres semblables qui en sont douées. Ziehen[1] a fort justement insisté sur ce point et bien montré comment réagissent les unes sur les autres, au point de vue affectif et émotionnel, les sensations et les idées. Par le grand nombre de centres de représentations mis en jeu par le fait des associations d'idées sous l'influence d'une seule représentation, il est évident que les excitations psychiques sont les principaux facteurs des émotions, en même temps que les plus propres à déterminer un ébranlement diffus du cerveau.

Les causes les plus variées peuvent donc mettre en jeu l'émotivité ou la développer d'une façon exagérée chez des individus qui en étaient relativement dépourvus, depuis le choc physique brutal jusqu'à la représentation la plus délicate. Ce n'est donc pas dans la nature des excitations qu'il faut chercher la cause de l'émotivité, mais dans le mode de réaction du cerveau.

Or, nous voyons ce dernier acquérir de l'émotivité dans les mêmes conditions qu'une machine se disloque : soit sous un choc très violent, soit sous des chocs répétés. Un choc physique intense, une émotion profonde, peuvent d'un seul coup détruire l'équilibre moral d'un individu et déterminer des troubles émotionnels, non

1. *Psychologie physiologique*, ch. IX.

seulement passagers, mais permanents. Les émotions morales répétées ont exactement le même effet et produisent à la longue un état d'émotivité, morbide souvent. Le cerveau, ici comme partout, obéit aux lois physiques ordinaires.

De quelque façon qu'on envisage l'émotivité, on arrive toujours à cette constatation que c'est la diffusion des modifications cérébrales qui la constitue, que cette diffusion se produise pour une raison ou pour une autre, constitution anatomique, résistance physiologique, forme ou quantité de l'énergie, forme ou intensité de l'excitation.

Nous voyons aussi que les excitations internes vagues et diffuses modifient l'émotivité bien avant qu'il y ait aucune représentation en cause, la représentation étant souvent la conséquence même de l'état émotionnel, l'explication après coup de cet état par le sujet qui le constate et le ressent. C'est que ces excitations cénesthésiques ébranlent d'une façon profonde et générale le cerveau.

Le rôle de la représentation dans le développement de l'émotivité peut donc être extrêmement faible. Il n'en est pas de même, d'ailleurs, pour la production de l'émotion, une fois l'émotivité développée. S'il paraît considérable dans le cas des excitations psychiques, cela tient tout simplement à ce que, par suite des associations infinies entre les représentations, tous les centres du cerveau peuvent entrer en jeu simultanément. C'est alors par le fait de ces irradiations cérébrales multiples que la représentation est, plus que toute autre excitation, facteur d'émotion.

Comment se manifeste l'émotivité chez les différents individus? Rien n'est plus varié et ne nous montre mieux l'importance de l'émotivité dans le développement de l'émotion et pour sa compréhension. On a l'habitude de décrire les diverses émotions comme constituées par les mêmes phénomènes chez tous les individus. Mais il suffit d'y regarder d'un peu près pour constater qu'au contraire chacun fait son émotion à sa manière, et que, quelle que soit la nature de cette émotion, triste ou gaie, pénible ou agréable, la réaction dominante est toujours la même. Pour les émotions générales, comme la tristesse et la joie, G. Dumas est déjà arrivé à cette conclusion, qui paraît absolument exacte, que la tristesse active et l'excitation agréable présentent les mêmes réactions. Cette constatation ne paraît pas très favorable à l'opinion que l'émotion tient à la conscience des variations périphériques.

Mais ce qu'on observe pour des états aussi généraux que la tristesse et la joie, on l'observe pour toutes les émotions. La peur, si souvent prise comme exemple d'émotion, à cause de la facilité avec laquelle on peut l'étudier expérimentalement, et de ses réactions grossières, présente les réactions les plus diverses, les plus opposées même ; elle fait pâlir ou rougir, fuir ou s'immobiliser, battre le cœur ou l'arrêter, trembler ou se contracter ; elle est dynamogène ou inhibitrice, selon les gens. On pourrait en dire autant de toutes les émotions grossières. Mais, c'est surtout dans les émotions délicates, dans les émotions-sentiments proprement dites, que cela se manifeste d'une façon beaucoup plus marquée.

La réaction personnelle à l'émotion, en général, est souvent toujours la même chez un individu donné, quelles que soient la nature et l'origine de son émotion. Tel la ressentira toujours à la tête, et toute émotion pénible, toute contrariété, se traduira par une céphalée ; tel autre éprouvera des palpitations, de l'oppression cardiaque ; tel autre encore aura de la gêne respiratoire ; celui-ci ressentira un malaise à l'estomac, une constriction, un spasme, de la perte d'appétit, ou, au contraire, du vide et de la fringale ; celui-là présentera des troubles intestinaux ou urinaires, coliques, mictions fréquentes, etc., un autre encore aura des phénomènes sécrétoires généralisés ou limités. Chacun localise ainsi ses réactions émotionnelles sur un système ou sur un organe. Il s'y ajoute des phénomènes accessoires, mais il y a toujours ainsi une réaction dominante absolument personnelle. Cette localisation, cette prédominance d'une réaction spéciale commune à toutes les émotions, montre que l'émotion elle-même n'est pas la génératrice directe des réactions dont elle s'accompagne : ce qui importe c'est l'émotivité cérébrale. Celle-ci n'est pas identique dans tous les points du cerveau, ou, du moins, le cerveau ne présente pas partout la même résistance aux décharges d'énergie cérébrale. Il a des points faibles, et la manifestation organique périphérique révèle ces points de moindre résistance. Ce sont eux qui subiront toujours les premiers, et avec le plus d'intensité, toutes les excitations capables de retentir sur l'ensemble du cerveau.

La forme des réactions n'a donc qu'une importance très relative pour caractériser les émotions, en ce qui concerne, du moins, leurs manifestations viscérales. Les mouvements d'expression seuls présentent des particularités assez spéciales aux diverses émotions. Mais les mouvements traduisent beaucoup moins l'état émotionnel que les modifications viscérales. Les mouvements peuvent être, en effet, produits artificiellement, volontairement, tandis que les modifications viscérales se produisent d'une façon spontanée, involontaire, et traduisent le trouble profond de la personnalité, basée essentiellement sur la cénesthésie organique.

Il est en outre à remarquer que l'émotivité peut être mise en jeu par certaines excitations et pas par d'autres, de même que certains explosifs déflagrent sous l'influence de certains chocs et pas sous d'autres. Tel individu sera très impressionnable à l'idée d'une maladie qui peut l'atteindre, et restera insensible à celle d'une perte d'argent; tel autre s'attendrira sur la contrariété éprouvée par une personne qu'il aime, et passera indifférent devant une misère sociale. Il y a là une question de caractère, de tendances, c'est-à-dire d'organisation constitutionnelle, originelle, du cerveau. Aussi peut-on modifier, atténuer l'émotivité, on ne modifie pas ces tendances qui sont le fond même de notre nature, de notre personnalité. L'intensité avec laquelle elles se manifestent varie suivant l'intensité de l'excitation, suivant le degré de l'émotivité, mais leur forme est toujours la même.

Il est enfin certains états où l'émotivité se montre à l'état isolé, indépendant de toute cause provocatrice. Elle se traduit par de l'inquiétude vague, une sorte d'appréhension pénible, allant souvent jusqu'à l'angoisse. Cette inquiétude ou cette angoisse se localise tantôt dans l'appareil respiratoire — suffocations, dyspnée; tantôt sur le cœur — palpitations, serrement de cœur; tantôt sur l'estomac — sorte de malaise indéfinissable, s'accompagnant de tristesse, de dépression morale. Dans certains cas c'est un énervement général, une instabilité physique et morale, avec agitation motrice, et douleur morale.

L'*angoisse* représente un état émotionnel qui ne correspond à aucune émotion particulière, et qui participe à la fois de tous les états émotionnels : d'où le caractère vague, indéterminé, diffus de ses manifestations, et le sentiment incomparable et inexprimable qui en résulte. C'est de l'émotivité pure, pouvant présenter tous les degrés, depuis une simple gène plus ou moins prédominante dans un point du corps, jusqu'à l'état de malaise général le plus pénible, avec agitation violente, et douleur morale indicible qui pousse souvent au suicide pour y échapper. Le rôle des représentations y est très secondaire : c'est presque toujours comme explication, interprétation de son angoisse que le sujet en a. Et à partir du moment où elles sont apparues, tout gravite autour d'elles, et elles paraissent ainsi quelquefois occuper la première place dans l'ordre des manifestations émotives. Elles peuvent cependant être cause de l'angoisse, qui prend alors le nom d'*anxiété,* comme dans le dernier cas où elles dominent la scène. C'est ce qui se produit dans l'appréhension. Il est facile de se rendre compte, en analysant ce phénomène, que les représentations qui l'accompagnent sont vagues, indéterminées, contradictoires souvent. Il est donc naturel qu'elles donnent lieu dans le cerveau à des modifications très diffuses, peu caractérisées, et qu'il n'en résulte qu'un état mixte ne correspondant à aucun genre spécial d'émotion. C'est là le propre de l'angoisse et de l'anxiété.

Les états d'inquiétude et d'angoisse, qui peuvent apparaître comme conséquence de tous les épuisements nerveux permettent l'éclosion de toutes les émotions morbides. C'est ainsi que les phobies se développent sur ce fond d'émotivité générale, prenant telle ou telle forme suivant une circonstance banale ; les doutes, les obsessions, les manies, les conceptions hypochondriaques, ne sont que des orientations diverses données à l'émotivité mise en jeu d'une façon permanente. C'est tantôt une occasion qui donne au sujet l'explication apparente de son état, tantôt une interprétation qu'il cherche lui-même. Un jeune homme, à la suite d'une maladie qui l'a fatigué et beaucoup préoccupé, présente un état permanent d'émotivité indéterminée. Il tombe un jour sur un article de journal parlant d'un homme mordu par un chien enragé. Lui qui a jusqu'alors aimé les chiens et en a toujours eu près de lui, se sent troublé à l'idée que pareille chose pourrait lui advenir. A partir de ce moment il a la phobie des chiens et de la rage, et toute une folie du doute et du toucher se développe autour de cette phobie.

L'éreutophobie qu'on a cru pouvoir servir de type à l'interprétation de l'émotion suivant la théorie périphérique, ne se développe pas autrement. Ce que le sujet craint, ce n'est pas de rougir, c'est l'interprétation qu'on donnerait de sa rougeur. Et s'il a rougi la première fois, ce n'est pas spontanément, c'est qu'il avait une raison pour dissimuler sa pensée ou pour craindre qu'on ne lui attribuât une pensée différente de la sienne. Une fois orienté dans cette direction, il se passe pour la crainte de rougir ce qui se passe pour toute autre phobie. La représentation de la possibilité de la chose redoutée suffit à créer l'émotion. Morel avait absolument raison de caractériser tous ces états émotifs — obsessions, doutes, manies, scrupules, phobies — par le nom de délires émotifs. L'appellation de psychasthénie, que P. Janet a cherché à lui substituer, fait trop table rase du côté physiologique, qui est l'émotivité, pour ne tenir compte que du côté psychologique.

Mais s'il est un phénomène où le physique et le moral apparaissent tellement unis que leurs manifestations se montrent comme issues d'une même cause, c'est bien l'émotion. Il me semble que ce n'est pas en l'étudiant au point de vue d'un dualisme spiritualiste qui a fait son temps, mais au point de vue moniste, ou tout au moins paralléliste, qu'il y a quelque chance d'y apporter un peu de clarté. Ce n'est pas l'esprit qui est faible, c'est le cerveau qui fonctionne insuffisamment, dont les réactions sont irrégulières, ou insuffisantes, ou disproportionnées à l'excitant. Et toutes les oscillations d'un niveau mental, ni déterminé, ni mesurable d'ailleurs, toutes les variations de tension psychologique imaginables — encore que ces termes mécaniques soient en contradiction avec la conception purement psychologique de la psychasthénie, et ne puissent être l'objet d'aucune définition — ne sauraient expliquer ni l'émotivité des sujets atteints de ces troubles — phobies, manies, obsessions, etc. —, ni les différentes formes qu'ils prennent chez les différents sujets, ou chez le même sujet à différentes époques.

L'émotivité, propriété du cerveau originelle ou acquise, — avec ses variétés individuelles, son orientation particulière sous une influence extérieure quelconque, sa prédominance dans telle ou telle sphère de l'organisme, ses manifestations tantôt corporelles, tantôt psychiques, tantôt les deux, ses rapports avec la quantité d'énergie emmagasinée dans le cerveau, laquelle dépend en partie de l'état général du sujet, avec la façon dont cette énergie se libère sous l'influence des diverses excitations du cerveau —, nous permet au contraire de comprendre l'infinie variété des délires émotifs, et la manière dont ils apparaissent.

Le phénomène émotionnel doit être envisagé dans son ensemble, et non pas seulement sous sa face psychologique ou physiologique. Le plus gros reproche qu'on puisse adresser aux diverses théories est d'avoir voulu subordonner l'une à l'autre. M. Ribot s'est cependant, et presque seul, placé sur le terrain unitaire.

En considérant le fonctionnement cérébral au point de vue mécanique et dynamique général, on a l'avantage de faire rentrer les phénomènes cérébraux, psychologiques ou physiologiques, dans ceux de la biologie, soumis eux-mêmes aux lois physiques générales.

Sergi est peut-être le seul qui ait envisagé à ce point de vue le mécanisme des émotions, et quoiqu'il applique les lois physiques à l'esprit au lieu de les appliquer au cerveau, il lui faut savoir gré de cette tentative. Il dit textuellement : « Mes observations sur la production des diverses émotions m'ont montré certaines conditions fondamentales par lesquelles se développent toutes les émotions, conditions d'un caractère psychique mêlé à un caractère organique, en tant que chaque centre psychique est encore et nécessairement organique. On peut considérer ces conditions comme des lois des états psychiques en général, car on peut les rapporter principalement à beaucoup de manifestations émotionnelles, et l'on peut les retrouver encore dans les phénomènes de l'intelligence. »

Et il cite la *loi d'inertie,* qui se retrouve non seulement dans le monde inorganique, mais aussi dans le monde organique. Il rappelle la définition de cette loi, formulée par Secchi : « La matière n'est pas spontanément apte à changer d'état ; elle change d'état sous l'action d'une force extrinsèque qui puisse agir sur elle ; et ce même changement ne cesse pas, si ce n'est sous une influence extérieure. » Il en est de même pour le cerveau. Retenons ce fait.

Après la loi d'inertie vient la *loi de réaction*, qui a pour la matière organique la même valeur que pour la matière inorganique. Il existe une élasticité très différente suivant les corps bruts. Il en est de même pour les cerveaux qui réagissent très différemment aux excitations. Retenons encore cette constatation.

La *périodicité* « est une troisième loi des fonctions psychiques comme des fonctions vitales ; elle constitue le rythme des fonctions. » Exemples : veille et sommeil ; fonctions digestives ; rythmes respiratoire, cardiaque, etc. Mais elle n'intervient que peu dans les émotions proprement dites. Elle s'y montre cependant, mais d'une façon irrégulière, et surtout chez les personnes très émotives. On voit alors des périodes de gaîté faire place à des périodes de dépression sinon de tristesse, et inversement. L'inverse est plus rare et nous verrons pourquoi plus tard. Chez les enfants, on voit d'une façon très marquée cette alternance du rire et des larmes, mais on ne saurait y reconnaître un rythme quelconque. Il faut d'ailleurs remarquer que le rythme normal des fonctions organiques influence singulièrement les états émotionnels, et que le sommeil, par exemple, permet au cerveau de retrouver au réveil un équilibre, et par suite un état mental, différent de celui qu'il avait auparavant.

Il est cependant des cas où ce rythme s'observe d'une façon remarquable, mais ce sont des cas pathologiques. C'est dans la folie circulaire ou dans certaines formes de neurasthénie circulaire qui sont, sous une forme atténuée, plus communes qu'on ne croit, les sujets qui présentent ces états d'humeur alternants ou périodiques n'étant pas obligés de cesser leurs occupations, qu'ils accomplissent seulement avec plus ou moins de facilité ou d'effort.

Sergi cite encore la *loi d'antagonisme* et la *loi de cohésion*. A la vérité, l'antagonisme n'est pas une loi ni une explication. C'est un fait que certaines excitations, certaines représentations, sont antagonistes les unes des autres. Mais tout phénomène n'a pas forcément son antagoniste. L'antagonisme ne saurait être érigé en loi, pas plus dans le monde organique, en physiologie et en biologie, que dans le monde inorganique.

La loi de cohésion a plus de raison d'être. La cohésion est plus évidente, en vertu même des associations anatomiques du cerveau. Tel est le seul essai pour ramener les phénomènes émotionnels aux lois physiques générales, essai ébauché, indiqué seulement, et que Sergi abandonne malheureusement trop vite.

Paulhan[1], toutefois, a insisté lui aussi sur le caractère dynamique du phénomène affectif. Après avoir reconnu à la production des émotions deux caractères principaux : l'arrêt des tendances et la multiplicité des phénomènes, il montre qu'ils sont insuffisants, quoique nécessaires, et qu'on doit envisager d'autres caractères secondaires. On les trouve : 1° dans la force et la persistance de l'impulsion arrêtée; 2° l'apparition brusque et l'incoordination relative des phénomènes, et enfin, 3° dans la tendance à envahir tout le champ de la conscience. Si la force de l'impulsion arrêtée est faible, il n'y a pas d'émotion; si elle est heurtée de front, il y a émotion, au contraire; si elle est dérivée il n'y a pas d'émotion. Mais pour les deux autres

1. *Les Phénomènes affectifs*, Paris, F. Alcan.

caractères, il ne les explique pas au point de vue mécanique et dynamique ; il ne montre pas pourquoi il y a incoordination et multiplicité des phénomènes, ni envahissement de tout le champ de la conscience.

Sa définition vaut cependant d'être citée : le phénomène affectif est l'expression d'un trouble plus ou moins profond de l'organisme, dû à ce qu'une quantité relativement considérable de force nerveuse est mise en activité sans pouvoir être employée d'une manière systématique. Il se produit alors un arrêt des tendances mises en jeu, et une quantité plus ou moins considérable de phénomènes physiques ou psychiques variés ; en même temps se présentent toujours, soit les phénomènes suivants, soit simplement un ou plusieurs d'entre eux : persistance des tendances, incoordination relative et apparition brusque des phénomènes suscités, tendance de l'impulsion éveillée à envahir presque entièrement le champ de la conscience.

Essayons donc de reprendre cette question en partant, non pas de lois générales physiques et mécaniques que nous chercherions à appliquer ensuite aux fonctions cérébrales, mais du cerveau lui-même en état de fonctionnement. Nous verrons ainsi, au fur et à mesure, quelles sont les lois physiques qu'il y a lieu de faire intervenir. En procédant ainsi, nous étudierons, non pas l'émotion, qui n'est qu'une manifestation spéciale du fonctionnement cérébral, mais l'émotivité qui est le fonctionnement même du cerveau.

Comparons donc le cerveau avec une machine quelconque qui reçoit de l'énergie de l'extérieur et, après l'avoir transformée, la restitue au moyen d'organes divers, et voyons ce qui se passe.

La machine est alimentée en énergie par une source quelconque — solide, liquide, gazeuse, électrique. Le cerveau est alimenté en énergie par des sources solides et liquides (ingesta alimentaires), gazeuse (air), et peut-être bien aussi électrique, ou par d'autres formes d'énergie, comme permettent de le supposer les récentes découvertes des nouvelles radiations, communes à la matière vivante et à la matière inorganique. Au point de vue donc de la source de l'énergie à transformer, analogie, identité même complète entre la machine et le cerveau.

Pour pouvoir agir utilement il faut que la machine transforme d'abord une certaine quantité de l'énergie qui lui est fournie, et l'emmagasine. Elle n'a plus alors qu'à utiliser le surplus de ce qui lui est nécessaire pour sa propre mise en marche, au fur et à mesure que l'énergie continue à se dégager de la source qui lui est fournie. Il en est absolument de même pour le cerveau. Pour produire du travail utile, il faut que d'abord son fonctionnement vital soit assuré. Si une machine dépense son énergie au fur et à mesure qu'elle se produit, elle ne fournit jamais qu'un travail très inférieur à celui qu'elle pourrait donner, si elle accumulait de l'énergie en réserve suffisante pour n'être jamais réduite au minimum nécessaire à son propre fonctionnement.

Le cerveau se comporte exactement de la même façon. Le travail dont il est capable, lorsqu'il est en partie épuisé, lorsqu'il est fatigué, est très faible comparativement à celui qu'il fournit lorsqu'il est reposé, c'est-à-dire lorsqu'il a reconstitué ses réserves. Nous en avons une démonstration très nette dans certains cas pathologiques. Chez les malades atteints d'idées fixes, d'obsessions, où le cerveau est sans cesse en activité, où le sommeil lui-même est troublé par ces obsessions, nous voyons les idées se transformer très rarement en actes. Le sujet a une incapacité quelquefois absolue d'agir, de réaliser ses conceptions, ses désirs. Avant qu'une représentation ait eu le temps de se transformer, ou, pour mieux dire, de se continuer par un acte, une nouvelle représentation a déjà surgi, et ainsi de suite. L'énergie libérée par ces cerveaux l'est au fur et à mesure de sa production. Aussi sont-ils toujours fatigués, toujours épuisés, et cela explique que les sujets atteints de ces idées fixes, de ces obsessions, etc., puissent allier une intelligence souvent très vive et très grande à une incapacité de l'utiliser efficacement.

D'autre part, en vertu de la prédominance de l'émotivité sur certains points du cerveau, rien n'est plus fréquent que de voir des hommes atteints de délire émotif circonscrit faire cependant des travaux dénotant une puissance intellectuelle considérable. Toute la psychologie des délirants émotifs — obsédés, phobiques, douteurs, etc. — serait à reprendre du point de vue de la mécanique cérébrale.

Dans les machines en général, l'énergie libérée de sa source extérieure ne reste pas longtemps emmagasinée, accumulée. Elle est employée presque au fur et à mesure de sa production. Il est cependant des appareils dans lesquels, non seulement cette énergie reste presque indéfiniment emmagasinée, mais encore où elle laisse, quand elle a été utilisée, une trace indélébile de son passage et de son action. Les appareils de la première sorte sont les accumulateurs électriques, les machines à air comprimé ou à compression d'un gaz quelconque ; ceux de la seconde sorte sont le phonographe et surtout le télégraphone. Ce dernier reproduit en effet la plus grande partie des phénomènes cérébraux.

Il ne s'agit pas bien entendu d'*identifier* le cerveau avec telle ou telle machine, ni l'énergie nerveuse avec telle ou telle forme d'énergie, comme on me l'a fait dire et reproché. Ce que je prétends simplement, c'est que le mécanisme des fonctions cérébrales obéit aux lois générales de la dynamique et de la physique, et que l'on peut trouver dans le fonctionnement d'appareils physiques l'analogie et même l'identité de telle ou telle fonction cérébrale. Je n'ai jamais voulu prétendre autre chose, et cela me paraît suffisant pour dire que le mécanisme cérébral ne diffère en aucun point essentiel des mécanismes physiques, et que le cerveau doit être considéré, lui et ses fonctions — y compris les fonctions psychiques — comme toute autre machine destinée à transformer l'énergie qui lui est fournie du dehors et à la restituer sous forme d'un travail quelconque. Que cette machine cérébrale soit d'un genre spécial, d'une complexité particulière, qu'elle transforme d'une manière comparable à aucune autre l'énergie qui lui est fournie, voilà de quoi n'être pas surpris puisqu'elle est faite d'une substance spéciale, et est agencée d'une façon qu'on ne rencontre pas ailleurs, ce qui est du reste le fait de tous les autres corps organisés et de tous les appareils différents composant un organisme vivant.

Ce qui paraît incompréhensible, c'est qu'on puisse admettre que ces divers appareils obéissent dans leur fonctionnement aux lois physiques générales, comprenant les lois chimiques, mécaniques et énergétiques, qu'on l'admette encore pour les fonctions motrices du cerveau, mais qu'on cesse de le faire dès qu'il s'agit des phénomènes de sensibilité et des fonctions psychiques. Le cerveau, qui est identique dans sa constitution, dont toutes les parties sont étroitement solidaires l'une de l'autre, fonctionnerait suivant les lois générales qui gouvernent le monde physique dans certaines de ses régions et ne leur obéirait plus dans d'autres ! L'énergie, transformée à son niveau, serait comparable à toutes les formes d'énergie physique connues quand elle se traduirait par des mouvements, mais elle cesserait d'être comparable à ces formes quand elle se traduirait par des représentations et par ce qu'on désigne d'une façon générale du nom de phénomènes psychologiques ! N'est-il pas temps d'en finir avec ce dualisme, que le parallélisme philosophique n'a fait que consolider. sous prétexte de le détruire et de rester neutre entre les dualistes et les monistes ? Les barrières entre le physique et le physiologique sont tombées aujourd'hui ; celles entre le physiologique et le psychique se sont déplacées au profit du physiologique. Un jour viendra où l'on sera obligé de reconnaître qu'elles n'existent pas plus entre le psychique et le physique qu'entre le psychique et le physiologique. Plaçons-nous donc résolument sur le terrain de la physique et de la dynamique, où nous pouvons être guidés par des lois générales applicables à tous les phénomènes naturels.

Revenons maintenant à notre comparaison entre une machine et le cerveau. L'énergie transformée dans une machine se dépense de deux façons : d'une part, pour vaincre la force d'inertie de la machine elle-même, — frottements, déplacements des organes de la machine, etc., — laquelle se rencontre dans tous les cas : passage d'un liquide ou d'un gaz contre des parois, ou écoulement de l'énergie sous forme d'un courant comme le courant électrique, ce qui constitue la self induction ; cette partie de l'énergie se convertit en chaleur et est perdue au point de vue de l'effet utile, du travail proprement dit ; d'autre part, l'énergie libérée agit sur le monde extérieur par l'intermédiaire des organes moteurs de la machine, c'est elle qui produit le travail véritable ; enfin une partie de l'énergie transformée est encore employée à vaincre la force d'inertie de l'obstacle opposé au mouvement. Il y a donc une grande partie de l'énergie contenue dans la source fournie à une machine qui est absorbée par la machine elle-même, et qui se retrouve sous forme de chaleur.

Il en est de même dans le cerveau. Prenons un cas simple, celui d'un mot à apprendre, à retenir. Cela ne se fait pas du premier coup ; l'impression a besoin d'être renouvelée un nombre plus ou moins grand de fois suivant les individus, pour rester enfin fixée dans le cerveau, et pouvoir être évoquée plus tard. La force d'inertie du cerveau au point de vue psychologique se manifeste déjà là d'une façon nette. Elle apparaît encore d'une façon évidente quand il s'agit de faire pénétrer dans le cerveau une idée, c'est-à-dire, en somme, un ensemble de représentations, ayant elles-mêmes leur fondement dans des sensations passées ; et cette force d'inertie se manifeste encore plus énergiquement, lorsque l'idée qu'on veut faire admettre est en contradiction avec les idées habituelles, les tendances naturelles du sujet. C'est pour cela que les idées nouvelles, les progrès, ont tant de peine à se faire jour, par suite de l'opposition, toute organique, que leur font les cerveaux habitués à fonctionner dans un certain sens, et non adaptables à d'autres actes, à d'autres directions.

Dans l'ordre des sentiments, la force d'inertie du

cerveau est encore plus grande, car ce sont les tendances mêmes du sujet, les plus fondamentales, les plus fortes, qui sont en cause, et non pas des représentations acquises. Aussi est-il ordinairement impossible de faire naître à volonté des sentiments chez un individu quand ils sont en opposition avec ses tendances normales. Ce serait essayer de modifier sa personnalité même que d'y prétendre.

Si les idées, si les sentiments à faire admettre, sont, au contraire, de même sens que les idées et les sentiments et tendances du sujet, alors aucune résistance ne se produit, et d'emblée ils s'implantent et se développent même souvent, suivant les impressions et représentations antérieures du sujet capables de les renforcer.

Mais cela ne représente pas proprement la force d'inertie de la machine, ou du moins cela ne représente que celle qui se manifeste pour la mise en marche. C'est là une subdivision dans l'énergie absorbée par la machine elle-même, que j'ai négligé tout à l'heure de faire, pour ne pas compliquer les choses, mais qu'il est cependant indispensable de noter, car elle indique une analogie de plus entre une machine quelconque et le cerveau.

La force d'inertie cérébrale, absorbant une plus ou moins grande partie de l'énergie libérée sous l'influence d'une excitation, est mise en évidence de deux façons au moins : par le temps de réaction et par l'échauffement du cerveau, qui sont d'ordre physiologique et physique, et par une troisième qui est d'ordre psychologique, le sentiment de l'effort pour produire l'effet utile, que cet effet soit une représentation ou un mouvement.

Je n'ai pas à rappeler ici en quoi consiste le temps

de réaction. Mais on peut le prendre pour criterium de l'inertie cérébrale. On le voit en effet varier et augmenter dans des proportions quelquefois énormes dans certains états, comme la mélancolie, où les impressions reçues mettent des secondes et quelquefois des minutes à provoquer la réponse motrice ou la représentation mentale.

Nous savons, d'autre part, que le travail intellectuel, quels que soient son but et son effet, physiologique ou psychologique, élève la température du cerveau. Ce n'est pas autre chose que l'échauffement de la machine qui travaille. Il n'y a plus analogie ici, il y a identité de fonctionnement entre le cerveau et la machine sous ce rapport, et nous voyons là une des plus grandes lois gouvernant le monde physique et les transformations d'énergie physique s'appliquer rigoureusement au fonctionnement du cerveau.

Enfin, la machine qui produit un travail éprouve une certaine résistance à vaincre, résistance variable et indépendante de l'énergie libérée, dont la quantité doit lui être proportionnée et toujours supérieure. Sinon il y a équilibre entre les deux forces et la machine s'arrête. Si nous n'avons pas d'appareil pour mesurer notre effort au cours d'un travail quelconque — je ne parle pas bien entendu du dynamomètre qui ne mesure que la force déployée, l'énergie dégagée sur l'appareil, et non l'effort lui-même — et particulièrement d'un travail intellectuel, comme nous en avons pour les machines, nous sommes du moins avertis de cette résistance et de ses variations par le sentiment d'effort. Et lorsque la résistance opposée à notre organisme est plus grande que l'énergie qu'il peut dégager, nous faisons comme la machine, nous nous arrêtons. Nous nous arrêtons comme elle, épuisés, c'est-à-dire ayant dépensé toute notre énergie de réserve disponible, et nous devons, comme elle, reconstituer cette réserve avant de pouvoir produire un nouveau travail.

Qu'arrive-t-il dans une machine quand on lui fait toujours accomplir son travail maximum, lorsqu'on la force au point qu'elle ne peut vaincre la résistance qui lui est offerte ? C'est qu'elle s'use avec une beaucoup plus grande rapidité que, à travail égal produit, elle le ferait si elle n'était pas poussée au maximum, et, si on la force, elle se fausse, se détraque, et tombe hors d'usage. Qu'arrive-t-il d'autre au cerveau quand on le surmène? Ne vient-il pas un moment où il est, lui aussi, usé, détraqué, et réduit à une incapacité plus ou moins complète? N'est-ce pas le cas de tant de neurasthénies, démences précoces, arrêts intellectuels, à la suite de surmenage intellectuel ou moral?

Que l'on considère les états normaux ou pathologiques du cerveau, on arrive toujours au même résultat: analogie complète de fonctionnement entre le cerveau et une machine. Et lorsque je dis analogie, ce n'est pas suffisant, il y a similitude, équivalence, et souvent même identité, toutes réserves faites, bien entendu, provenant des différences et de substance, et d'agencement, et de forme d'énergie.

Voyons maintenant une machine en fonction, et examinons ce qui se passe dans certains cas particuliers, lorsqu'elle est soumise à certaines manœuvres, à certaines actions, auxquelles elle peut sans doute satisfaire, pour lesquelles même sa construction a été prévue, mais qu'on ne saurait considérer comme absolument normales pour son fonctionnement.

Un des cas les plus fréquents est celui où, la machine étant en plein travail, on renverse *brusquement* le sens du dégagement de son énergie. A l'inertie habituelle de la machine pour se mettre en marche dans un sens, il faut ajouter la force représentée par le mouvement commencé. Plus ce mouvement était rapide, plus la machine va être obligée de faire de travail pour le contrebalancer, l'annuler. Elle développe donc un effort considérable, qui, si elle est mal construite, peut amener son détraquement. Il se produit en tous cas un ébranlement plus ou moins violent de toute la machine, puis un arrêt momentané, et enfin, l'énergie suivant le sens inverse d'avant le renversement, la machine reprend sa marche.

Mais si l'on répète trop souvent cette manœuvre, si elle se fait surtout au moment même où la machine donne son travail maximum, il se produit ce qu'on appelle du jeu, lequel amène une usure beaucoup plus rapide de la machine, et lui fait perdre surtout une grande partie de sa capacité de travail. La quantité d'énergie absorbée par la machine elle-même, aux dépens par conséquent de celle qui est utilisée sous forme de travail, est beaucoup plus grande.

Sous l'action du renversement de la force, il résulte donc toujours, soit au moment même où il se produit, soit par la suite, une absorption par la machine elle-même, aux dépens du travail produit, de l'énergie libérée dans la machine.

Pareil fait s'observe dans le fonctionnement du cerveau, quand il est soumis à certaines impressions, et l'on voit maintenant ce qu'il faut entendre par *émotion* et *émotivité* au point de vue mécanique et dynamique.

L'ébranlement produit dans une machine par l'application à elle-même de son énergie utilisable en travail constitue, quand il s'agit de la machine cérébrale, l'*émotion*. L'*émotivité*, c'est la susceptibilité qu'a toute machine de subir ainsi un ébranlement général qui, si elle est bien construite, lui permet d'y résister sans être troublée ultérieurement dans son fonctionnement, et, si elle est mal construite, lui fait subir au contraire un détraquement d'emblée, ou un jeu qui altère son fonctionnement et diminue définitivement sa capacité de travail. De même que nous voyons des machines prendre du jeu et se détraquer sous l'influence des moindres chocs, de même nous voyons des cerveaux faibles s'émouvoir pour des impressions très légères, et présenter à la suite des troubles plus ou moins marqués, plus ou moins persistants.

L'émotivité tient à la constitution même du cerveau, et l'émotion est fonction de l'émotivité. La même excitation produit ou ne produit pas d'émotion dans deux cerveaux différents ; elle en produit ou n'en produit pas dans le même cerveau à des moments différents, dans des états physiques ou moraux différents. Si l'émotivité tient, en effet, à la constitution même du cerveau, elle peut aussi, dans certains cas, être acquise ou se développer considérablement. C'est ce qui se produit sous l'influence de certains états pathologiques, sous l'influence de grands traumatismes, ou de commotions morales violentes et répétées.

Il y a émotion chaque fois qu'une partie de l'énergie destinée au travail effectif du cerveau est employée par dérivation à agir sur le cerveau lui-même, que cette dérivation résulte de la faible résistance du cerveau à une trop grande quantité d'énergie libérée à la fois et ne trouvant pas d'issue immédiate, ou que, par suite d'un changement brusque dans sa direction, la force prenne une tension trop considérable et agisse dans plusieurs directions à la fois, soit, enfin, que par suite d'une commotion d'origine extérieure, des issues anormales soient offertes à l'énergie.

Dans tous les cas, ce qui constitue, au point de vue mécanique et dynamique, l'émotion, c'est la *diffusion de l'énergie, transformée et libérée par le cerveau, dans le cerveau lui-même, et l'absorption par le cerveau d'une partie de cette énergie aux dépens du travail effectif auquel elle était destinée.*

CHAPITRE II

ÉVOLUTION DE L'ÉMOTION

SOMMAIRE. — La surprise. — La contrariété. — Tendances et adaptation. — Retard des émotions. — Dérivation des émotions. — Extension des émotions. — Substitution, contre-balancement des émotions. — Alternance et coexistence des émotions. — Évolution de l'émotion : apparition, période d'état, déclin. — Émoussement de l'émotivité ; émoussement des émotions par la répétition. — Soustraction et addition des émotions. — Systématisation et fixité des émotions. — État dynamique et état statique de l'émotion.

Je me propose d'étudier dans ce chapitre un certain nombre de faits d'ordre émotionnel qui sont communs à toutes les émotions, et qu'on a plus ou moins négligés ou insuffisamment observés.

Ce sont, d'une part, la *surprise* et la *contrariété*, d'autre part, le *retard*, la *substitution*, la *dérivation*, la *coexistence*, l'*émoussement* et l'*addition* des émotions, et enfin l'angoisse. A l'une des extrémités de cette série se trouve un phénomène qu'avec Descartes, Bain et Wundt, je considère comme une émotion primaire fondamentale dans sa forme la plus simple, la surprise, et à l'autre extrémité un phénomène non moins primaire, non moins fondamental, l'angoisse dont j'ai déjà parlé à propos de l'émotivité (ch. I). Un caractère commun réunit ces deux phénomènes, c'est que l'un et l'autre peuvent se produire sans s'accompagner d'aucune représentation mentale et sous des influences purement physiques ou physiologiques.

Il est encore d'autres caractères des émotions qu'on

a laissés de côté, tels, par exemple, que la localisation des émotions et leur fixité. Mais cette étude trouvera mieux sa place plus loin quand nous chercherons à établir les lois des émotions.

La *surprise* a une très grande importance, car elle ne constitue pas seulement par elle-même une émotion déterminée, définie. Elle fait encore partie de beaucoup d'émotions et se trouve à la base de toutes les émotions-chocs, qui constituent un si grand groupe d'émotions. Toutes les émotions peuvent, d'ailleurs, dans certaines circonstances, débuter par de la surprise. Le mécanisme de ce phénomène a donc une assez grande importance au point de vue du mécanisme des émotions en général.

Que se passe-t-il donc dans la surprise, en quoi consiste-t-elle essentiellement? En ceci, qu'au cours d'un mouvement commencé, d'une sensation éprouvée, d'une représentation se faisant dans un certain sens, il se produit *brusquement* une impression qui arrête ce mouvement, cette sensation, cette représentation mentale. Le phénomène primordial, essentiel, c'est l'arrêt.

Que la cause de cet arrêt soit d'ordre physique, — obstacle matériel à un mouvement, bruit ou lumière insolites, — d'ordre intellectuel, comme la compréhension subite d'une erreur de raisonnement, par suite de la vision de conséquences auxquelles on est amené sans les avoir prévues — ou, enfin, d'ordre moral, tel que l'éveil chez autrui de sentiments contraires à ceux qu'on voulait déterminer (toutes ces causes à titre d'exemples simplement, car il y en a bien d'autres), c'est toujours par un phénomène d'arrêt que se traduit d'abord la surprise.

Cet arrêt ne porte pas seulement sur l'acte en train de s'accomplir — mouvement, sensation ou représentation — mais s'étend à toutes les fonctions. Le rythme cardiaque est modifié, la respiration suspendue, tous les muscles immobilisés, le regard est fixe, la voix ne peut plus être émise, la pensée elle-même reste en suspens. Tel est l'ensemble des phénomènes qui se produisent quand la surprise est violente.

Mais l'arrêt n'est pas suffisant. La façon dont il survient est un des caractères les plus importants de la surprise. Il faut, en effet, qu'il soit brusque, inopiné. S'il survient d'une façon lente, progressive, il peut y avoir de l'étonnement, il n'y a pas de surprise. Enfin, une fois l'arrêt produit, l'énergie, qui a cessé momentanément de s'écouler sous forme de travail, reprend son cours, soit dans le même sens, soit dans une nouvelle direction déterminée par la cause même de la surprise. Un bruit violent et imprévu peut m'arrêter dans mon travail, auquel je me remets aussitôt que je me suis rendu compte de sa cause et de son innocuité. Mais chez un autre émotif, après avoir produit le même arrêt, il provoquera une réaction, tremblement, palpitations, halètement, mouvement de fuite qui constitueront l'émotion de la peur.

Cette réaction, si elle ne va pas jusqu'à la peur proprement dite, est toujours pénible, de même que le sentiment d'arrêt qui la précède. Même si la cause de la surprise est capable d'apporter de la joie, elle procure d'abord un sentiment de malaise. Il faut souvent s'y prendre avec autant de précaution pour annoncer une très bonne qu'une très mauvaise nouvelle, quand elles sont tout à fait imprévues et invraisemblables. Combien de personnes émotives se plaignent qu'on les ait surprises pour leur apprendre quelque chose de très agréable cependant, et affirment qu'on leur a ainsi gâté leur plaisir ?

Le langage traduit d'ailleurs très exactement les choses quand, dans ces cas, il dit « qu'on doit, le premier moment de surprise passé, laisser les gens *se remettre* », c'est-à-dire reprendre l'acte ou l'état antérieurs au phénomène de surprise. Il y a une sorte d'oscillation après l'arrêt, avant que l'énergie cérébrale prenne sa direction définitive.

Mais il est un dernier caractère que doit présenter, semble-t-il, le phénomène qui provoque la surprise : c'est qu'il soit *imprévu*. Il paraît contradictoire d'admettre que l'émotion-surprise puisse se produire si ce phénomène est attendu. Et dès lors on est en droit de penser que c'est l'élément psychologique, l'absence de représentation mentale de ce qui survient et peut survenir qui est la condition même de l'émotion-surprise. Il n'en est rien cependant. Les gens qui ont peur de l'orage ont beau s'attendre à voir les éclairs, leur lueur les fait toujours tressaillir ; ils ont beau savoir que le bruit du tonnerre va succéder fatalement à l'éclair, ils n'en sont pas moins surpris quand il se fait entendre. Quand on se sert d'appareils à déclic brusque, surtout les premières fois, on a beau savoir parfaitement le jeu du mécanisme et connaître d'avance ses effets, on n'en a pas moins un mouvement de surprise. Qui ne s'est rejeté de côté dans son wagon en voyant brusquement un train sur la voie opposée croiser le sien à toute vitesse, alors qu'on sait parfaitement qu'il ne peut nous toucher.

Je pourrais multiplier les exemples. Ce qui en ressort est simplement ceci : que si l'imprévu est un facteur des plus importants dans l'émotion-surprise, il n'est cependant pas essentiel, puisqu'il est des cas, assez nombreux même, où la surprise peut se produire sans qu'il existe. C'est un renforçateur plutôt qu'un générateur de cette émotion.

La surprise est donc essentiellement, de quelque façon qu'on l'envisage, une émotion dépourvue d'éléments psychologiques. Si on fait de l'imprévu de sa cause une condition nécessaire, c'est l'absence même de toute représentation mentale qui en est la condition *sine qua non* ; et si on admet que ce caractère d'imprévu peut manquer au phénomène qui produit la surprise, alors à plus forte raison celle-ci se résout-elle dans les trois termes successifs : choc inopiné, arrêt brusque, réaction oscillante ou non.

Mais il est une remarque qu'il est indispensable de faire, c'est que pour qu'il y ait surprise, il faut que l'arrêt brusque du fonctionnement cérébral se produise, non par suite d'un choc intérieur, mais d'un choc extérieur. La rupture d'un vaisseau du cerveau ne détermine pas de surprise. La vue inopinée d'une personne qu'on croit très loin en provoque au contraire. Cela a son importance pour la compréhension du mécanisme cérébral de la surprise et sa comparaison avec ce qui se passe dans une machine quelconque. On ne saurait comparer en effet ce qui se produit dans une machine sous l'influence d'un arrêt provenant de la rupture d'un organe quelconque, avec celui causé par un obstacle extérieur. Dans le premier cas la machine continue le mouvement commencé sous l'action de la force acquise ; puis l'énergie ne s'appliquant plus où elle doit, par suite de la rupture d'association entre les organes chargés de la transmettre, le mouvement s'arrête de lui-même. Dans le second cas la force vive de la machine trouvant un obstacle qui lui fait résistance réagit brusquement sur elle-même, s'arrêtant d'abord, puis agissant en sens inverse de son sens primitif, et reprenant ensuite son mouvement premier pour vaincre l'obstacle ou s'arrêter définitivement, si la force de ce dernier égale sa propre force. Mais dans le temps qui s'écoule entre son choc, son arrêt, son recul et sa reprise, il y a augmentation d'énergie intérieure, augmentation de tension, et si l'obstacle offre trop d'inertie, si l'énergie développée dans la machine ne trouve pas rapidement une autre issue ou un autre point d'application, c'est sur la machine elle-même qu'elle réagit, et elle la disloque.

Ce qui se passe pour le cerveau dans la surprise est absolument superposable. Nous avons vu le même choc brusque, venant de l'extérieur — l'arrêt même brusque par suite d'une lésion cérébrale ne produisant pas la surprise — le même arrêt, la même reprise du mouvement commencé, de la sensation, de la représentation en cours, les mêmes oscillations pour cette reprise dans certains cas.

Ce n'est pas tout, et nous venons de voir ce qui se passe quand, dans une machine, l'obstacle qui produit l'arrêt brusque offre une trop grande inertie pour être vaincu par la force de la machine; si l'énergie, dont la tension a augmenté, ne trouve pas d'issue, c'est la machine elle-même sur quoi elle agit et qu'elle détraque ainsi. Pareilles conséquences se retrouvent pour le cerveau, et même mécanisme.

Deux cas se produisent : ou bien, après un moment d'arrêt complet, qu'on appelle la *stupeur,* c'est une explosion de joie — mouvements des membres, paroles abondantes, augmentation de la rapidité du cœur et des mouvements respiratoires, etc., etc., — ou, au contraire, une explosion de douleur — pleurs, gémissements, palpitations, sanglots, etc. Puis ces manifestations s'apaisent, et le sujet se livre alors au travail que comporte la situation nouvelle. L'énergie, qui s'est accumulée depuis le moment du choc qui l'a empêchée de s'écouler dans le sens commencé, a trouvé son issue et a produit ces manifestations intenses et diffuses. Quand cet excédent est épuisé, le sujet se retrouve dans les conditions antérieures au point de vue de la production et de l'utilisation de son énergie cérébrale.

Ou bien il y a eu un arrêt trop violent et, comme la machine, le fonctionnement du cerveau est diminué, faussé en quelque sorte, sous l'effort même de sa propre énergie appliquée à lui-même. Au lieu des manifestations réactionnelles de joie ou de douleur intenses que nous voyions se produire tout à l'heure, le sujet « ne se remet pas », n'en présente aucune, et reste sous le coup qui l'a frappé. Cela ne se présente pas dans la joie, qui est constituée par des phénomènes d'excitation, d'augmentation d'énergie, mais c'est au contraire très fréquent dans la tristesse, qui est caractérisée par des phénomènes de diminution d'énergie. On comprend très bien en effet — et c'est un point que nous étudierons plus tard — que, après avoir fourni une quantité d'énergie supérieure à la moyenne, on revienne à la normale, tandis qu'il n'est pas toujours possible, quand la quantité d'énergie est tombée au dessous de la normale, qu'elle puisse l'atteindre de nouveau. Ces phénomènes d'arrêt, qui constituent les états de dépression connus en pathologie sous le nom d'états mélancoliques, sont des plus fréquents. Ils se manifestent dans toutes les sphères à la fois — motrice, sensitive, organique, psychique —, avec des variantes qui donnent des types différents comme gravité et comme symptômes, au point de vue clinique, mais identiques dans leur genèse et dans leur nature.

Il semblerait que la nature morale du phénomène cause de l'émotion surprise ait aussi une influence très considérable. Cette influence n'est pas niable, mais elle n'est en aucune façon obligatoire. Il n'est pas le moins du monde nécessaire que la cause de la surprise soit d'ordre moral, pour que les mêmes conséquences de la surprise surgissent. Il en est de ce caractère moral comme du caractère d'imprévu que nous examinions plus haut. C'est un élément de renforcement, non de production de l'émotion.

D'ailleurs, ce qui le prouve, c'est que la surprise purement physique, sans aucun élément intellectuel ou moral, peut produire des effets absolument identiques. On en a un exemple bien frappant dans ce qui se produit dans les accidents de chemin de fer, ou dans la plupart des catastrophes. Les gens, surpris d'abord et hébétés, se mettent généralement à courir tout d'un coup droit devant eux sans qu'aucun sentiment, aucun mobile les guident. C'est la détente violente, impulsive, irraisonnée, après le choc et l'arrêt brusque, incompris, qui les a surpris. Ce n'est qu'ensuite que, se rendant compte de ce qui s'est passé, une autre émotion, morale et intellectuelle celle-là, survient. Mais ce n'est déjà plus la surprise. L'arrêt, l'inhibition cérébrale est quelquefois telle dans ces cas, que le sujet ne peut jamais se rappeler rien de l'événement jusqu'au moment où, épuisé, sa course a pris fin. Dans certains cas même l'amnésie s'étend à une période beaucoup plus longue, antérieure à l'événement, et l'inhibition peut être assez marquée pour que, non seulement les fonctions psychiques cessent — amnésie rétro-antérograde, mais encore que les fonctions de sensibilité — anesthésies, les fonctions de motricité — paralysies, les fonctions trophiques elles-mêmes — amaigrissement, incapacité d'assimilation, troubles vaso-moteurs, etc., soient atteintes elles-mêmes.

Ainsi, bien loin que le caractère intellectuel ou moral du phénomène ayant causé la surprise, soit indispensable, c'est quand il est uniquement physique, mais intense comme choc et très brusque, que l'on voit les effets les plus considérables se produire.

Ce qui est donc seul en cause dans le phénomène de la surprise, c'est la loi générale de mécanique de l'action et de la réaction. Elle est applicable au cerveau comme à la machine, et si les phénomènes qui en résultent portent des noms différents dans l'un et dans l'autre, leur vraie nature n'en est pas moins identique comme leur mécanisme.

La surprise est donc pour le cerveau en activité ce qu'un arrêt brusque de cause extérieure est pour une machine en action.

Voyons maintenant une autre émotion qui est extrêmement banale, et tellement banale même que c'est peut-être pour cela qu'on n'y a pas pris garde et qu'on ne la trouve pas analysée ni étudiée. C'est la *contrariété*. Elle me paraît aussi fondamentale et primaire que la surprise. Elle est même sans doute beaucoup plus fréquente. Elle a avec la surprise de grandes analogies et en même temps de profondes différences.

Dans les deux cas c'est une entrave imprévue apportée à une tendance ou à un mouvement. Mais dans la surprise la cause peut n'avoir aucun rapport avec cette tendance ou ce mouvement, tandis que dans la contrariété elle en a toujours un, puisqu'elle agit en sens contraire de la tendance ou du mouvement commencé. La surprise peut s'accompagner de phénomènes intellectuels et moraux, mais ce n'est pas obligatoire. La contrariété ne se produit pas sans eux. Il y a dans les deux émotions un phénomène d'arrêt, mais au lieu de se produire brusquement comme dans la surprise, il peut survenir progressivement dans la contrariété. C'est plutôt dans la sphère des représentations mentales que dans celle des mouvements, et surtout dans celle des sensations, que se produit l'arrêt qui constitue la contrariété, alors que c'est au contraire dans les deux dernières sphères que se produit celui qui constitue la surprise. A la suite de l'arrêt il se produit dans les deux cas une réaction, mais dans la surprise l'arrêt peut persister, tandis que cela n'arrive jamais dans la contrariété. Il y a des surprises d'ordre purement physique, il n'y a jamais de contrariétés de ce genre. La surprise est un phénomène plus ou moins momentané, passager, de courte durée, mais ses conséquences peuvent persister ; la contrariété peut se développer graduellement, et évoluer très longtemps, mais elle n'a pas de conséquences durables.

Dans la surprise, le phénomène qui la provoque est *différent* de l'état ou du mouvement actuels ; dans la contrariété il n'est pas différent, mais opposé, *contraire*. Enfin la surprise peut être agréable, une fois passé le premier moment pénible causé par l'arrêt initial, la contrariété jamais.

Entrons d'ailleurs dans l'analyse de la contrariété.

Comment se manifeste-t-elle? Prenons un exemple: J'ai formé le projet de faire un voyage; j'ai pris toutes mes dispositions, choisi la date la plus sûre, après examen des empêchements divers qui pourraient survenir. J'y ai souvent pensé, je me suis réjoui par avance du plaisir que j'y trouverais. Au fur et à mesure que le moment approche, que je ne vois rien survenir à l'encontre de mon projet, je le considère de plus en plus comme d'une réalisation certaine. Les représentations que j'ai de mes actes et de mes impressions futurs, qui entreront dans ma personnalité future, font déjà partie de ma personnalité actuelle. Ces représentations d'actes et de sentiments forment un système de plus en plus puissant, une tendance à se réaliser de plus en plus forte. Et voilà qu'au dernier moment, alors que mon intention est déjà presque transformée en acte, survient un incident imprévu, une obligation à laquelle je ne peux me soustraire, qui peut-être à une autre époque ne me créerait aucun ennui, et qui me force à ajourner mon voyage.

Qu'est-ce que j'éprouve alors? Est-ce de la peine, du chagrin, comparable à celui que j'aurais d'un malheur quelconque, de la perte d'une personne chère? En aucune façon.

Est-ce du dépit? Est-ce ce sentiment désagréable que l'on éprouve d'un succès que l'on a escompté et qui se tourne en échec, de la petite humiliation qu'on a de ne pas réussir une chose dont on s'était vanté, et qui aurait précisément donné aux autres la petite humiliation que l'on subit? Nullement. Je n'ai aucune humiliation de ce contre-temps; il n'est pour moi le signe d'aucune infériorité vis-à-vis d'autrui. Ce n'est donc pas du dépit.

Est-ce de la déception ? Il y a de cela, sans doute, mais il y a autre chose. Dans la déception, on se trouve simplement en présence d'une situation qu'on attendait et qui ne survient pas. Ou bien, celle qui survient est différente, mais non contraire de celle que l'on attendait. En outre, il y a surtout ce fait que la possibilité de la solution différente de notre espérance nous était parfaitement démontrée, et qu'on ne l'écartait que pour sa satisfaction, pour s'illusionner. On compte sur un avancement, sur un honneur quelconque. On a des chances pour et contre. Au fond de soi on veut négliger les chances contraires, tout en les connaissant parfaitement. Le jour arrive ; on ne reçoit pas ce que l'on attendait ; on est déçu, on n'est pas contrarié. Si, au contraire, on a cru pouvoir être certain de la chose, si on a tablé sur elle pour prendre des dispositions particulières, on n'est plus seulement déçu, on est contrarié.

Nous saisissons là sur le vif la caractéristique de la contrariété : c'est l'arrêt d'une tendance, d'une représentation, d'un mouvement commencé, et une direction nouvelle et contraire qui leur est imprimée.

Dans la déception, la personnalité ne se trouve pas atteinte. Elle n'est modifiée que si ce qu'on attend arrive ; si cela n'arrive pas, et qu'on en soit déçu, la personnalité reste ce qu'elle était auparavant. Dans la contrariété au contraire, la personnalité est modifiée par ce qu'on espère, bien avant le moment où cela doit se produire ; l'événement futur est mêlé aux événements actuels, il fait, presque au même titre qu'eux, partie de notre personnalité. S'il ne survient pas au moment attendu, au moment où les tendances vers le mouvement qu'il comporte vont se trouver réalisées sous forme d'actes, il s'ensuit naturellement un trouble plus ou moins marqué de la personnalité. D'où malaise et réactions diverses suivant les sujets, suivant l'émotivité, suivant la résistance ou le jeu de la machine cérébrale.

Il se produit en effet quelque chose d'analogue à ce que nous venons de voir dans la surprise. Il y a même réellement un peu de surprise au début, quand survient l'événement contraire à celui qu'on attendait. Mais cette surprise dure peu. Il ne s'agit pas, comme dans la surprise, de reprendre le mouvement commencé ou de l'arrêter définitivement. Il s'agit ici de modifier tout le système de tendances déjà organisées en vue d'un but spécial, c'est-à-dire d'appliquer d'une façon toute différente l'énergie emmagasinée, prête à être libérée, que représentent ces tendances. Dans la surprise, on est arrêté et on repart dans la même direction ou dans une direction nouvelle quelconque, imprimée par l'événement qui a causé la surprise. C'est l'énergie actuelle, libérée au fur et à mesure des besoins qui se trouve enrayée dans son cours. Dans la contrariété, ce n'est pas seulement l'énergie actuellement libérée qui se trouve enrayée, c'est avant tout l'énergie accumulée en réserve, pour les actions futures, ce que psychologiquement on désigne par le mot de tendances. S'il y a opposition simple à l'acte dans la surprise, il y a opposition à la tendance dans la contrariété ; en dehors de l'énergie habituelle, le cerveau, dans le cas de surprise, n'a donc aucune réserve spéciale à employer ; dans la contrariété, il a une réserve, en vue de besoins extraordinaires, qui devient tout à coup disponible et dont il n'a pas d'emploi pour ses besoins ordinaires. Il faut cependant qu'elle trouve une issue. Ce n'est pas, comme dans la surprise, une élévation brusque de la tension qui se produit, par suite de la fermeture de l'issue à l'énergie cérébrale ; c'est un excès de quantité qui doit trouver son emploi, et qui donne un sentiment désagréable de trop plein.

Aussi la réaction se manifeste-t-elle par de la colère, avec des oscillations. La tendance reparaît dans sa direction première. Mais, l'obstacle étant toujours là, il y a recul et diffusion d'énergie d'autant plus grande. Ce sont alors des mouvements incoordonnés, de petite amplitude généralement, des récriminations, des généralisations qui font qu'on s'en prend à tout le monde, qu'on prétend que ces choses-là n'arrivent qu'à soi. Le travail normal en est troublé, enrayé, et souvent l'énergie latente de réserve ne suffit pas ; l'énergie actuellement produite prend le même cours qu'elle pour produire ces diverses réactions. Il en résulte de l'épuisement, qui se traduit psychologiquement par de la fatigue morale, du découragement, du dégoût de soi-même et des autres. De ce qu'on ne peut pas faire ce qu'on avait conçu de faire, et réalisé par représentation, il semble qu'on ne puisse rien faire d'autre. On est incapable de se représenter un autre emploi de son énergie, et on agit à tort et à travers pour employer celle qu'on avait en réserve.

Telle est la contrariété chez un grand nombre de gens. Chez d'autres elle affecte plutôt la forme du découragement : ce sont des faibles, chez qui la force des tendances est très petite et que la moindre force contraire annihile. Chez d'autres enfin, la cause contrariante chez les premiers ne détermine aucun sentiment de contrariété. Il n'y a ni colère, ni découragement. Ils s'adaptent immédiatement aux conditions nouvelles, résultant pour eux de l'événement qui s'oppose aux tendances qui s'étaient développées en eux, c'est-à-dire à l'emploi prévu de l'énergie emmagasinée pour des actes futurs. Ils ne s'acharnent pas à appliquer cette énergie à un but qui n'est plus possible ; ils l'appliquent immédiatement à un autre travail utile et possible. A peine ont-ils la légère surprise qui marque le début de la contrariété. Ils se retournent tout de suite d'un autre côté, au lieu que leur énergie de réserve se dépense en mouvements de colère inutiles, en récriminations oiseuses, en représentations mentales irréalisables ; ils se représentent de suite ce qu'ils peuvent faire d'autre, et y appliquent leur énergie ou la gardent encore en réserve pour le nouveau but qui leur est apparu. Dans ce cas il n'y a pas de contrariété. Il y a simple changement d'application d'une force ; il y a adaptation à un nouveau but.

Et cette adaptation me paraît en effet un des côtés les plus caractéristiques dans la contrariété. C'est le défaut d'adaptation, c'est la difficulté de l'adaptation du sujet aux nouvelles conditions qui s'offrent à son activité, conditions qui sont en opposition avec celles qu'il s'était représentées. C'est de là que vient le sentiment de malaise accompagnant la contrariété.

Il est tout à fait analogue à celui qu'on éprouve quand un besoin normal ne trouve pas à se satisfaire, lorsque la sécrétion d'un organe glandulaire, par exemple, ne peut plus s'écouler par suite d'un obstacle quelconque, ou encore tout simplement qu'un mouvement préparé et commençant est brusquement arrêté par un commandement.

Un fait qui me paraît bien confirmer ce que je dis au point de vue de l'adaptation de la tendance ou énergie latente, c'est le suivant : Si par hasard l'obstacle à cette tendance qui a produit la contrariété vient à disparaître, le sujet va se comporter différemment suivant que la disparition de l'obstacle est plus ou moins rapprochée d'une part, et d'autre part qu'il a ou non pris des dispositions en conséquence. S'il n'a pas encore pris de parti nouveau, si l'énergie en réserve ne s'est pas encore appliquée à un autre but, à un autre système de représentations, ou épuisée en réactions inutiles, alors la tendance première reparaît, et le sujet redevient joyeux de voir la possibilité de ses projets. Si, au contraire, il a presque pris une autre direction, si la quantité d'énergie appliquée au nouveau système de représentations qui constitue un nouveau projet est plus considérable que celle qui reste appliquée au système primitif, si le sujet est encore dans la période d'oscillations avec prédominance vers la nouvelle direction, la disparition de l'obstacle qui l'a d'abord contrarié ne lui cause plus de plaisir, et, si un nouveau parti a été nettement pris, alors cela lui devient presque désagréable de revenir à sa première détermination. Il reproche quelquefois qu'on lui ait montré qu'elle était de nouveau réalisable. Il y a indifférence ou nouvelle contrariété. Ce qui cause la contrariété, le sentiment désagréable de la contrariété, c'est donc la difficulté de changer le point d'application de son énergie, quand elle est dirigée dans un certain sens.

C'est, en somme, un simple problème d'équilibre de forces, un problème de mécanique. Mais il y a autre chose encore, comme dans toutes les émotions d'ailleurs. Pourquoi tel obstacle à nos projets détermine-t-il dans certains cas une contrariété, et dans d'autres n'en détermine-t-il pas, mais amène-t-il un autre sentiment? Il est à remarquer qu'il faut deux choses pour qu'il y ait contrariété : 1° que les conséquences ne vous causent que peu ou pas de dommage ; 2° que la cause ne soit pas grave.

Par exemple, je serai contrarié de manquer une soirée au théâtre, dont je me serai promis grand plaisir, parce qu'on sera venu me déranger inutilement pour une circonstance futile. Mais je ne le serai nullement s'il s'agissait d'un cas grave où mon intervention était indispensable. Je serai contrarié qu'une obligation mondaine m'empêche de faire un voyage projeté depuis longtemps, mais non s'il s'agit d'un deuil d'une personne chère. Ce sera de la peine et pas le moins du monde de la contrariété.

C'est que dans l'un ou l'autre cas mon activité a trouvé un emploi plus légitime, plus nécessaire que celui que je m'étais proposé. C'est donc, en somme, une nouvelle démonstration de la difficulté de l'application de l'énergie au point le plus utile comme cause de la contrariété.

Il y a aussi à considérer le sujet, son émotivité, c'est-à-dire son mode de réaction cérébrale interne. Quelles sont les personnes qui se contrarient le plus souvent et le plus facilement ? Ce sont les enfants, les femmes, les nerveux ? Ce sont tous ceux chez qui l'impressionnabilité est très grande, l'imagination très vive, où non seulement les faits actuels, mais les faits futurs sous forme de représentations, font partie intégrante de leur personnalité, qui, par suite, ne voient qu'un côté des questions et sont incapables de se figurer d'autres possibilités que celles qu'ils ont entrevues. Ils ont une grande tendance à la systématisation, et plus cette systématisation est grande et basée sur des éléments peu solides en même temps, plus la contrariété survient avec facilité. Tout les contrarie puisqu'il n'ont jamais vu qu'une possibilité, alors qu'il y en a plusieurs ayant autant de chances de se produire.

Grande facilité de la systématisation, faible consistance de cette systématisation, telles sont les conditions les plus favorables pour que la contrariété se produise. D'où aussi faible raison pour la produire, petit incident pour la détruire. C'est ce qui nous explique que les causes de la contrariété, non plus que ses conséquences, ne sont jamais bien importantes. Les effets ne sont jamais très intenses non plus, et cela se comprend puisque, en somme, il ne s'agit pas d'une énergie en cours de produire du travail, mais simplement en réserve, réserve faible elle-même, puisque l'acte futur auquel elle était destinée ne nécessitait aucune dépense spéciale.

Les gens qui ne systématisent pas facilement, qui ne considèrent pas l'avenir comme déjà arrivé, par représentation, ne sont pas non plus contrariés par des événements différents de ceux qu'ils prévoyaient comme possibles mais qu'ils n'avaient pas intégrés dans leur personnalité. Ils ne se contrarient donc pas, car rien ne vient détruire une systématisation quelconque. Ils sont prêts à agir, si besoin en est, dans telle ou telle direction ; car ils n'en ont pas adopté d'avance une quelconque déterminée. Il n'y a pas d'adaptation nouvelle, pas de surprise, pas d'arrêt puisqu'il n'y pas de tendance, d'où pas de contrariété.

La contrariété est un des phénomènes émotionnels les plus fréquents et il est, je crois, impossible de trouver quelqu'un qui en soit à l'abri. Tel qui ne se contrarie pas pour certaines choses se contrarie pour d'autres. Il y a à cet égard une variété considérable, comme dans l'émotivité, mais toujours le mécanisme est le même et les conditions sont les mêmes. On peut être très indifférent, par exemple, à tout ce qui vient contrecarrer des désirs ou des projets et ne pas l'être, comme certains gourmets ou certains fumeurs, à un mets manqué ou à un mauvais cigare. Il faut, en effet, compter avec ce qui est habituellement prévu, escompté par nous, que nous n'avons pas besoin de formuler, mais qui est en nous à l'état de tendance constitutionnelle. Ce sont nos goûts habituels, nos passions ordinaires. Nous pouvons être insensibles à ce qui contrarie des tendances momentanément acquises, et ne pas l'être à ce qui entrave nos tendances naturelles, la satisfaction de nos goûts et de nos passions.

Dans l'ordre intellectuel la même variété se montre dans la contrariété que dans les choses d'ordre matériel ou moral. C'est le choc des représentations qui se trouve uniquement en jeu ; mais, là encore, ces représentations sont systématisées, et font partie de notre personnalité intellectuelle. Tout ce qui vient déranger cette systématisation nous cause une gêne, un trouble qui n'est autre chose que de la contrariété. Aussi une idée ancienne, habituelle, très incorporée par cela même à notre personnalité, peut-elle, malgré son peu d'importance, son caractère erroné même, provoquer chez nous une contrariété beaucoup plus vive si elle est combattue, qu'une autre plus récente, quoique plus importante et que nous avons reconnue comme exacte. C'est là ce qui explique l'opposition de tant de gens à toutes les idées de progrès qui viennent habituellement saper des habitudes de penser et de sentir anciennes ; c'est là ce qui explique aussi que ce sont les gens les moins intelligents, les moins capables d'esprit critique, les moins habitués à envisager les divers aspects des choses, qui ont le plus facilement des idées toutes faites, préconçues, qui sont les plus difficiles à faire changer d'opinion. Cela contrarie leur tendance habituelle, le cours ordinaire de leurs représentations ; ils sont incapables de s'adapter, et tout ce qui tend à faire varier leur point d'application d'énergie cérébrale les peine et les trouble. Et nous voyons aussi, comme nous le voyions pour de petites contrariétés plus haut, que lorsque ces gens, opposés d'abord à une nouvelle idée qui les contrariait, l'ont adoptée, ils sont plus enragés que d'autres pour la défendre, et systématisent aussi absolument leur nouvelle manière de concevoir que l'ancienne.

La contrariété a aussi un rôle très général et très important dans la vie des individus, tant au point de vue personnel qu'au point de vue social. Par là elle méritait une place qu'on a omis de lui donner jusqu'ici. Qu'on envisage son mécanisme au point de vue individuel ou social, il est toujours le même; la sphère seule dans laquelle le phénomène se produit varie — physique, intellectuelle ou morale — et encore est-ce simplement prédominance de telle ou telle, et non réaction de l'une à l'exclusion des autres. La véritable cause de la contrariété n'est pas dans la circonstance qui la provoque, pas plus d'ailleurs que pour aucune autre émotion. Elle est dans l'organisation cérébrale elle-même, dans le mode de fonctionner du cerveau, soit constitutionnel, soit acquis. Car nous voyons très souvent la tendance à la contrariété se développer d'une façon anormale dans certains cas pathologiques, dans certaines névroses, l'hystérie en particulier, où le trouble physiologique fondamental réalise précisément les conditions que je signalais plus haut comme celles de l'état de contrariété : systématisation trop facile, peu solide, énergie faible, appliquée dans une seule direction.

Paulhan[1] a bien mis en relief le rôle de l'arrêt des tendances dans la genèse des émotions. Il lui a même fait jouer le rôle principal. C'est en effet le début de beaucoup d'émotions, et nous le voyons se montrer tout particulièrement dans la surprise et dans la contrariété ; de même aussi dans un phénomène que nous verrons plus loin, la dérivation des émotions, comme il l'a très justement fait voir. Il est évident que toute apparition brusque d'un phénomène au cours d'autres phénomènes produit un arrêt de tendances. Mais si beaucoup d'émotions sont au début un arrêt de tendances, il reste à déterminer les effets de cet arrêt, lesquels constituent précisément l'émotion. L'arrêt ne suffit pas ; il faut qu'il y ait application de la force sur d'autres points. Et bien des émotions sont, au contraire, le déchaînement des tendances ; telles la colère, la peur. Paulhan montre d'ailleurs que c'est souvent l'émotion elle-même qui produit l'arrêt, comme chez le timide. Il dit très justement d'ailleurs que si des tendances, dont le fonctionnement régulier ne s'accompagne d'aucun phénomène affectif, sont entravées, il en résulte des émotions et des sentiments. Nous venons de voir combien l'étude de la surprise et de la contrariété justifient cette manière de voir.

Il est une particularité qui peut se rencontrer dans n'importe quelle émotion, et que ne peuvent expliquer les diverses théories de l'émotion, aussi bien l'intellec-

1. *Les phénomènes affectifs*. Paris. F. Alcan.

tualiste que la physiologique. C'est le *retard des émotions*. Il arrive très fréquemment qu'une cause qui devrait produire une émotion d'une façon immédiate ne la détermine qu'au bout d'un certain temps. Je ne crois pas que ce point ait été étudié par les psychologues de l'émotion. Il a cependant son importance pour la compréhension de son mécanisme.

En voici deux exemples dont j'ai été témoin entre bien d'autres. M. P... est en voiture. Son cheval s'emballe. Il s'en rend compte, ne s'effraie nullement, et passe ainsi devant la maison où il devait aller et d'où on le voit dans cette situation. Le cheval s'arrête enfin. M. P. revient chez la personne qu'il devait visiter et qui lui demande pourquoi il ne s'est pas arrêté tout à l'heure. « J'en étais bien empêché, dit-il ; mon cheval était emballé. » Il n'a aucune émotion, aucune idée qu'il a pu courir un danger. La personne lui dit alors : « Quoi ! vous n'avez pas eu peur ; moi j'aurais eu très peur ; c'est très dangereux. » Sur quoi, il se représente la possibilité du danger couru et s'évanouit.

Mme M... entend crier quelqu'un et se figure qu'on crie le nom d'un de ses bébés. Elle voit des domestiques qui ont l'air affairé. Elle s'imagine instantanément que son bébé est tombé par une fenêtre, qu'on n'ose pas venir le lui dire, etc. Elle se précipite dans la chambre de ses enfants qu'elle trouve en train de jouer tranquillement. Elle reste à jouer avec eux sans aucune émotion. Deux heures, après en me racontant le fait, elle se met à trembler, ses jambes flageollent et elle a presque une crise de nerfs.

Que s'est-il passé dans les deux cas pour produire l'émotion ? L'impression réelle des choses n'a amené aucune réaction émotionnelle au moment même.

L'ébranlement provoqué par l'incident a cessé dès que cet incident a pris fin lui-même. Ce qui produit ensuite l'émotion, ce n'est pas la représentation brute de cet incident, c'est la représentation des conséquences qu'il aurait pu avoir.

Nous voyons cela se produire d'une façon très fréquente chez certains sujets, comme les hystériques, et dans certains cas d'accidents qui auraient pu être extrêmement graves et n'ont en réalité produit que des blessures insignifiantes. Le sujet ainsi frappé paraît se remettre tout d'abord très bien de la commotion physique, s'il y a eu traumatisme, chute, choc, ou de la commotion morale, s'il y a eu seulement brusque possibilité d'un danger auquel on a pu échapper. Il paraît enchanté d'en être quitte à si bon compte et est même étonné d'avoir eu une conscience aussi nette, un sang-froid aussi grand, si peu d'émotion en somme. Mais peu à peu il s'assombrit, devient émotif, et on voit un jour apparaître des troubles nerveux graves, des paralysies, des contractures, des phénomènes émotionnels, comme si l'accident l'avait réellement atteint. C'est ce que Charcot appelait la *phase de méditation* dans l'hystérie ou la neurasténie traumatiques, où il est en effet constant de voir un intervalle plus ou moins long séparer le traumatisme des troubles nerveux qui semblaient devoir en être la conséquence immédiate, si le traumatisme avait été ce qu'il aurait pu être. C'est que, dans ce cas comme dans les précédents, c'est la représentation des conséquences possibles du fait qui provoque l'émotion, et que cette représentation ne se produit qu'à la réflexion.

Voici encore un autre exemple : Le fils préféré dans une famille est militaire et fait partie d'une expédition.

On n'a pas reçu de nouvelles depuis assez longtemps, et on a toutes les craintes possibles pour sa vie. Un jour, on reçoit une dépêche annonçant qu'il est mort à l'hopital de ***. Le père, les frères, toute la famille présente manifestent leur désespoir. La mère ne paraît rien éprouver, va de l'un à l'autre, les console, donne les ordres nécessaires, agit avec une lucidité extraordinaire, sans une larme, sans une manifestation d'émotion quelconque. Ce n'est que deux jours après que sa douleur éclate, affreuse. La nouvelle brutale de la mort de ce fils qu'elle adorait l'avait sidérée et rendue incapable d'aucune représentation. Ce n'est qu'une fois le premier choc passé qu'elle s'était rendu compte de la réalité et c'est cette représentation qui avait déterminé les phénomènes de l'émotion.

Il y a dans ces différents cas deux points de vue à considérer : 1° pourquoi l'impression première ne détermine pas d'émotion, alors que sa représentation en provoque ; 2° pourquoi il y a retard dans la production de cette représentation.

Le fait que la représentation d'un événement peut amener une réaction émotionnelle que la perception même de cet événement n'a pas amenée, ne peut se comprendre qu'avec ce que j'ai établi dans le chapitre précédent sur la diffusion de l'énergie cérébrale comme condition essentielle de l'émotion. La perception de ces divers événements que je viens de rapporter peut bien par la surprise qu'elle comporte, par la brusquerie avec laquelle elle interrompt le cours des tendances actuelles, amener un certain trouble émotionnel tout physique, tout mécanique. En elle-même cette perception n'est ni pénible, ni agréable. C'est une simple constatation d'un fait qui ne modifie pas notre personnalité. Si la représentation de cette perception se bornait là, elle n'amènerait pas d'émotion non plus. Mais elle ne s'en tient pas là: elle comprend non seulement l'événement, mais les conséquences possibles de cet événement. Sous l'influence de la perception primitive de l'événement s'étaient développées des réactions adéquates à l'excitation; M. X... s'était préparé à sauter de voiture, Mme M... avait couru chez ses enfants, l'homme atteint ou non dans un accident avait fait les mouvements nécessaires pour y échapper, la mère avait consolé les siens et pris les dispositions que comportait la mort de son fils. Cette conformité des réactions aux perceptions excluait toute émotion, d'après la conception même que nous avons émise de l'émotion. Mais lorsque surviennent les représentations de toutes les conséquences, non seulement réelles mais possibles, de ces divers événements, alors ce n'est plus dans une seule direction que vont se produire les réactions, mais dans une quantité plus ou moins considérable de directions. Il y a diffusion de l'énergie cérébrale de tous les côtés à la fois, et c'est à cette diffusion qu'est due l'émotion qui se manifeste alors.

Pourquoi la représentation de ces conséquences réelles ou possibles d'un événement n'apparaît-elle pas immédiatement? A cette seconde question, ce que nous venons de dire tout à l'heure répond en partie. L'énergie cérébrale libérée par l'excitation de l'événement est uniquement employée à des mouvements utiles, nécessaires, adéquats. Il ne reste rien pour la diffusion à travers le reste du cerveau qui amène l'émotion. Donc, pas de représentations variées. C'est ce qui se passe dans un certain nombre de cas.

Mais ce n'est pas là le seul mécanisme par lequel

les représentations ne se produisent pas. Il en est un autre, qui n'est que l'application au cerveau de la loi d'inertie. Sous l'influence de l'impression de l'événement le cerveau est inhibé dans presque toutes ses fonctions. L'énergie disponible, au moment même où le fait est survenu, est tout entière utilisée aux mouvements nécessaires pour parer aux circonstances immédiates. Mais le sujet paraît ne plus sentir, ne plus comprendre que ce qui se rapporte à ces dernières, et les mouvements qu'il manifeste semblent tout à fait automatiques. Il n'est pas rare, du reste, de le voir tomber très rapidement, après avoir fait d'une façon en apparence très lucide tout ce que commandait la situation, dans un état d'inertie, de stupeur plus ou moins prolongée, avec anesthésie complète, amnésie et aboulie prononcées. Dans ces conditions, il ne peut y avoir aucune représentation, et, par suite, aucune émotion, car toute émotivité est en même temps supprimée. Ce n'est que lorsque le cerveau reprend son activité, qu'il redevient, par conséquent, capable d'émotivité, au sens que nous avons dit, que les représentations peuvent se produire et, avec elles, la diffusion de l'énergie entravée par le choc, d'où jaillissement de l'émotion.

Telle est aussi la façon dont on peut concevoir ce qui se passe dans les *émotions contenues,* où la seule différence avec les émotions retardées que nous venons de voir est que, chez ces dernières, l'arrêt de l'énergie se produit d'une façon toute physique et involontaire, tandis que dans les secondes c'est le sujet lui-même qui met volontairement une digue à la diffusion de son énergie sous l'influence d'une excitation. C'est ce que nous voyons si souvent se produire lorsque, pour une raison ou une autre, la colère ne peut pas se manifester au moment même où sa cause existe. La décharge, pour être contenue et retardée, n'en est que plus violente après, comme il arrive pour toutes les forces qui sont comprimées.

Mais l'inertie cérébrale qui se développe dans certains cas n'est pas tout encore. Il y a lieu de tenir compte, en cela comme dans toutes les manifestations humaines, de la constitution individuelle, de l'émotivité des sujets, d'un des éléments de cette émotivité en particulier, à savoir la résistance cérébrale elle-même au passage du courant d'énergie. De par cette constitution même nous voyons des sujets présenter la même lenteur dans les réactions émotionnelles que dans les mouvements volontaires, et avoir une lenteur extrême dans leurs associations d'idées. Les représentations des conséquences d'un événement se faisant surtout par association d'idées, il en résulte tout naturellement que ces sujets, ne se représentant ces conséquences que peu à peu, ne peuvent à aucun moment ressentir d'émotion vive et profonde. Elle se trouve divisée, étalée sur un espace de temps plus ou moins long, et elle perd en intensité tout ce qu'elle gagne en progression et en durée. Plus les représentations des conséquences de l'événement se montrent dans leur ensemble, plus la diffusion de l'énergie cérébrale est grande par conséquent, plus l'émotion est intense au contraire.

La *dérivation des émotions* est encore un fait sur lequel on a peu attiré l'attention, et que les théories actuelles ne sauraient guère expliquer. Il y a là une simple application de lois toutes mécaniques et, en somme, très simples. Que se passe-t-il, en effet? Nous en avons un exemple frappant dans la colère, où le langage populaire le définit très nettement dans l'expression : détourner la colère de quelqu'un. Nous voyons constamment des cas dans lesquels cette dérivation se fait, soit involontairement, soit d'une manière provoquée. Deux individus se prennent de querelle et en viennent aux coups dans leur fureur. Survient un troisième qui veut les séparer. Ils tombent dessus ensemble, déchargeant contre lui toute l'énergie libérée dans leur colère primitive. Quelqu'un vient d'avoir une violente colère au cours d'une de ses occupations qui a été suspendue. La cause de sa colère cesse, la colère subsiste, et comme il n'a plus d'objet sur quoi appliquer l'excès d'énergie mise en liberté pour elle, il s'en prend à la première personne venue, quelquefois même à des objets inanimés, pour la dépenser. Aussi, se gare-t-on généralement des gens qu'on voit en colère, sachant qu'ils vous chercheront querelle sans motif, uniquement pour se soulager, de même que dans certains cas on saisit le premier prétexte pour se soustraire à leur colère quand elle s'exerce contre soi, sachant bien que le mouvement commencé va s'appliquer ailleurs aussitôt, sans autre motif que la nécessité de dépenser l'énergie libérée dans le cerveau.

Cette dérivation qui s'observe d'une façon si nette pour la colère se rencontre dans toutes les émotions. Elle ne se produit pas seulement, en effet, dans les émotions où il y a libération d'énergie, mais encore dans celles où il y a arrêt ou tendance à l'arrêt. Lorsque nous sommes joyeux, que nous sentons en nous une capacité d'énergie disponible considérable, nous nous dépensons sans compter, tout nous est occasion de plaisir et d'activité. Il en est de même lorsque nous sommes tristes. Si notre activité est enrayée par une cause quelconque — ce qui constitue la tristesse, ainsi que nous le verrons plus loin — non seulement cette cause nous paraît triste, mais bientôt tout nous paraît également triste, et, lorsque la tristesse va jusqu'à la mélancolie, on voit le sujet ne plus tenir compte de la cause primitive de sa tristesse et attribuer la même valeur à toutes les circonstances passées ou présentes, ayant ou n'ayant pas de rapport avec elle. Une femme est devenue mélancolique à la suite de la mort de son mari. Ce n'est pas la perte de son mari qui l'afflige au bout de quelque temps, ou, du moins, à quoi elle attribue sa peine. C'est parce qu'elle est paresseuse, incapable de rien faire de bien, qu'elle n'a jamais été qu'une égoïste, n'aimant personne, qu'elle a mal géré les intérêts de sa famille, a rendu son mari malheureux, etc. Il y a dérivation du sentiment sur toutes sortes d'autres objets que l'objet réellement cause de l'émotion primitive.

Mais il faut remarquer que dans ces cas ce n'est pas seulement dérivation qu'il y a, c'est encore *extension* de l'émotion. On ne comprend pas bien par des associations d'idées, ou par des déductions logiques seulement, que l'on trouve tout agréable ou tout pénible suivant que l'on a une cause de joie ou de tristesse, et que des événements, pénibles ou agréables en temps ordinaire et n'ayant aucun rapport avec cette cause de joie ou de tristesse, cessent de nous être pénibles ou agréables maintenant. Cela s'impose d'ailleurs à nous sans que nous le remarquions, ni le recherchions, ni y réfléchissions. Or, cela provient de ce que, dans un cas comme dans l'autre, il y a diffusion du phénomène émotionnel. Dans la joie il y a diffusion de l'énergie libérée, propagation dans toutes les directions du mouvement produit par cette libération d'énergie ; dans la tristesse il y a propagation du mouvement inverse, c'est-à-dire que, d'une façon diffuse aussi, l'activité diminue et tend à s'arrêter, l'énergie tend à cesser de se décharger : tendance au mouvement dans un cas, tendance à l'arrêt dans l'autre, se propageant de proche en proche d'une manière diffuse, et amenant ainsi dans toutes les directions, et par conséquent dans toutes les manifestations de l'activité cérébrale, ou une augmentation ou une diminution.

Cette tendance à l'extension des émotions et des sentiments qui en dérivent, soit dans le sens de l'augmentation, soit dans celui de la diminution d'activité, constitue une véritable loi de l'évolution des émotions, et tient essentiellement à une propriété du cerveau, à sa manière de fonctionner constitutionnelle, et il n'y a pas lieu d'en chercher la cause dans de soi-disant lois purement psychologiques.

Paulhan[1] admet, comme nous l'avons vu, que lorsqu'il y a dérivation de la force de l'impulsion arrêtée, il n'y a pas d'émotion. Mais ce n'est pas la force de l'impulsion qui est dérivée. Celle-là est annihilée par l'énergie libérée en plus grande quantité dans une autre direction, c'est le surplus de cette dernière qui amène les phénomènes émotionnels par suite du choc brusque qui se produit, lequel entraîne à la fois un changement de direction des forces vives du cerveau, et la diffusion de ces forces d'une façon plus ou moins accentuée. Dans le sens où Paulhan entend la dérivation, c'est en réalité de changement de direction de l'application de la force cérébrale qu'il s'agit, comme

1. *Les Phénomènes affectifs.*

je l'ai montré à propos de la contrariété et de la surprise. Dans ce cas, en effet, il peut n'y avoir aucune émotion, mais cela tient à la facilité avec laquelle le cerveau permet les changements de direction de l'énergie libérée, c'est-à-dire à sa qualité d'émotivité, non au fait même du changement de direction.

Mais il n'y a pas toujours dérivation et extension de la façon que nous venons de voir. Il peut y avoir *substitution* ou *contre-balancement* dans les émotions, et ces deux circonstances ne peuvent s'expliquer encore que par les lois mécaniques de l'équivalence des forces. La substitution peut se faire d'une façon brusque ou par oscillations alternantes. Ces oscillations, qu'on rencontre dans un si grand nombre de phénomènes psychologiques, ne sont en réalité que le résultat du fonctionnement physiologique du cerveau, et montrent ainsi que la fonction psychique n'est qu'une simple fonction physiologique comme tous les autres modes d'activité cérébrale, laquelle se réduit à son tour, comme tous les phénomènes biologiques, aux lois physico-chimiques générales. Elles obéissent à un certain rythme, à une certaine périodicité comme la plupart des phénomènes physiologiques et biologiques.

Si la substitution se fait d'une façon brusque, il y a lieu de distinguer deux cas : ou les émotions sont de même genre — dynamogènes ou inhibitrices —, ou elles sont de genre opposé.

Dans le premier cas il faut qu'il y ait augmentation dans la tendance, soit au mouvement, soit à l'arrêt. Une émotion plus agréable se substitue à une moins agréable, une plus pénible à une moins pénible.

Le second cas, plus rare, tient à des causes diverses.

Tantôt l'émotivité est très facile à mettre en jeu, la systématisation des états moléculaires cérébraux correspondant à une émotion donnée est très faible, et se fait d'une façon différente avec la plus grande facilité.

C'est ce qui arrive principalement chez les sujets à personnalité peu formée, chez les enfants par exemple, qui passent facilement du rire aux larmes et réciproquement, chez des faibles d'esprit ou d'une grande instabilité mentale, dans certains états nerveux où l'énergie s'écoule d'une façon irrégulière, inégale, par à-coups, d'une façon incoordonnée par suite du fonctionnement inégal du cerveau ou de certaines défectuosités anatomiques, lésionnelles ou non.

Tantôt l'émotion agréable succède sans transition à l'émotion pénible (ou réciproquement) parce que la cause de la première est complètement en opposition avec celle de la seconde. Je consulte une liste où sont inscrits les candidats reçus à un concours. Je ne m'y vois pas et j'éprouve une émotion très pénible. Je m'aperçois alors que cette liste ne s'applique pas à moi et qu'il y en a une autre me concernant. Je constate que j'y figure et que je suis reçu. Aussitôt mon émotion pénible se change en émotion agréable. Mais il y a lieu de remarquer une chose : c'est qu'il faut que les deux émotions qui se succèdent ainsi brusquement se rapportent au même objet. Sinon il y a coexistence, et peut-être prédominance d'une émotion sur l'autre, il n'y a pas substitution. Si je ne me vois pas sur la liste des reçus, l'émotion désagréable que j'en éprouve ne sera pas annihilée parce que j'apprendrai que j'ai gagné un gros lot. J'aurai à la fois de l'ennui ou du plaisir, suivant que je penserai à l'un ou l'autre événement.

Il convient de noter que la substitution se fait d'autant plus facilement, 1° que l'émotion à remplacer n'a pas encore atteint son développement complet, et 2° que si ce développement maximum est déjà atteint, le début en est plus rapproché. Ces deux faits se conçoivent très bien au point de vue mécanique. Il est évidemment plus facile d'enrayer la diffusion de l'énergie avant qu'elle ait atteint son maximum d'écoulement et qu'elle ait mis en branle tous les centres cérébraux. La systématisation, dans l'un et l'autre cas, est également moins solide, moins résistante à l'action d'une force opposante.

On ne saurait en réalité parler de substitution d'émotions que lorsque cette substitution se fait dans un laps de temps très court, quand il y a des causes différentes capables de déterminer des émotions successives de même genre, ou un même objet auquel peuvent se rapporter des émotions de genre opposé. S'il existe des causes et des objets différents pour les émotions successives et opposées, alors il y a coexistence d'émotions, alternance par oscillations, se terminant par la prédominance définitive de l'une sur l'autre, ou par une sorte d'état neutre spécial.

La question de l'*alternance* des émotions se rattache donc à celle de leur *coexistence,* sans se confondre cependant avec elle. Cette dernière a assez peu attiré l'attention des psychologues, qui n'ont guère étudié les émotions qu'à l'état d'isolement, indépendamment des états psychologiques divers qui pouvaient leur être associés. Ribot et Paulhan ont examiné cette question à des points de vue un peu différents. Ribot considère que les émotions formées par combinaison ont pour base une association d'états intellectuels qui est, le plus souvent, par contraste. Elles supposent une fusion, en proportions variables, d'états agréables et désagréables, ce qui les a fait appeler à juste titre des émotions mixtes. Le tout diffère de la somme de ses éléments constituants. Il distingue la composition par mélange et la composition par combinaison. L'émotion résultant de cette dernière diffère, par sa nature, de ses éléments constituants, et apparaît dans la conscience comme un produit nouveau, une unité irréductible. Pour Paulhan, qui se place à un point de vue plus voisin du nôtre, l'état de conscience total résultant d'éléments contraires est une synthèse imparfaite. Il n'y a pas de soustraction mathématique du plaisir et de la peine coexistants, ce qui est aussi difficile à prouver que la thèse contraire, qui est cependant plus logique, selon moi. Il aboutit à la loi suivante : La séparation des tendances et l'absence de conflit entre elles, voilà la condition pour que deux phénomènes affectifs soient présents à la conscience sans qu'un troisième phénomène affectif se produise. Au contraire, des tendances appartenant à des systèmes séparés, mais qui entrent en conflit produisent un nouveau phénomène affectif, qui vient se surajouter aux premiers et augmenter encore la complexité de l'état de conscience.

Il faut distinguer, selon moi, la coexistence, la composition et la complexité des émotions.

La coexistence des émotions soulève différents problèmes et permet d'arriver à certaines lois générales de l'émotion. Elle comporte, en effet, l'examen de nombreux points concernant la nature, la quantité, le degré d'une part, l'alternance, la prédominance, l'interférence, la neutralisation, l'addition, d'autre part, des émotions en jeu.

Et d'abord, peut-il y avoir non seulement coexistence, mais simultanéité de deux émotions? Cela me paraît hors de doute. On peut être en même temps poussé par le désir et la crainte, par l'amour et la haine, par la pitié et la colère. Mais, contrairement à ce que nous avons vu pour la substitution, il n'est pas nécessaire qu'un même objet soit en cause, il peut exister plusieurs objets amenant chacun une émotion particulière. Je pourrai, par exemple, au milieu d'un combat, avoir en même temps de la crainte pour un des adversaires, de la haine pour un autre, de la pitié pour un camarade blessé, de la colère pour un autre qui fuira lâchement, sans compter le sentiment de conservation, qui me fait lutter, et les émotions de joie et de tristesse, que me donnent les alternatives du combat.

Il est évident que dans ce cas il y a simultanéité d'émotion. Et nous constatons en même temps que le nombre des émotions concomitantes ne saurait être limité, que la variété de leurs genres est également indéterminée, et que l'intensité des diverses émotions doive entrer en ligne de compte. Le sujet réagit suivant son émotivité propre, fortement ou faiblement, peu importe. L'ensemble de ces émotions composantes qui s'entre-choquent, dont les unes sont dynamogènes, les autres inhibitrices, donne lieu à une résultante. Cette résultante n'est pas une émotion proprement dite, analogue même à certaines émotions complexes. C'est un simple état émotionnel qui ne se trahit plus guère que par les réactions motrices ou d'arrêt, suivant la prédominance des forces dans un sens ou dans l'autre. Ces émotions diverses restent assez confuses au moment même où elles se produisent, et sont souvent assez difficiles à se représenter une fois que la cause qui les a provoquées a cessé d'agir. Il est permis de se demander s'il y a réellement des émotions composées au sens où on les entend généralement.

La simultanéité des émotions résulte dans ces cas de la concomitance de circonstances diverses capables de les produire. Elle peut, dans d'autres cas, provenir d'une seule circonstance déterminant des émotions différentes suivant la façon dont on l'envisage, ou encore de plusieurs circonstances successives et assez rapprochées pour que l'émotion provoquée par l'une ne soit pas éteinte quand en apparaît une nouvelle. Ces deux cas se réduisent en somme à un seul : la différence est simplement que, dans l'un, ce sont des représentations, et dans l'autre, des sensations, qui successivement amènent les émotions diverses.

Pour analyser ce qui se passe dans la coexistence des émotions, il ne faut pas prendre des cas trop complexes. Deux émotions contraires, ou de genre tout à fait différent suffisent.

Si les deux émotions coexistantes et de genre différent ne se rapportent pas au même objet, elles peuvent continuer à coexister indéfiniment, sans réagir l'une sur l'autre, de même que nous avons en nous à l'état latent une foule de sentiments coexistants, diversifiés suivant leurs objets.

Si les deux émotions coexistantes se rapportant au même objet sont de sens contraire et divergent — comme l'amour et la haine, la pitié et la colère, qui peuvent se manifester au même moment pour la même personne — il se produit alors des oscillations entre les réactions de l'une et de l'autre. Ces oscillations peuvent se montrer sous les différents modes qu'on rencontre dans les oscillations d'ordre physique ; c'est tantôt de l'alternance, tantôt de l'interférence, aboutissant soit à la prédominance de l'une des deux, soit à leur neutralisation.

On passe, en effet, dans le premier cas, d'un sentiment au sentiment opposé, suivant que l'on considère telle ou telle face de l'événement. Enfin le sentiment le plus fort l'emporte d'une manière progressive, avec des retours de moins en moins nets du sentiment le moins fort. Et, dans ce cas, cette émotion ou ce sentiment prédominants ne sont ni aussi puissants, ni aussi intenses que s'ils avaient existé seuls. Il y a là un phénomène de mécanique pure, de soustraction de deux forces ou de résultante de deux forces, inégales et opposées.

Dans le second cas, où il y a interférence, il y a encore opposition de deux forces, mais elles sont de sens contraire et convergent, tandis que tout à l'heure elles étaient de sens contraire et divergent. Il en résulte, non pas une simple soustraction de forces, mais une soustraction de deux forces qui se heurtent. Ces deux forces ne sont autres que celles qui produisent les réactions des émotions opposées. Au lieu de voir l'une l'emporter à un moment donné sur l'autre, on les voit au contraire aboutir à un état d'indifférence, à un état neutre, qui n'est ni agréable ni pénible.

Un exemple du premier cas est ce qui se produit quand on découvre chez une personne qu'on aime une raison de la détester ; on passe des paroles tendres aux reproches amers, jusqu'à ce qu'enfin il y ait réconciliation ou rupture. Un autre exemple, dont on est fréquemment témoin, est celui où une mère, dont l'enfant vient de se faire du mal en désobéissant, le gronde et le console en même temps.

Un exemple du second cas est ce qui arrive quand on est dans l'attente d'un événement dont rien ne peut vous faire prévoir l'issue d'une façon certaine, et où tantôt un indice, tantôt un autre viennent faire pencher la balance en faveur de telle ou telle solution ; ou bien encore lorsque deux solutions peuvent se présenter, ayant chacune des avantages et des inconvénients, et vous faisant désirer tantôt l'une, tantôt l'autre, suivant la représentation que vous vous faites de ces avantages et de ces inconvénients. On arrive ordinairement, dans ces cas, à un état dans lequel on est incapable d'aucun désir, dans quelque sens que ce soit, et où l'on se résigne à l'une ou l'autre issue d'une manière passive, et dénuée presque de ton affectif ou d'émotion lorsqu'elle survient.

Mais les émotions coexistantes et se rapportant à un même objet peuvent être de même genre, de même sens pour mieux dire, au lieu d'être de sens contraire. On peut être effrayé par plusieurs causes à la fois, on peut être en colère contre quelqu'un pour plusieurs motifs, dont chacun suffirait à vous mettre en colère, on peut avoir en même temps deux ou trois émotions, capables chacune de vous procurer de la tristesse ou de la joie. Dans ces différents cas il n'y a pas soustraction de forces, mais addition. Ces émotions diverses s'ajoutent pour augmenter l'émotion générale de peur, de colère, de tristesse ou de joie.

Les émotions complexes présentent tous les mêmes phénomènes d'alternance, d'interférence, de neutralisation, d'addition et de soustraction que nous venons de constater dans les émotions coexistantes, car la seule différence entre les deux réside dans la fusion plus ou moins grande des éléments émotionnels, qui sont tout à fait dissociés dans les émotions coexistantes, et confondus dans les émotions complexes. Ces émotions complexes sont en réalité toutes les émotions délicates, à propos desquelles on a discuté si la théorie physiologique pouvait s'y appliquer, et que d'ailleurs W. James, lui-même, renonçait à y faire rentrer. Mais, pour être complexes, pour mettre en jeu simultanément une série plus ou moins grande de tendances naturelles ou acquises, elles ne diffèrent en réalité en rien des émotions plus simples, dites grossières. La honte, la pudeur, l'admiration, le dépit, etc., ne sont pas d'essence autre que la peur, la colère, etc. Les émotions dites intellectuelles, esthétiques, ne diffèrent des autres que par les représentations qui sont mises en jeu. Mais cela nous importe peu au point de vue du mécanisme de l'émotion en général, que ce soient des sensations qui aient primitivement donné lieu à des émotions, ou que ces sensations aient d'abord déterminé des idées, des associations d'idées, et des représentations associées à d'autres sensations de ton émotionnel ou non. Le fait qu'une sensation, ou une représentation détermine un état diffus de vibration cérébrale, suffit pour qu'il y ait émotion. Peu importe que, suivant les individus, suivant leur émotivité constitutionnelle ou acquise, ce soit tel ou tel ordre de phénomène qui provoque la diffusion de l'énergie cérébrale.

Ce qui nous importe, c'est de relever la subordination de ces manifestations émotionnelles aux lois mécaniques générales, et de constater qu'il ne s'agit en réalité que de jeu de forces, lesquelles ont pour origine l'énergie cérébrale libérée sous l'influence des excitants apportés aux différents centres, et pour manifestations les réactions dites émotionnelles en raison du sentiment dont elles s'accompagnent.

Mais ce n'est pas tout de considérer l'interaction des émotions constituées. Il est un autre phénomène non moins important et cependant très négligé, c'est celui de leur *évolution*. Une émotion n'arrive pas d'emblée à son état complet, de même qu'elle ne disparaît pas instantanément avec la cause qui l'a fait naître. Il y a là, entre l'émotion et l'idée, une différence radicale. Une idée peut apparaître et disparaître instantanément, au moins en apparence ; une émotion se développe plus ou moins rapidement, persiste plus ou moins longtemps, cesse plus ou moins lentement.

Une première remarque à faire, c'est que l'émotion peut naître d'une façon très brusque, tandis qu'elle ne cesse jamais de même. Aucune considération psychologique ne me paraît capable d'expliquer cela. Au contraire, le point de vue mécanique et dynamique permet de l'interpréter facilement. Il ne se passe, en effet, rien de différent de ce que nous voyons à tout instant dans les transformations d'énergie à travers les machines. Sous l'influence d'un choc, d'une excitation appropriée, une décharge d'énergie se produit — ici c'est de l'énergie cérébrale. Cette décharge se produit d'une façon plus ou moins brusque et quelquefois instantanée. C'est ce que nous voyons dans l'émotion, où on la sent se produire en soi, avant qu'aucune manifestation en soit apparue. Cette énergie cérébrale ainsi libérée, nous avons vu qu'elle rencontrait une résistance plus ou moins grande pour se répandre dans le cerveau, suivant l'émotivité des individus. Mais, quelle que soit la facilité avec laquelle la propagation se fait, quelle que soit la faiblesse de cette résistance organique, celle-ci existe cependant, et demande un certain temps pour être vaincue. Quand l'énergie s'écoule librement, avec intensité et débit maximum, alors l'émotion est à son apogée. C'est ordinairement sous cette forme qu'on l'étudie. On ne saurait trop faire remarquer que ce n'est là qu'une phase de son évolution, la plus importante sans doute, puisqu'elle se montre sous sa forme la plus complète dans l'espace, mais sous un aspect éphémère dans le temps.

L'évolution progressive d'une émotion peut être enrayée, ou s'arrêter spontanément avant son complet épanouissement. Cela tient à diverses causes. Ou l'excitation a été insuffisante pour déterminer une déflagration complète, ou elle n'a mis en liberté qu'une quantité d'énergie accumulée trop petite, ou cette énergie a rencontré des résistances trop grandes provenant de courants de sens opposés, traversant déjà la substance cérébrale.

Et ce qui vient à l'appui de cette conception purement mécanique, ce sont les phénomènes d'*addition* que nous rencontrons encore ici au point de vue de l'excitation, comme nous les avons vus tout à l'heure à propos des émotions coexistantes de même sens. C'est un fait bien établi que la possibilité de déterminer une réaction nerveuse en répétant sur le nerf des excitations, dont chacune séparément est incapable de la provoquer. C'est d'ailleurs un phénomène d'ordre purement physique et qui s'observe, par exemple, avec les métaux qui se brisent sous l'influence de la répétition de petits chocs. Or, des causes insuffisantes pour provoquer une émotion arrivent, en se répétant, à la déterminer. Les exemples sont tellement courants que chacun peut en trouver dans ses souvenirs ou autour de lui. Mais il est un point sur lequel je crois devoir insister. C'est le suivant : non seulement des causes répétées peuvent provoquer une émotion, si elles sont de même genre, mais encore elle permettent, si elles sont de genres différents, l'éclosion d'une émotion quelconque d'une façon disproportionnée avec sa cause apparente et immédiate. Je m'explique. Quelqu'un me fournit l'occasion de me mettre en colère ; la cause est futile et la colère ne se produit pas ; je n'éprouve qu'un sentiment d'agacement, d'impatience, qui en est le début. Mais cette personne me fournit bientôt d'autres motifs de colère, tout aussi peu importants. Je n'en finis pas moins, au bout d'un certain nombre, et quoique le dernier motif puisse être extrêmement futile, par me mettre violemment en colère et d'une façon disproportionnée avec ce dernier motif. Nous voyons la chose se produire à tout instant, et si nous constatons ainsi une colère disproportionnée avec sa cause immédiatement apparente, nous nous l'expliquons facilement, dès qu'on nous dit qu'il y a eu auparavant une série de motifs semblables qui ne l'ont pas provoquée. C'est un simple phénomène d'addition, et il n'y a pas lieu d'en être surpris. Il n'en prouve pas moins que le cerveau se comporte exactement comme le nerf, et comme la matière soumise aux lois physiques générales.

Mais ce qui se passe lorsque, des excitations faibles d'ordre divers ayant atteint le cerveau sans y provoquer d'émotions, une violente émotion éclate tout à coup sous l'influence d'une excitation aussi faible que les précédentes, prouve que la loi de la sommation des excitations n'est pas seulement valable pour l'émotion, mais pour l'émotivité elle-même, et que l'émotion n'est pas le fait d'une décharge locale, mais d'une décharge générale de l'énergie cérébrale. Le fait auquel je fais allusion est bien connu de tout le monde :

on a eu un ennui quelconque qui aurait pu provoquer de la colère et qu'on a facilement surmonté ; un autre survient qui vous donnerait de la tristesse et on passe outre ; un incident se présente qui provoque une surprise plus ou moins forte, sans conséquences toutefois. Mais, coup sur coup, ces divers événements ont interrompu votre travail, ont ébranlé votre système nerveux. L'équilibre paraît rétabli, quand survient un nouvel incident quelconque, désagréable. En soi, il ne comporte rien de bien pénible, mais vous le prenez au tragique, et vous en éprouvez une émotion exagérée, qui déconcerte les personnes qui en sont témoins alors et ne comprennent pas la disproportion entre l'intensité de cette émotion et sa cause. Que de fois n'entend-on pas alors les gens se disculper en disant : « J'ai été dérangé toute la journée, j'étais énervé, et je me rends compte que c'est absurde de m'émouvoir ainsi, mais cet ennui venait par-dessus trop d'autres choses. » On constate ainsi soi-même cette loi d'addition des excitations, qui ne s'applique pas seulement aux excitations de même ordre, mais à des excitations d'ordres différents, et qui, en développant momentanément l'émotivité, permet à une émotion quelconque de prendre une intensité n'ayant aucun rapport avec la cause immédiate. Cela nous prouve bien que l'émotion tient à la décharge de l'énergie cérébrale, que cette décharge ne s'applique pas seulement à l'énergie accumulée sur un point déterminé du cerveau, mais dans le cerveau tout entier, et qu'enfin la quantité d'énergie ainsi libérée n'est pas proportionnelle à l'excitation, cause dernière de la déflagration, mais à l'excitation totale d'une part, et à la résistance à la diffusion de l'énergie libérée de l'autre. Si la sommation des excitations provoque en effet la décharge, ces excitations séparément causent un ébranlement cérébral qui affaiblit la résistance aux courants de l'énergie libérée. Ainsi seulement peut s'expliquer qu'une cause, en apparence insignifiante, détermine une violente émotion dans certains cas.

Passons maintenant à la *décroissance* et à la *disparition* des émotions. J'ai dit plus haut que, si l'émotion se développait d'une façon brusque et rapide, elle ne cessait jamais de la même façon. Quel que soit, en effet, le mode de progression d'une émotion, sa diminution et sa disparition se font toujours d'une façon lente, quand on considère une émotion isolée. Car nous avons vu que, s'il y a coexistence d'émotions diverses, il se produit des oscillations ou des interférences entre elles, c'est-à-dire entre les forces dont la mise en jeu les provoque et les représente.

Cette lenteur de la disparition des émotions est un phénomène très compréhensible avec la conception mécanique de l'émotivité. Le cerveau ébranlé dans toutes les directions ne peut pas plus reprendre d'un seul coup son équilibre moléculaire, que la cloche qui a été mise en vibration. Chez elle aussi on peut provoquer le son par un choc brusque, ou progressivement par de petits chocs successifs, mais, une fois mise en vibration, celle-ci s'atténue d'une façon plus ou moins lente.

On peut cependant enrayer cette vibration dans une certaine mesure, en lui opposant une résistance générale ou locale, en la plongeant dans un autre milieu, ou en interceptant la propagation de ses ondes. On peut agir exactement de même avec l'émotivité cérébrale et l'émotion. Et toute la thérapeutique des états émotionnels est basée sur ce principe du changement de milieu, de l'impossibilité de donner libre cours à son émotivité dans une certaine direction, de l'obligation de subir d'autres impressions qui s'interfèrent avec l'état émotionnel à combattre. C'est ce que l'on fait dans les états mélancoliques, dans certaines manifestations hystériques ayant un caractère d'émotivité spécial, dans un grand nombre de délires émotifs.

On peut donc volontairement enrayer une émotion. Mais, d'elle-même, elle s'atténue ordinairement, l'ébranlement cérébral cessant spontanément d'une part, et, d'autre part, toutes les impressions que nous sommes obligés de subir venant peu à peu, par les forces qu'elles mettent en jeu, combattre celles qui constituent l'état émotionnel. Le cerveau a, d'ailleurs, comme tout corps tiré de sa position d'équilibre, tendance à reprendre cet équilibre. Le langage populaire traduit fort bien cet état de l'homme peu émotif, quand il le traite de pondéré, d'équilibré, et l'homme trop émotif de détraqué, de déséquilibré.

Il y a aussi une raison pour que l'émotion cesse toujours d'une façon progressive et plus ou moins lente. C'est que, physiologiquement, les phénomènes organiques, viscéraux, vaso-moteurs, etc., qui constituent le côté périphérique de l'émotion, et sont la conséquence de l'état cérébral, ne peuvent cesser brusquement. Or, nous avons vu dans le premier chapitre la corrélation et la réciprocité d'action et d'influence des phénomènes cérébraux et périphériques.

De quelque côté qu'on envisage la décroissance de l'émotion, on la voit toujours liée aux phénomènes physiques du fonctionnement cérébral ou organique, sans que les considérations psychologiques interviennent en aucune façon. De ce point de vue, il y a lieu enfin de considérer que, l'émotion étant provoquée par une décharge diffuse d'énergie cérébrale, celle-ci finit par s'épuiser tout naturellement, et ne peut plus, dès lors, entretenir l'état moléculaire qu'elle a d'abord déterminé, et qui constitue l'émotion. D'où le sentiment d'épuisement qui suit les émotions violentes, agréables ou désagréables. Nous aurons plus tard l'occasion de montrer qu'il faut distinguer la tristesse et la joie des émotions agréables ou désagréables, et considérer avant tout les émotions, comme le fait Féré, au point de vue dynamogène ou inhibiteur.

Or, nous voyons, à ce dernier point de vue, que les émotions dynamogènes, quel que soit leur caractère agréable ou désagréable, cessent toujours par épuisement, et sont alors suivies de fatigue et de tristesse — excès de boisson, excès vénériens, etc. —, tandis que les émotions inhibitrices s'accompagnent d'un sentiment de bien-être, de joie, de délivrance, d'augmentation de tout l'être, quand elles cessent. Cela tient à ce que, dans le premier cas, il y a une dépense considérable d'énergie, qui a besoin de se reconstituer en réserve, ce qui demande un certain temps pendant lequel l'activité du cerveau ne peut plus être à son taux normal, et que, dans le second cas, il n'y a pas eu dépense d'énergie, mais au contraire arrêt, d'où incapacité d'activité cérébrale d'abord, et possibilité de la retrouver intacte ensuite.

La distinction des émotions dynamogènes et inhibitrices, en dehors de toute considération du sentiment moral qui les accompagne, nous permet de comprendre, par le mécanisme que nous venons de voir, que les émotions inhibitrices puissent cesser beaucoup plus rapidement que les dynamogènes. L'énergie qui retrouve ses issues peut, en effet, passer d'une façon brusque ou très rapide de l'inertie à l'activité, comme elle le fait d'une manière explosive dans l'émotion en passant de l'activité restreinte et réglée à l'activité diffuse, tandis que l'énergie qui s'est dépensée exige forcément un certain temps pour se reconstituer à l'état de réserve.

Remarquons encore à l'appui de notre conception mécanique de l'émotion, et de son siège cérébral, que les effets des émotions dynamogènes sont beaucoup plus courts que ceux des émotions inhibitrices. Et, en effet, la durée d'une émotion dynamogène est limitée par la quantité d'énergie dégagée, tandis que l'émotion inhibitrice peut être aussi prolongée que l'arrêt lui-même, lequel est quelquefois permanent. Nous allons d'ailleurs étudier cette question tout à l'heure.

Examinons, pour en terminer avec l'évolution de l'émotion, non plus l'atténuation d'une émotion donnée, c'est-à-dire sa phase et son mode de décroissance, mais l'*émoussement* des émotions chez un même individu. Il y a lieu de considérer deux choses : l'affaiblissement de l'émotivité et l'émoussement proprement dit des émotions, le premier amenant le second, mais le second n'ayant pas pour seule cause le premier. La meilleure preuve, c'est que l'on peut rencontrer l'émoussement d'un certain genre d'émotion chez un individu dont l'émotivité générale n'est pas modifiée : le médecin, par exemple, qui n'est plus impressionné par la vue du sang.

L'émotivité varie avec l'âge, avec les conditions physiologiques ou pathologiques. C'est là une notion vulgaire sur laquelle je ne veux pas insister. Sous l'influence de la sénilité, par exemple, le cerveau se modifie, son activité, son pouvoir de réaction, sa réflectivité, s'atténuent par suite des changements de structure des cellules cérébrales, des modifications d'irrigation sanguine et par conséquent de sa nutrition. C'est un accumulateur usé qui n'emmagasine plus l'énergie, qui ne peut en fournir par conséquent beaucoup, et dont la résistance des éléments constituants a augmenté. C'est la machine aux rouages usés et encrassés — et ce n'est pas là une figure, mais une réalité — qui fonctionne péniblement, et ne rend pas de force, parce qu'elle n'est plus en état de transformer l'énergie qu'on lui fournit. La transmission des organes intérieurs de la machine se fait difficilement dans ces conditions, tant par suite des changements dans leurs rapports normaux, que de l'inertie, de la diminution du pouvoir absorbant d'énergie extérieure : ces altérations se traduisent de même dans le cerveau par une sorte d'inertie, d'où amoindrissement de son activité générale et diminution de l'émotivité. L'émotivité est bien essentiellement un phénomène cérébral, et purement physique, car c'est la constitution même de la substance cérébrale qui la conditionne.

Et ce qui nous le montre bien, c'est que cette diminution de l'émotivité n'existe pas chez tous les vieillards, et n'est pas le fait de la sénilité seule, mais des altérations cérébrales qui acccompagnent la sénilité. Nous voyons en effet, à côté de vieillards insensibles à toute émotion, d'autres qui pleurent ou s'émeuvent sous la moindre influence, comme des enfants, sans même que la forme de leur émotion ait aucun rapport avec sa cause. Tout ébranlement physique ou moral provoque chez eux une émotion. Leur émotivité est donc en apparence très augmentée, ce qui paraît en contradiction avec ce que je dis plus haut. Mais, si on regarde les choses de plus près, on constate que, dans ces cas, on n'a plus affaire à l'état cérébral purement sénile, mais à une désagrégation des cellules cérébrales.

C'est un état de dislocation complète des rouages de la machine, qui s'entre-choquent au moindre heurt, sans qu'il y ait même le moindre dégagement d'énergie. Il semble que cette désagrégation cérébrale s'accompagne de vibrations moléculaires analogues à celles de l'émotion, et qui, diffuses elles aussi, entretiennent l'état émotionnel, corroborant ainsi ce que je dis plus haut sur le rôle de la diffusion des changements moléculaires cérébraux dans la constitution de l'émotion.

Il nous reste à parler maintenant de l'*émoussement* des émotions sous l'influence de leur répétition. W. James[1] prétend qu'elles s'émoussent plus rapidement par la répétition que toute autre espèce de sensation. « La cause en est, d'après lui, non seulement dans la loi générale d' « accommodation » au stimulus qui s'applique à toutes les sensations, sans exception aucune, mais aussi dans ce fait que la « vague diffuse » d'effets réflexes tend toujours à se resserrer. On dirait qu'il y a là un arrangement essentiellement provisoire permettant à des réactions précises et déterminées de se produire. Plus nous nous exerçons à une chose, moins nous employons de muscles. De même, l'idée que nous nous faisons d'un objet et de notre manière d'agir à son égard se précisent d'autant plus que nous le voyons

1. *La théorie de l'émotion*. Paris, F. Alcan. Traduit par G. Dumas.

plus souvent, et le trouble organique qu'il détermine devient d'autant moindre... Cette tendance à l'économie dans les voies nerveuses par lesquelles nos sensations et nos idées se déchargent, est la base de tout progrès sous le rapport de l'efficacité, de la promptitude et de l'habileté. »

Cette manière de voir paraît au premier abord absolument juste. Je ferai seulement remarquer le rôle des représentations dans l'émotion, rôle très complexe sur lequel nous aurons à revenir. Plus les représentations d'un phénomène sont nettes, plus les réactions sont précises, déterminées et adéquates, et plus l'émotion est faible ; voilà ce qui semble ressortir de ce qui se passe dans l'émoussement des émotions sous l'influence de la répétition. Mais, d'autre part, nous sommes obligés de constater que les représentations très nettes de certains événements et de leurs conséquences amènent au contraire des émotions très vives. S'il peut y avoir une telle opposition dans le rôle des représentations vis-à-vis de l'émotion, il est vraisemblable de supposer qu'il faut chercher, pour expliquer cette contradiction apparente dans les faits, un caractère spécial des représentations dans les deux cas. La différence me semble résider, non dans la netteté des représentations, mais dans leur multiplicité et dans leur intensité. Prenons un exemple : Je vois un acrobate faire un tour très périlleux sans que je sois prévenu. Je le vois tomber, je me le représente brisé, tué peut-être, et je suis ému. J'ai eu une représentation très nette de tout ce qui pouvait se produire, c'est-à-dire une foule de représentations des diverses conséquences d'un accident de ce genre. Mais je constate que ce n'est qu'un tour d'acrobatie. Lorsque je le revois faire, mes représentations de ce qui va se passer ne sont plus les mêmes, quoiqu'étant tout aussi nettes ; elles sont bien moins nombreuses. Je ne considère plus que le cas où le tour pourrait être mal exécuté, et le danger qui en résulterait m'apparaît comme beaucoup moindre ; je me représente en outre la façon dont les choses se sont passées déjà et qui n'ont pas de raison pour m'émouvoir. Je suis donc bien moins ému. Au bout d'un certain nombre de scènes de la même espèce, la représentation des conséquences dangereuses s'efface de plus en plus et je ne vois plus que la façon dont s'exécute le mouvement. Mon émotion, si j'en ai encore, a changé de nature, et c'est en quelque sorte une émotion esthétique, lorsque le tour est bien exécuté.

On ne peut donc pas comparer les représentations qui accompagnent une émotion pour la première fois qu'elle survient et dans la suite, quand les mêmes circonstances se reproduisent. Elles ne sont pas identiques. Les premières sont très nombreuses, intenses, mettent en jeu une quantité plus ou moins considérable de centres cérébraux. Les secondes, au contraire, sont de plus en plus restreintes comme nombre, et mettent ainsi en vibration une beaucoup moins grande étendue de l'écorce cérébrale. En même temps, tandis que les premières agissent sur les organes et le système vasomoteur, dont le fonctionnement a le plus de rapports avec la personnalité, et dont l'ébranlement des centres correspondants s'accompagne le plus de ton affectif, les secondes, au contraire, se réduisent de plus en plus à des faits d'ordre cognitif dénués de ton affectif quelconque.

Si une émotion perd de son intensité par la répétition du fait qui lui a donné naissance une première fois, cela n'est donc pas comparable à ce qui se passe pour une sensation ordinaire, et si la vague diffusive s'atténue, ce n'est pas par tendance à l'économie dans les voies nerveuses de la décharge émotionnelle. C'est tout simplement parce que les représentations qui amènent cette décharge d'une manière diffuse, par suite de leur grand nombre et de leur intensité, cessent d'être les mêmes, sont de moins en moins nombreuses, et s'appliquent à des objets de plus en plus précis, restreints, et d'un moindre caractère affectif.

Si, au contraire, ces représentations ne changent pas de nombre, d'intensité et d'objet, l'émotion reste exactement la même. Quel que soit le nombre de fois que je me trouve pris dans un incendie et exposé à y rester, j'aurai toujours la même émotion. Quel que soit le nombre de fois où je perds un être cher, ma douleur n'en sera pas amoindrie. Quel que soit le nombre de fois que je me fasse arracher une dent, la douleur physique sera toujours la même, et la représentation que j'en aurai sera même quelquefois moins vive la première fois que les suivantes. Les gens qui ont le « trac » de paraître et de parler en public l'ont toujours, et s'ils arrivent à le combattre, il ne s'atténue pas en soi, et certains mêmes sont obligés de renoncer à la lutte. On pourrait multiplier les cas où la répétition, bien loin d'émousser les émotions, ne fait que les augmenter ou ne les modifie du moins nullement.

Contrairement à l'opinion de W. James, je crois donc que les émotions ne s'émoussent pas indistinctement par la répétition comme tout autre espèce de sensation, l'émotion étant d'ailleurs toute autre chose qu'une sensation. Tout dépend de l'état d'émotivité du sujet, de son mode habituel de réaction cérébrale, sans que ni la nature, ni l'intensité des émotions soient en cause.

Le fait que l'habitude diminuerait la sensation affective, ce qui n'est pas, montre, pour Paulhan, que l'arrêt des tendances est le point de départ des émotions ; car l'habitude, en facilitant les rapports de l'excitation et de l'organisme, diminue cet arrêt des tendances. Mais ce n'est pas d'arrêt, c'est de plus grande facilité des tendances qu'il s'agit alors. L'habitude consistant en ce que l'énergie n'emploie que les voies nécessaires à la réponse à l'excitation, il n'y a plus diffusion, donc plus d'émotion.

Nous avons enfin une dernière question à étudier concernant l'évolution de l'émotion. Nous avons vu comment elle croît et décroît, comment elle se comporte d'une manière isolée ou quand elle coexiste avec d'autres, etc., mais il est encore une forme de son évolution qui a une importance très grande, c'est sa prolongation, sa persistance, sa permanence même quelquefois. Cette question en comprend deux autres : la *systématisation* et la *fixité* des émotions.

Que faut-il entendre par systématisation des émotions ? Tout mouvement brusquement produit met généralement en jeu un nombre de muscles beaucoup plus grand qu'il n'est nécessaire pour le but à atteindre ; tout mouvement exécuté pour la première fois met de même en jeu un plus grand nombre de muscles qu'il ne faut. Dans les deux cas il y a une dépense d'énergie exagérée, d'où une plus grande fatigue ensuite. Quand on peut se représenter le mouvement qu'on a à faire, soit qu'on en ait le temps, soit qu'on le connaisse très bien, on n'emploie que juste le nombre de muscles nécessaires, avec la mise en liberté de l'énergie exactement suffisante pour exécuter le mouvement représenté. Au bout d'un certain temps, le mouvement se fait d'une façon précise, régulière, avec le minimum d'effort : il s'est établi entre les différents muscles un système d'action combinée, où les représentations diverses des mouvements successifs ou concomitants disparaissent en ne laissant subsister que la représentation du mouvement général. Cette systématisation d'un mouvement, par élimination progressive de tous les mouvements accessoires inutiles, devient de plus en plus serrée, résistante, à mesure que le mouvement se répète, de telle sorte qu'au bout d'un certain temps il est souvent très difficile d'y introduire des variantes quelconques.

L'émotion qui, comme son nom même l'indique, est par-dessus tout un phénomène d'ordre moteur, subit une systématisation analogue. Les représentations qui la constituent sont ordinairement excessives la première fois, ou du moins incoordonnées, et inadéquates en général aux conséquences réelles de la cause de l'émotion. Mais peu à peu elles se précisent, prennent leur valeur réciproque ; certaines disparaissent, certaines se renforcent. Après avoir amené tout d'abord des réactions plus ou moins diffuses et quelconques, elles ne déterminent plus que des manifestations toujours identiques à elles-mêmes, prédominant sous telle ou telle forme, et constituant entre autres ce qu'on appelle l'expression des émotions. J'ai déjà attiré l'attention sur ce fait à propos de l'émotivité, en montrant que chacun fait son émotion à sa façon et que les mouvements d'expression des émotions ne sont que la plus petite partie des réactions émotionnelles. Les plus importantes sont celles qui atteignent les viscères, et ce sont précisément celles-ci qui sont les plus variables, les plus individuelles.

Cette systématisation se fait d'une façon générale pour toutes les émotions, et d'une façon spéciale pour chaque émotion en particulier, soit au cours de l'émotion, soit quand elle se reproduit dans des conditions semblables. Nous venons de rappeler comment l'émotivité traduit toutes les émotions en général par un ensemble de manifestations variables chez les différents individus. C'est là la première forme de la systématisation des émotions, et celle qu'on remarque le moins, car elle est subconsciente ou inconsciente ordinairement.

On peut l'observer tout particulièrement dans certains états d'émotivité morbide : chez les éreutophobes, chez les phobiques en général, chez les obsédés. Tout d'abord un incident quelconque a amené la peur d'une façon soudaine souvent. Puis le sujet cherche à s'en rendre compte, analyse les motifs qui ont pu la produire. Elle ne survient d'abord que dans certaines conditions semblables, où le rapport entre elle et sa cause paraît évident. Mais, peu à peu elle survient d'une façon indirecte en quelque sorte, par suite d'associations d'idées. Celles-ci peuvent être établies après coup, ou sur le moment même. Mais les choses n'en restent pas là, et aux associations d'idées conscientes succèdent des associations d'idées inconscientes, extrêmement rapides alors, et le sujet se trouve pris de sa phobie à l'occasion de faits qui ne semblent avoir aucun rapport avec elle. On arrive dans certains cas à décomposer cependant l'enchaînement d'idées qui a amené ce résultat, et cela permet de juger de ce qui se passe dans un grand nombre d'autres où la complexité des associations est trop grande et se fait d'une manière trop inconsciente pour qu'on puisse y arriver. La phobie se trouve complètement systématisée avec tous les éléments, de quelque ordre qu'ils soient, physiques, intellectuels ou moraux, ayant de près ou de loin un rapport quelconque avec elle.

La seconde forme est celle qui se produit au cours même d'une émotion donnée, où toutes les représentations de même genre, de même sens, se groupent pour accentuer ou diminuer l'émotion totale, de même que dans le domaine purement intellectuel toutes les raisons pour ou contre la solution d'un problème abstrait se groupent ensemble, l'idée définitive jaillissant de ce choc de représentations. Non seulement les représentations se groupent ainsi suivant leur genre, mais aussi les mouvements adaptés à la réaction totale. C'est ainsi que dans la peur qui fait fuir, par exemple, les représentations des conséquences de la cause de la peur se groupent pour déterminer, d'abord des mouvements de défense généraux, puis un mouvement de fuite précis. L'émotion cesse pour ainsi dire à ce moment, toute l'énergie disponible étant employée au mouvement de fuite, qui, une fois provoqué, se développe sans qu'il soit besoin de s'en représenter la cause. Et cela est si vrai, que ce mouvement se continue souvent alors que cette cause a disparu, et que le sujet, après s'être arrêté, ne dit pas : « J'ai peur », mais « j'ai eu peur ». L'émotion peur a disparu, en même temps que le mouvement de fuite est survenu, que toutes les représentations ont été celles des mouvements nécessaires à la fuite, que toute l'énergie mise en liberté sous l'influence de la cause de la peur a été employée à ces mouvements déterminés. Nous trouvons aussi là, en passant, une nouvelle démonstration du rapport qui existe entre l'émotion et la diffusion de l'énergie.

La dernière forme de la systématisation des émotions s'observe dans le cas de la répétition d'une émotion sous l'influence d'une cause semblable. Nous avons vu plus haut dans quelles conditions la répétition pouvait amener l'émoussement des émotions, à savoir quand il y a diminution du nombre de représentations liées à la cause de l'émotion. Dans ce cas on peut arriver à la suppression complète de toute émotion, comme chez le chirurgien à la vue du sang.

Il y a encore un cas cependant, où il peut y avoir une atténuation, qui n'est qu'apparente et qui est due précisément à la systématisation des représentations. C'est celui où une impression ou une représentation déterminent une première fois une émotion exagérée, par suite de toutes sortes de représentations surajoutées à tort. A la réflexion, on reconnaît la fausseté de ces représentations, ou leur inopportunité dans le cas particulier, et dès lors l'émotion se trouve réduite à ses éléments réels. Mais elle n'en existe pas moins, et elle est simplement devenue adéquate à sa cause, étant donnée l'émotivité du sujet, bien entendu. Et au delà, d'un certain minimum irréductible elle ne peut descendre ; elle se traduira même désagréablement par les mêmes réactions, malgré tous les raisonnements. C'est ce que nous voyons d'une façon absolument caractéristique dans les phobies. Le sujet qui en est atteint exagère évidemment des réactions de peur au début. Sous l'influence de raisonnements, de modificateurs de son émotivité, il peut arriver à se dominer, à agir malgré sa crainte. Mais jamais il ne la détruit complètement. Il atteint un minimum qu'il ne peut dépasser. Sa phobie s'est systématisée, et quelle que soit l'intensité de ses manifestations physiologiques, ou psychologiques, la nature de ces manifestations est la même. C'est toujours le même contenu de l'émotion chaque fois qu'elle se montre. Sa durée et son intensité varient seules.

Ceci nous amène à la question de la *fixité* des émotions.

Autant on s'est occupé des idées fixes, autant on a laissé de côté les émotions fixes. Or, les idées fixes ne sont bien souvent que des émotions fixes, et c'est un point sur lequel on n'a pas assez insisté. Les idées fixes des hystériques, auxquelles on a rattaché parfois toutes les manifestations de la névrose, ne sont que des états émotionnels fixes et non des idées, de pures représentations amenant une émotion comme la sensation première qui leur a donné naissance.

Nous avons vu tout à l'heure que, lorsque les émotions étaient dynamogènes, elles décroissaient forcément au bout d'un certain temps, par épuisement naturel et graduel de l'énergie disponible employée à leurs manifestations. Lorsque les émotions sont inhibitrices, au contraire, il y a un épuisement complet et brusque d'énergie cérébrale, ou un simple phénomène d'arrêt, ce qui est plus fréquent.

Dans ce dernier cas, que va-t-il se passer si l'arrêt est profond ? Ou bien les diverses excitations portées sur le cerveau vont finir par l'ébranler de nouveau, et son activité va reprendre, ou, au contraire, elles seront insuffisantes et l'inertie cérébrale ne fera que s'accentuer, comme il arrive pour toute machine qui cesse de fonctionner. Cet arrêt d'activité peut atteindre tous les degrés, on le comprend, et durer d'une façon absolument indéterminée.

Les exemples fourmillent, dans la pathologie nerveuse, d'états émotionnels fixes. Une jeune fille, soignant pendant longtemps sa mère qu'elle adore, assiste à son agonie et la voit mourir sous ses yeux. A partir de ce moment toute son activité physique et morale est enrayée. Elle dépérit, n'a plus d'appétit, ses fonctions de nutrition s'accomplissent mal; elle perd le sommeil, et à travers tout ce qu'elle fait, d'une façon machinale d'ailleurs, elle ne cesse de se représenter sa mère agonisant et mourant. Elle s'absorbe dans cette représentation, qui finit bientôt par dominer toutes les autres représentations, toutes les autres impressions. On constate alors qu'elle a perdu sa sensibilité générale et viscérale, qu'elle perd la mémoire, et cesse d'être émue par ce qui l'émouvait autrefois. Par contre, tout ce qui se rapporte à la mort de sa mère, de près ou de loin, renforce chez elle cette représentation et la trouble.

On voit là, au maximum, la sytématisation des émotions, où tout ce qui peut renforcer une émotion vient se grouper autour de la cause primitive. Cette systématisation persistante permet de comprendre deux faits contradictoires en apparence : à savoir l'inémotivité, l'impassibilité extrême des hystériques sous certains rapports, et leur émotivité très vraie, exagérée même sous d'autres. Cela tient à ce que l'arrêt produit sur le cerveau par un événement donné ne lui permet pas de vibrer sous l'influence d'excitations moindres, tandis que toute excitation de même genre, ou d'intensité plus grande, peut encore l'ébranler. L'arrêt n'est jamais total; car ce serait la stupeur et même la mort.

L'échelle de l'émotivité est seulement diminuée, réduite à un plus ou moins grand nombre d'échelons. Tout ce qui nécessite un degré supérieur à celui qu'elle a actuellement ne peut donc rien déterminer. Tout ce qui, au contraire, est relié par association avec ce qui correspond à son degré actuel, ou n'a besoin que de ses degrés inférieurs, peut agir. C'est ainsi que nous voyons les hystériques, devenues telles à la suite d'une violente émotion qui les a inhibées, n'être plus émues sous l'influence des excitations qui nécessitent un degré d'émotivité supérieur à celui où le cerveau a été réduit, mais conserver encore la possibilité de l'être pour tout ce qui se rattache à l'émotion inhibitrice primitive, d'une part, et, d'autre part, les manifestations et les représentations de cette émotion disparaître sous l'influence d'une émotion plus violente, qui abaisse de quelques degrés encore l'échelle de leur émotivité et se substitue à la précédente. On observe ainsi des hystériques qui sont successivement obsédées par des représentations d'émotions qui les ont de plus en plus inhibées, inhibition se manifestant d'une façon spéciale par l'anesthésie sous toutes ses formes et à tous ses degrés. Et lorsque, par des moyens thérapeutiques appropriés, on les fait sortir de cet état d'inhibition qui caractérise l'hystérie, on les voit repasser par toutes les émotions qu'elles ont eues successivement, mais dans l'ordre inverse. Ces états émotionnels marquent les étapes de leur maladie, et à chacune est lié un état général de la personnalité, qui reste aussi fixe que lui tant qu'un autre état émotionnel n'est pas survenu.

Or, un moyen de faire disparaître ces états émotionnels, c'est d'agir, non pas sur les représentations qui lui sont liées, qui en font pour mieux dire partie intégrante, mais sur l'état cérébral lui-même, sur cette inhibition, cette inertie cérébrale, à quoi tient l'état émotionnel lui-même. Je n'ai pas à insister ici sur les procédés tout physiques, tout mécaniques, par lesquels on peut ébranler le cerveau, lui faire reprendre son activité et lui permettre d'éprouver de nouvelles émotions, en même temps qu'il n'est plus sous l'influence des anciennes.

L'intérêt de cette disparition des soi-disant idées fixes des hystériques, c'est-à-dire de leurs états émotionnels fixes, réside dans ce fait, que l'ébranlement cérébral seul suffit pour faire disparaître les représentations, c'est-à-dire que les modifications physiologigiques entraînent les modifications psychologiques, prouvant ainsi leur subordination, ou tout au moins leur rapport intime, leur liaison étroite.

Je ne crois pas, en effet, qu'il y ait subordination, mais concomitance, et que les représentations surgissent au même titre que toutes les autres manifestations de l'émotion. Par suite de la systématisation des états émotionnels, il y a association entre toutes ces manifestations : l'une rappelle donc les autres. Mais il est plus facile d'agir sur l'état moléculaire cérébral, sur son inertie, par des moyens physiques, par la dislocation de sa systématisation physiologique, que par des moyens psychologiques. Ceux-ci ne peuvent consister, en effet, qu'en évocation de représentations contraires à celles qui font partie de l'état émotionnel à détruire.

Or, si elles sont d'ordre supérieur à l'émotivité adéquate à cet état, elles ne sont pas évocables, et si elles sont inférieures, elles ne sauraient amener une augmentation de l'émotivité.

On en est donc réduit à des représentations de même valeur, mais d'ordres différents. Les résultats, dans ces conditions, sont des plus incertains et des plus faibles, sans compter le temps énorme que cela demande.

Rien n'est au contraire plus simple que de disloquer l'état émotionnel, en agissant directement sur l'inertie cérébrale qui en forme la base. On constate alors que c'est bien l'état cérébral qui produit la représentation, et non la représentation qui produit l'état cérébral, et cela dans les circonstances suivantes. Lorsque par les moyens voulus on a ainsi, chez un sujet hystérique à état émotionnel persistant, fixe, provoqué le retour de l'activité cérébrale et fait disparaître ainsi son idée fixe, en même temps qu'il redevenait capable d'émotions diverses, si une cause quelconque, n'ayant absolument aucun rapport avec la cause de cet état émotionel fixe, ni avec aucun des éléments des représentations de cet état, vient à faire retomber le cerveau dans son inertie, on voit de suite reparaître l'état émotionnel passé avec toutes les représentations qui en font partie.

Bien plus, si le sujet a présenté successivement plusieurs états émotionnels permanents, s'étant substitués l'un à l'autre, par suite de la diminution progressive de l'émotivité cérébrale, on voit ces différents états reparaître suivant le degré d'inertie cérébrale provoqué par la nouvelle cause inhibitrice, sans avoir cependant aucun rapport avec les circonstances ayant provoqué autrefois ces différents états émotionnels.

Rien ne me paraît mieux démontrer que l'émotion, avec les sentiments et les représentations intégrantes, est liée uniquement à l'état moléculaire du cerveau, puisqu'il suffit de modifier celui-ci pour la voir disparaître. Et l'on ne saurait guère nier cette modification de l'état moléculaire du cerveau, quand on voit en même temps l'activité de celui-ci se manifester de nouveau, et se révéler par le retour de la sensibilité sous toutes ses formes. Irritabilité, sensibilité, émotivité, tout cela n'est qu'une même chose au fond. J'ai signalé ailleurs[1] de nombreux exemples de cette substitution des états émotionnels fixes chez les hystériques, soit sous l'influence de la perte, soit sous l'influence du retour de l'activité cérébrale, et je ne puis qu'y renvoyer les lecteurs.

Je ne les rappelle ici que pour en tirer les trois conclusions suivantes : 1° l'émotion est d'ordre purement cérébral ; à cet état cérébral sont liées des manifestations diverses d'ordre physiologique et d'ordre psychologique ; 2° les manifestations psychologiques n'amènent pas plus les manifestations physiologiques, que celles-ci les manifestations psychologiques; toutes les deux disparaissent ou apparaissent en conformité avec l'état moléculaire du cerveau ; 3° par suite des conditions mêmes du cerveau dans l'état émotionnel, il est beaucoup plus facile de modifier l'état cérébral par des moyens physiques ou physiologiques que par des moyens psychologiques, et il suffit de modifier ainsi cet état cérébral, pour voir disparaître ou reparaître les représentations liées à l'état émotionnel ; il y a donc simultanéité, mais non subordination, des phénomènes psychologiques et des phénomènes physiologiques.

L'étude de certains autres malades nous en fournit également la démonstration. Tels sont les mélancoliques.

On voit la mélancolie survenir, soit après des chagrins qui ont amené de l'inhibition du cerveau, soit après de l'épuisement. Dans les deux cas il y a diminution de l'émotivité, et on remarque, comme chez les hystériques, que leur impressionnabilité persiste très vive pour certaines émotions et disparaît complètement

1. § *Genèse et nature de l'hystérie*. Paris, F. Alcan.

pour d'autres. L'inactivité peut même s'étendre à tout et aboutir à la stupeur complète.

J'ai déjà fait remarquer que, dans le cas où la dépression mélancolique survient à la suite d'une ou de plusieurs émotions inhibitrices, on voit le sujet, à mesure qu'il s'enfonce dans son mal, à mesure que l'inertie cérébrale augmente, substituer à la cause première qu'il invoquait toutes les autres causes secondaires qu'il peut trouver dans son passé, en remontant quelquefois jusqu'à sa jeunesse. Toutes les tristesses qu'il a eues dans sa vie, toutes les émotions déprimantes lui reviennent en mémoire, tandis que les agréables sont incapables d'éveiller chez lui la moindre satisfaction. Ce ne sont pas les représentations tristes d'autrefois qui amènent sa tristesse actuelle, c'est son état de dépression qui évoque tous les états de dépression passés, états de dépression qui se manifestaient par des sentiments et des idées dont il a aujourd'hui la représentation.

A chaque degré de notre émotivité correspond ainsi une série de représentations de caractère agréable ou triste, suivant que les événements qui les ont causées ont déterminé chez nous des émotions agréables ou pénibles. Et lorsqu'un quelconque de ces degrés d'émotivité se reproduit, sous une influence quelconque, physique ou morale, toutes les représentations qui lui ont été liées dans le passé surgissent de nouveau. C'est une association indestructible. Sans aller jusqu'à l'état de mélancolie constituée, de maladie caractérisée, nous observons cette tendance, — qui n'est que la traduction d'une véritable loi psycho-physiologique, — chez toutes les personnes de caractère triste, émotif et inquiet.

Les symptômes de ces états maladifs, très nombreux, qui ont pour base fondamentale un état émotionnel, nous montrent que ce n'est pas seulement l'émotivité qui est en jeu. Toutes les autres manifestations de l'activité cérébrale sont troublées, diminuées, et en particulier les fonctions nutritives. J'ai montré précisément que c'étaient les centres des fonctions organiques qui étaient le plus susceptibles de mettre en jeu l'émotivité. Aussi voyons-nous immédiatement la nutrition générale subir le contre-coup de l'arrêt fonctionnel des centres les plus intéressés dans les émotions. La motricité n'est pas moins atteinte d'ailleurs, et on constate de la lenteur des mouvements, de la diminution de la force dynamométrique. La sensibilité générale est atteinte également, surtout dans sa qualité affective : à côté de la persistance de la sensibilité tactile, on voit en effet survenir l'analgésie, c'est-à-dire l'insensibilité à la douleur. Les fonctions intellectuelles, purement abstraites, bien que ralenties par une conséquence naturelle de l'inertie cérébrale qui empêche de les manifester, sont souvent aussi nettes qu'à l'état ordinaire, et continuent à s'accomplir normalement, les raisonnements n'étant faussés que par suite des impressions fausses, des sentiments déformés qu'entraîne l'état anormal du cerveau. Le pouvoir dissolvant des émotions ne tient donc pas à l'émotion elle-même en tant que sentiment, mais la dissociation et l'inhibition fonctionnelles et mentales se produisent au même titre qu'elles.

L'émotion constitue en effet un état complexe, qui englobe toute la personnalité, physique et morale, du sujet, en touchant très peu son intellectualité. Elle a pour base un état moléculaire spécial du cerveau, et se manifeste par des phénomènes physiologiques — nutrition, sécrétion, circulation, mouvement d'expression ou non — par des phénomènes de sensibilité et de sentiment, liés en partie aux phénomènes précédents, en partie aux phénomènes cérébraux, — enfin par des phénomènes purement psychologigues, représentations. Ces trois ordres de phénomènes sont liés ensemble d'une façon indissoluble, et chacun d'eux peut provoquer les deux autres.

J'ai montré ailleurs[1] que, lorsque les trois ordres de phénomènes se reproduisent simultanément, il n'y a pas seulement représentation et souvenir, mais reviviscence de l'état antérieur, avec reconstitution complète de la personnalité passée. Quand l'élément cénesthésique fait défaut, il n'y a plus reviviscence, mais simple souvenir.

Les malades qui sortent de leur état d'inhibition cérébrale, après avoir présenté un état émotionnel fixe, font fort bien la différence entre ces deux phénomènes et vous disent : « Je *vois* maintenant les choses comme quand on se rappelle, mais je ne les *sens* plus comme si j'y étais encore. » Ils les voient dans le passé, alors qu'auparavant ils les voyaient toujours comme au moment où ils les avaient vues la première fois. Leur état cérébral moléculaire n'ayant pas changé depuis, il ne pouvait en être autrement. Et nous avons vu tout à l'heure que cette impression ne cesse que si un autre état émotionnel survient, soit en inhibant davantage le cerveau, soit en lui rendant son activité normale.

Nous concluons donc de ces faits que, tant que l'état cérébral qui s'accompagne d'une émotion ne change pas, l'état émotionnel reste le même aussi. Dès

1. *Le Problème de la mémoire.*

lors une déduction s'impose au point de vue de la nature même de l'émotion : c'est qu'elle ne tient pas seulement à la diffusion de l'énergie cérébrale, à un état vibratoire du cerveau sous l'influence de cette décharge diffuse, mais encore au sentiment que nous avons de l'état du cerveau déterminé par elle. Il paraît évident, en effet, dans les cas où nous voyons un état émotionnel persister des mois et quelquefois des années, que l'état vibratoire qui l'a accompagné la première fois ne peut avoir persisté. L'agencement moléculaire a pu persister par contre, et toutes les lois mécaniques sont là pour justifier cette hypothèse.

Dans ces conditions il y a lieu de distinguer dans les états émotionnels deux modes : l'un *dynamique*, l'autre *statique*. Au premier correspond l'émotion proprement dite, au sens ordinaire du mot ; au second correspondent les états fixes émotionnels, d'ordre pathologique. L'émotion vraie nous apparaît ainsi comme un phénomène à la fois moteur et sensitif ; l'état émotionnel fixe comme un phénomène de sensibilité simple. L'émotion tiendrait en effet à l'ébranlement cérébral, lequel amène des manifestations de mouvement, de sensibilité et de représentation, dont la perception consciente constitue le sentiment de l'émotion ; dans l'état émotionnel fixe, il n'y a plus que la perception consciente de l'état cérébral. Dans l'un et l'autre cas d'ailleurs, c'est cette perception de ce qui se passe, ou de ce qui persiste dans le cerveau, qui constitue le sentiment, l'émotion-sentiment. C'est donc à un phénomène de cénesthésie cérébrale que nous avons affaire en dernière analyse. C'est ce que nous essaierons de démontrer par la suite.

CHAPITRE III

SENSIBILITÉ ET ÉMOTION

SOMMAIRE. — Procédés pour établir les rapports de la sensibilité et de l'émotion. — Expérimentation physiologique : section des nerfs vagues, du sympathique, de la moelle, ablation des hémisphères. — Émotion corporelle et émotion cérébrale ; émotion-choc et émotion-sentiment. — Les émotions dans l'anesthésie généralisée : cas pathologiques. — Sensibilité et personnalité ; parallélisme de l'activité cérébrale. — Analgésie et émotion. — Anesthésie viscérale et émotion. — Personnalité et émotion. — Expérimentation psycho-physiologique. — Anesthésies provoquées dans l'hypnose chez les hystériques. — Anesthésie périphérique et émotion. — Anesthésie viscérale et émotion. — Conclusions contraires à la théorie périphérique de l'émotion.

Nous avons vu dans le premier chapitre que l'émotion dépendait avant tout de l'émotivité, laquelle est une qualité, un mode de réaction du cerveau, variable suivant la constitution originelle des individus, suivant leur âge, leurs tendances particulières et leurs conditions actuelles physiques et morales.

J'ai cherché à montrer dans le second chapitre quelles lois régissaient les phénomènes émotionnels, et comment ces phénomènes, avec leurs combinaisons et leurs aspects divers, pouvaient s'expliquer dès qu'on leur appliquait les lois générales de la mécanique et de l'énergétique, dont leur mécanisme n'est en fin de compte qu'un problème particulier.

J'ai laissé à dessein de côté certaines autres lois qui sont plus spécialement d'ordre physiologique, et dont l'interprétation ne peut se faire qu'à la lumière des données que nous allons examiner, des rapports de la sensibilité et de l'émotion.

Si l'émotivité conditionne l'émotion, elle est elle-même, en effet, fonction de l'excitabilité du système nerveux, et, par conséquent, de la sensibilité. Mais si la sensibilité est une fonction générale du système nerveux, la sensibilité réflexe de la moelle n'est pas la sensibilité consciente de l'écorce cérébrale. Il y a donc lieu de rechercher à quel étage de l'axe cérébro-spinal une excitation doit atteindre pour produire une émotion, et, ensuite, quelles sont les conditions nécessaires pour que cette excitation, portée sur cet étage particulier de l'axe cérébro-spinal, y produise la réaction que l'on désigne sous le nom d'émotion.

Pour établir les rapports de la sensibilité et de l'émotion nous avons plusieurs procédés à notre disposition : l'*expérimentation physiologique*, l'étude des *cas pathologiques* et l'*expérimentation psycho-physiologique*.

Expérimentation physiologique. — La section de la moelle ou de certains nerfs permet de supprimer les phénomènes qui se produisent dans les émotions. En sectionnant successivement ces parties du système nerveux, on peut donc se rendre compte de celles dont la suppression entraîne la perte des émotions. C'est ce qu'a fait le physiologiste anglais Sherrington, dans ses « expériences sur la valeur des facteurs vasculaire et viscéral pour la genèse des émotions ». Il a opéré sur de jeunes chiens. Voici ce qu'il a obtenu, par exemple, sur une jeune chienne remarquable par ses émotions de colère. On lui fait d'abord une section de la moelle cervicale à la partie inférieure. Il en résulte une insensibilité d'à peu près tout le corps, sauf la tête et une partie de l'épaule ; la voix s'est légèrement affaiblie. Une grande partie des conditions périphériques de l'émotion se trouve donc supprimée. Or, les émotions de cette chienne en présence d'un chat restent aussi nettes. Quelques mois plus tard on sectionne les nerfs pneumogastriques au cou. Malgré l'importance de ces nerfs dans la sensibilité viscérale, l'animal continue à manifester aussi vivement ses émotions de colère, de frayeur, de dégoût.

Cette expérience, quoique fort intéressante, n'est cependant pas concluante. Elle laisse, en effet, subsister tout le sympathique, c'est-à-dire la partie du système nerveux qui transmet toutes les impressions vasculaires et viscérales, lesquelles jouent précisément le rôle le plus important dans les émotions. Il est bien certain, par contre, que la suppression d'une partie des conditions périphériques de l'émotion aurait dû amener une diminution proportionnelle de l'émotivité. Or, il n'en est rien. Mais nous verrons tout à l'heure, à propos d'expériences personnelles, que la perte de la sensibilité périphérique ou externe a peu d'influence sur l'émotivité, alors que celle de la sensibilité viscérale ou interne en a une considérable et absolument prédominante.

Des sections complètes de la moelle cervicale, amenant une anesthésie complète de toutes les régions sous-jacentes, ne modifient pas davantage l'émotivité chez les malades qui en sont atteints, bien que le sympathique soit détruit aussi dans un grand nombre de ses filets, comme dans les cas de cancer de la colonne vertébrale envahissant la chaîne sympathique ganglionnaire. Assurément, tout n'est pas détruit, et des impressions viscérales parviennent encore au cerveau, mais, là non plus, on n'observe pas de diminution de l'émotivité proportionnelle à l'anesthésie. Il semble donc logique d'admettre que c'est probablement dans les parties les plus élevées de l'axe cérébro-spinal, moelle allongée, noyaux gris, écorce cérébrale, que se produisent les phénomènes constituant l'émotion.

Pour le démontrer, l'expérimentation nous vient encore en aide, et d'une façon beaucoup plus précise. Nous n'avons qu'à observer ce qui se passe chez des animaux décérébrés. Tout à l'heure nous voyions l'émotivité persister sans différence, malgré la suppression de la plus grande partie des phénomènes périphériques des émotions. Nous voyons ici ces symptômes périphériques se produire sans que l'émotion se manifeste. Je ne saurais mieux faire que de citer à ce sujet ce qu'en dit Jules Soury, dans son admirable livre sur « *le Système nerveux central* » (p. 1346).

« Il ressort des expériences instituées par Bechterew sur des batraciens, des oiseaux et des mammifères, *après l'ablation des hémisphères cérébraux*, que, sous l'influence d'excitations correspondantes propres à chaque espèce, et dont les réactions se manifestent toujours les mêmes à l'état normal, on provoque les mêmes mouvements, souvent fort complexes, qui servent à l'expression des émotions et des sentiments. Pour les distinguer des mouvements réflexes simples, il appelle ces actes moteurs compliqués « mouvements réflexes d'expression ». La seule différence présentée par l'animal, selon qu'il est intact ou qu'il a subi cette opération, c'est que le premier émet des sons ou exécute d'autres mouvements d'expression (grincement des dents, hérissement des plumes ou des poils, redressement ou application des oreilles contre la tête, etc.), souvent sans incitation extérieure, mais par l'effet des processus psychiques, tandis que le dernier, dont l'organe de l'activité psychique a été détruit, ne manifeste les mêmes phénomènes que sous l'influence de diverses stimulations périphériques (excitations cutanées, gustatives, auditives, peut-être même optiques). Les besoins et les instincts ne laissent pas d'ailleurs de déterminer des réactions motrices appropriées chez les animaux décérébrés, manifestations extérieures d'excitations internes persistantes, telles que celles de la faim : sous cette influence, Bechterew a vu souvent l'oiseau frapper de son bec le sol et les objets environnants, le cobaye faire à vide, avec ses mâchoires, des mouvements de mastication. J'ai observé ce dernier fait chez l'homme aussi, quand l'inanition volontaire est poussée très loin.

« Une autre différence entre les animaux décérébrés et les animaux normaux, c'est la constance et la régularité en quelque sorte machinales avec lesquelles les premiers répondent aux stimulations extérieures, ce qui n'est pas le cas pour les seconds. Chez l'animal sain, comme chez l'homme, si la plupart des mouvements d'expression suivent immédiatement une excitation externe déterminée, c'est qu'ils sont de nature réflexe : ce n'est que grâce à la « volonté » qu'ils peuvent être inhibés ou réprimés.

« Une autre remarque du savant physiologiste russe qui nous paraît importante pour la théorie des émotions, c'est que, chez les animaux décérébrés comme chez les autres, des *excitations* différentes sont accompagnées de *mouvements d'expression* différents, mais toujours les mêmes. Ainsi, chez quelques mammifères, des irritations douloureuses, en même temps que des cris violents, provoquent une expression mauvaise de la face ; il suffit, d'autre part, de passer doucement la main sur le dos de l'animal, pour déterminer, avec le frétillement de la queue, certains sons (le ronron du chat) qui, chez l'animal intact, est l'expression d'un sentiment de satisfaction. C'est ainsi que, pendant une certaine période de la narcose chloroformique, l'homme répond encore par des cris et des gémissements à de violentes excitations douloureuses, sans qu'il en ait conscience ni qu'il en conserve aucun souvenir : il y a ici un exemple très net de transmission immédiate (sans participation des centres conscients) de sensations générales (douleur, etc.) aux voies de conduction motrice qui innervent les muscles des mouvements d'expression. Il en est tout à fait de même des animaux privés de leurs hémisphères cérébraux, dont les cris et les mouvements sont alors de nature purement *réflexe*. Alors même qu'on admettrait la persistance, chez ces animaux, de « perceptions élémentaires », cela ne changerait rien à la nature des phénomènes ». Il convient d'ajouter que, suivant Bechterew, le plus grand nombre de ces mouvements sont accompagnés de phénomènes sur lesquels la volonté n'a que peu ou pas d'influence : phénomènes vaso-moteurs, accélération ou ralentissement de l'activité cardiaque et de la respiration, sécrétions, modifications dans l'activité des organes d'excrétion, tels que la vessie et le rectum. Bechterew en conclut que ces mouvements d'expression involontaires sont la suite d'une organisation innée, et se manifestent en vertu d'un mécanisme particulier qui ne soutient aucun rapport direct avec le système des voies nerveuses servant à la transmission et à l'exécution des mouvements volontaires. Nous verrons à propos du siège des émotions les conclusions à tirer de ces faits et d'un certain nombre d'autres. Actuellement nous n'avons à constater qu'une chose, c'est que chez un animal décérébré, chez lequel, par conséquent, aucune perception consciente ne peut avoir lieu, aucune représentation ne peut se produire, et qui ne peut, par conséquent, non plus éprouver aucun sentiment, les mêmes phénomènes d'émotion corporelle se manifestent sous l'influence des mêmes excitations qu'à l'état normal. Nous devons donc en conclure qu'il y a lieu de distinguer l'émotion corporelle et l'émotion cérébrale, désignées déjà par Janet et Dumas sous les noms d'émotion-choc et émotion-sentiment. Il faut toutefois remarquer que ces diverses appellations ne sauraient se substituer exactement les unes aux autres. Si l'émotion-sentiment est essentiellement cérébrale, l'émotion-choc n'est pas uniquement corporelle chez l'individu sain, elle est aussi cérébrale.

Ce qui constitue véritablement l'émotion au point de vue psychologique, c'est l'émotion-sentiment. Or, nous la voyons persister lorsque le cerveau est intact, quoique les phénomènes de l'émotion corporelle soient supprimés, comme dans les sections de la moelle et du sympathique ; et nous la voyons disparaître quand le cerveau est détruit, malgré la production des réactions émotionnelles corporelles.

La théorie périphérique de Lange et James se trouve battue en brèche par ces simples constatations expérimentales. Lorsque Lange dit : « Supprimez dans la peur les symptômes physiques, rendez le calme au pouls agité, au regard sa fermeté, au teint sa couleur normale, aux mouvements leur rapidité et leur sûreté, à la langue son activité, à la pensée sa clarté, que restera-t-il de la peur ? Rien », il se trompe. Il y a d'ailleurs une chose que dans son énumération il aurait dû omettre, c'est la clarté de la pensée. Il a malgré lui été emporté par la logique même des choses. Il est évident que si, dans la peur, la pensée redevient claire, la peur cesse. Mais la sueur froide, le pouls agité, le tremblement peuvent persister encore, sans que pour cela la peur subsiste. Elle cesse, non par la cessation des symptômes physiques, mais par le retour de l'équilibre de la fonction cérébrale et psychique. La survivance des phénomènes corporels de l'émotion au sentiment qui la constitue est une chose trop connue pour que j'y insiste, quoique tout à fait démonstrative.

Et lorsque Lange se pose cette question de ce qui resterait de la peur si on en supprimait les symptômes physiques, Jules Soury a tout à fait raison de répondre : « Ne tombe-t-il pas sous le sens qu'il restera... la peur, l'émotion psychique, dont les symptômes décrits ne sont que l'expression ! Aucun de ces symptômes, associés ou isolés, n'évoquera l'émotion de la peur chez un animal dont un « ébranlement du cerveau » n'aura pas retenti sur les centres d'innervation des muscles volontaires ou involontaires, sur les centres de l'activité motrice et vaso-motrice de l'écorce du cerveau primitivement, sur les centres bulbaires secondairement, si bien que la conscience des réactions organiques ainsi produites constitue, pour cet animal, le choc en retour, en quelque sorte, d'un ensemble immense de réactions parties de l'écorce, c'est-à-dire d'un état de conscience particulier, pour aboutir à un état général de cénesthésie secondaire, consécutive, nécessairement en accord, quant au ton affectif, avec la cause qui a déchaîné l'avalanche nerveuse. »

Du reste, les physiologistes eux-mêmes ont démontré l'erreur de la théorie physiologique de l'émotion, et François Franck a combattu énergiquement, non seulement la théorie vaso-motrice, mais d'une façon générale la théorie périphérique de James Lange[1], et s'est élevé contre cette conception nouvelle, qui conduit « à voir dans le cerveau l'humble vassal de la circulation générale, comme si cet organe, dont la prépondérance fonctionnelle n'est cependant niée par personne, n'avait à sa disposition aucun moyen de défense et de régulation ». Il se demande pourquoi on cherche de parti pris, en dehors du cerveau, la raison de ses variations d'activité circulatoire, quand cet organe est pourvu de tous les moyens d'en produire en lui-même et pour son propre compte? « Quand on voit une glande en fonction devenir turgescente, ou un muscle en action se gorger de sang, vient-il à l'idée de personne, aujourd'hui que Claude Bernard et Ludwig nous ont édifiés sur le mécanisme vaso-dilatateur local de cette congestion physiologique, de supposer que la turgescence de cette glande ou de ce muscle est le résultat passif d'une vaso-constriction s'opérant dans une autre partie de l'organisme? Évidemment non. » Pourquoi dès lors imaginer qu'il en est ainsi quand il s'agit du cerveau? Or, non seulement le cerveau a des moyens de défense contre les excès de pression d'origine étrangère, mais il peut, comme une glande, comme un muscle, subir une congestion physiologique, réglée par des organes nerveux, ayant les mêmes attributions, et proportionnée dans sa valeur, dans son étendue, dans son siège, aux besoins fonctionnels du moment. Aussi François Franck

1. *Cours du Collège de France de 1880 à 1904*, p. 49.

admet-il la possibilité pour le cerveau de se congestionner activement lui-même, comme le fait une glande, et de se congestionner partiellement dans la région appelée à fonctionner. Les expériences de Dastre et Morot, de Cavazzani, de Jonnesco et Floresco, sur le sympathique, montrent en outre qu'il y a des vaso-dilatateurs corticaux. Le cerveau n'a donc pas besoin de l'influence de l'organisme pour se congestionner.

François Franck réfute aussi l'argument de l'influence de l'acool, lequel se tourne plutôt contre la théorie physiologique, car le fait essentiel n'est pas la modification circulatoire cérébrale, mais l'action directe de l'alcool sur le cerveau, pour expliquer les phénomènes émotionnels qui l'accompagnent.

En déterminant enfin une élévation de pression aortique semblable à celle que peut déterminer une excitation psychique, on ne produit qu'une sensation de gêne, de plénitude circulatoire, sans aucun rapport avec un état émotionnel.

François Franck a montré en outre « qu'une excitation émotive se comporte exactement comme une excitation sensitive générale, et celle-ci comme une excitation directe de la zone excitable du cerveau : sous chacune de ces trois influences, les vaisseaux se dilatent dans les muscles et dans la peau ; ils se resserrent dans les viscères abdominaux et dans le poumon ; la pression s'élève dans les artères, et le cœur augmente de fréquence et d'énergie. C'est là une série très habituelle ; mais parfois les réactions subissent une inversion plus ou moins complète en ce sens que les vaisseaux cutanés se resserrent tout aussi activement que ceux des viscères profonds ; dans le second cas, la pression artérielle subit nécessairement une beaucoup plus grande élévation.

« Qu'advient-il, dans ces deux séries, de la circulation cérébrale ? L'examen direct des changements de volume du cerveau, tout aussi bien que l'étude du courant sanguin intra-crânien, établit la parfaite indépendance de la circulation cérébrale par rapport à la circulation générale : on peut dire que toute excitation émotive, cérébrale directe ou sensitive générale, produit la congestion active du cerveau, quel que soit au même moment l'état de la circulation aortique.

« Or cette congestion du cerveau *précède* toujours l'élévation de la pression artérielle ; elle ne peut donc lui être subordonnée et doit être comprise comme une réaction circulatoire *locale*, au même titre que la vaso-dilatation cutanée et musculaire. »

Enfin David Ferrier, Horsley et François Franck ont obtenu par des excitations corticales localisées des expressions émotives chez les animaux, ce qui constitue une preuve décisive de l'indépendance du cerveau vis-à-vis des variations émotives de la circulation générale.

Étude des cas pathologiques. — Nous avons enfin à examiner ce qui se passe quand il y a, non pas vivisection d'une partie du névraxe, mais inhibition de son fonctionnement avec abolition de la sensibilité. W. James pensait qu'on obtiendrait une preuve positive de sa théorie si on pouvait trouver un sujet absolument anesthésié, intérieurement et extérieurement, mais non paralytique, de telle sorte que les objets capables de provoquer l'émotion pussent susciter de sa part les expressions corporelles ordinaires et qui, interrogé, affirmerait qu'il n'a ressenti aucune affection émotionnelle subjective.

Je ferai remarquer que les desiderata de cette expé

rience cruciale sont impossibles à réaliser, d'une part parce qu'il est contradictoire physiologiquement d'admettre une abolition totale de la sensibilité avec conservation de la motilité, et d'autre part parce que l'anesthésie *complète* entraînerait la mort par inhibition.

Cette expérience est cependant partiellement réalisable de deux façons : spontanément, certains cas d'hystérie présentent de l'anesthésie interne et externe extrêmement développée, et, expérimentalement, on peut la provoquer par suggestion chez des sujets hystériques hypnotisables. Voyons ce qui se passe dans ces conditions.

Les cas d'anesthésie généralisée et profonde sont assez fréquents, et un certain nombre ont été publiés, mais la plupart n'ont pas été observés au point de vue de la théorie de l'émotion. Dans un premier travail sur sa théorie, W. James en avait signalé trois à l'appui de sa thèse, dont deux seulement pouvaient être utilisés. L'un du Dr Winter, où on dit seulement que le patient était inerte et phlegmatique, et où on fit peu d'attention à son état psychique ; l'autre, le fameux cas de Strümpell, où l'on voit que le patient, apprenti cordonnier âgé de 15 ans, entièrement anesthésié, intérieurement et extérieurement, à l'exception d'un œil ou d'une oreille, avait manifesté de la *honte* dans une occasion où il avait sali son propre lit, et du *chagrin* à la pensée qu'il ne pourrait plus goûter la saveur d'un mets qu'on lui présentait et qui était autrefois son mets préféré. Dans certaines occasions ce sujet avait présenté aussi de la surprise, de la peur et de la colère.

Depuis, W. James rapporte, d'après les auteurs, deux autres cas, décrits par le Dr Berkley, de Baltimore,

Je cite W. James lui-même[1] : « La première malade était une Anglaise, qui avait entièrement perdu les sens de la douleur, du froid, du chaud, de la pression et de l'équilibre, de l'odorat, du goût et de la vue. Les sens du toucher et de la position n'étaient pas complètement disparus, mais gravement altérés, et elle pouvait entendre un peu. Quant aux sensations viscérales, elle n'avait pas eu faim ou soif depuis deux ans, mais elle était avertie par la sensation du besoin d'évacuer. Elle rit à une plaisanterie, montre du chagrin, de la honte, de la surprise, de la peur et de la répulsion. Le Dr Berkley écrit ce qui suit au Dr Worcescester : « Mon impression personnelle, résultant de l'ob- « servation de la malade, est que toutes les sensibilités « mentales émotionnelles sont présentes, un peu moins « vives seulement que dans l'état normal, et que les « émotions sont à peu près naturelles, nullement froides, « ni dépourvues de passion. »

« Le second cas était celui d'une femme russe qui avait perdu complètement la sensibilité cutanée, et presque complètement la sensibilité musculaire. La vue, l'odorat, l'ouïe restaient ; on ne dit rien de la sensation viscérale. Elle montrait de la colère et de l'amusement et pas la moindre apathie. » Ces cas, qui sont très fréquents chez les hystériques, ne présentent rien de bien particulier, comme on voit, et vont même tout à fait à l'encontre de la théorie de W. James. Mais il y a lieu d'y revenir, car on a considéré les choses d'une façon trop grossière et trop sommaire. On voit des hystériques anesthésiques devenir dans certains cas inémotives, et dans d'autres au contraire avoir une émotivité

1. *La théorie de l'émotion*, trad. par G. Dumas. F. Alcan, p. 163.

exagérée. Nous devons donc analyser les faits d'une façon plus approfondie et voir à quoi tient cette différence, sur un fond en apparence semblable.

Mais je citerai auparavant un cas personnel que j'ai étudié autrefois au point de vue qui nous intéresse[1]. Son observation avait été publiée antérieurement par M. Pronier dans la *Revue de Médecine* (1893, p. 588), sous le titre : *Anesthésie généralisée : son influence sur la conscience et le mouvement*. J'ai eu l'occasion de le voir dans le service du Dr Déjerine à Bicêtre.

Il s'agit d'un homme de quarante-quatre ans, avec tares héréditaires, nerveuses et mentales. Accidents névropathiques dès l'enfance. A vingt-deux ans, à propos d'un vif chagrin, crise convulsive suivie d'agitation et de délire. A vingt-cinq ans changement insensible du caractère, affaiblissement progressif des membres inférieurs, avec accès de tremblement provoqués par la moindre émotion. Aggravation persistante pendant les dix années suivantes. A trente-cinq ans, admission à Bicêtre, où l'on constate, outre la faiblesse générale, du tremblement intentionnel des membres et de l'embarras de la parole. A quarante et un ans, apparition de plaques d'anesthésie à la face antérieure des cuisses, puis extension de cette anesthésie, qui envahit peu à peu toutes les parties du corps et tous les modes de sensibilité. Enfin, actuellement, parésie de l'appareil musculaire tout entier : la force est très diminuée, la marche est presque impossible, la physionomie n'a aucune expression, la parole est lente et embarrassée. Le sens tactile est totalement aboli, ainsi que la sensibilité à la pression ; le sens thermique a disparu ;

1. *Recherches sur les rapports de la sensibilité de l'émotion.* Rev. Philos., mars 1894.

l'analgésie est complète ; les muqueuses de la conjonctive, de la langue, du pharynx, de l'anus, du gland sont insensibles à toutes les excitations. Il en est de même de l'urètre et de la vessie. L'estomac, le rectum sont également insensibles. Le sens musculaire est complètement aboli. Le sentiment de la faim et de la satiété sont nuls ; les besoins de la miction et de la défécation ne sont pas sentis, et le malade gâte; la vue est très affaiblie ; l'ouïe est à peu près normale ; le goût est supprimé et l'odorat également. Les réflexes cutanés et tendineux sont nuls. Tel est le résumé de l'observation de M. Pronier.

Voici maintenant ce que j'ai observé et les réponses textuelles que j'ai obtenues du malade. Son anesthésie organique est encore plus complète que d'après cette description, car elle s'étend à l'appareil respiratoire et au cœur. « Je sais, me dit-il, que j'ai un cœur, mais je ne le sens pas battre, sauf quelquefois, très faiblement. » Quand arrive un événement qui devrait l'émouvoir, il ne le sent pas davantage. Il ne se sent pas non plus respirer et ne sait pas s'il fait une forte ou une faible inspiration. « Je ne me sens pas vivre, dit-il. » Dans les premiers temps de sa maladie, il lui est arrivé plusieurs fois de se croire mort (J'ai souvent observé ce phénomène chez des malades atteints d'anesthésie viscérale et surtout d'analgésie). Il ne sait pas s'il dort ou s'il veille. Tantôt il dort d'un sommeil lourd, tantôt il ne dort pas du tout : « Je n'ai pas un réveil comme tout le monde, me dit-il, et dès que je suis réveillé, il me prend l'idée qu'il est arrivé un malheur chez moi et j'ai de l'angoisse. » Il ne pense à rien par moment. Quand il pense à quelque chose, c'est à son ménage ou à la guerre de 1870, qu'il a faite. Les gens qu'il voit aller et venir autour de lui lui sont absolument indifférents. Il ne se rend pas compte de ce qu'ils font. « Des fois, dit-il, ils ont l'air d'hommes pas naturels, d'hommes mécaniques ». Ces troubles dans l'appréciation du monde extérieur par la vue sont les mêmes pour l'ouïe. « Je n'entends plus de la même façon ; on dirait que ça résonne dans mon oreille, mais que ça n'entre pas dans ma tête. Ça n'y reste pas longtemps. » Son aprosexie est complète et il est incapable de s'intéresser à quoi que ce soit.

Rien ne lui fait plaisir. « Je suis insensible à toutes choses ; rien ne m'intéresse ; je n'aime personne, je ne déteste personne non plus. » Il ne sait même pas si cela lui ferait plaisir de guérir, et l'affirmation que je lui fais que cela est possible ne détermine aucune réaction chez lui, pas même de surprise ou de doute. La seule chose qui paraisse l'émouvoir un peu c'est la visite de sa femme. Quand elle paraît dans la salle, « ça me donne un coup dans l'estomac, dit-il, mais sitôt que je la vois, je voudrais qu'elle soit partie. » Souvent il a peur que sa fille soit morte. « Si elle mourait, je crois que je ne lui survivrais pas ; pourtant si je ne devais pas la revoir, ça ne me ferait rien. »

Les représentations mentales sont nulles, et il ne peut se représenter même sa femme dès qu'elle n'est plus là. La faiblesse des sensations qui lui restent provoque un état d'incertitude sur tout : « Je ne suis jamais sûr de rien. » Rien ne le surprend, rien ne l'étonne. Cet état d'apathie, d'indifférence, d'inémotivité extrême, sinon absolue, est survenu lentement et s'est développé parallèlement à l'anesthésie. Ce cas réalise donc d'une façon aussi complète que possible l'expérience réclamée par W. James.

A l'époque où j'écrivais ces lignes je n'avais pas encore établi ma théorie de l'hystérie, considérée comme un état d'inhibition cérébrale se traduisant essentiellement, au point de vue somatique par des troubles de sensibilité et de motricité, viscéraux et vaso-moteurs, et psychologiquement par un vigilambulisme plus ou moins marqué, avec tous les troubles de conscience, de mémoire, d'attention, de volonté et de personnalité que cela comporte.

Depuis cet exemple j'ai rencontré bien d'autres cas d'anesthésie généralisée aussi marquée que dans celui-ci, et je me suis naturellement préoccupé de la lumière qu'ils pouvaient apporter à la question de la nature de l'émotion. Je dois dire que ces cas, qui, au premier abord, paraissent plaider en faveur de la théorie de W. James, et qu'il a lui-même rapportés, ainsi que les expériences dont je parlerai tout à l'heure comme une confirmation de sa thèse[1], ne sauraient en réalité être utilisés, et ceci pour la raison suivante.

Quand on considère l'anesthésie des hystériques, et, d'une façon générale, de toutes les maladies par inhibition du système nerveux central, il ne faut pas oublier que cette anesthésie périphérique n'est que la projection de l'anesthésie corticale. On ne peut donc pas dire que, si le sujet a une moindre émotivité, s'il n'est plus capable de certaines émotions, cela tient à ce qu'il n'a plus conscience des variations périphériques. Ces variations périphériques n'existent que peu ou point, et loin d'être la cause des états émotionnels, elles sont subordonnées à l'état d'inhibition cérébrale, et se produisent au prorata de cette inhibition, et par con-

1. *La théorie de l'émotion*. Trad. G. Dumas. Paris, F. Alcan.

séquent de l'émotivité, c'est-à-dire de l'excitabilité dont est encore susceptible l'écorce cérébrale. L'anesthésie généralisée des névroses ou des psycho-névroses n'est en aucune façon comparable à celle produite par la section des nerfs ou de la moelle. Or, nous avons vu que celle-ci n'amène nullement de modifications dans les émotions, le cerveau n'étant pas touché. Dans les cas d'anesthésie par inhibition cérébrale, au contraire, l'émotivité est modifiée, diminuée, certaines émotions peuvent disparaître. Mais ce n'est pas parce les variations périphériques émotionnelles ne sont plus perçues par le cerveau ; ces variations ne se produisent plus, montrant ainsi qu'elles sont sous la dépendance des modifications corticales, et non les modifications corticales sous leur dépendance. Il n'y a plus d'émotion dans ces cas, parce qu'il n'y a plus d'émotivité, plus d'excitabilité de l'écorce cérébrale. Car il est prouvé surabondamment aujourd'hui que toutes les impressions dans ces cas parviennent en réalité au cerveau, mais qu'elles sont incapables d'y produire des phénomènes réactionnels, soit moteurs, soit de représentation consciente. L'excitation portée sur un sens qui, à l'état normal, atteint le centre cortical, et y détermine un état émotionnel, se traduisant à la périphérie par tous les symptômes ordinaires des émotions, atteint bien toujours le centre cortical quand il y a inhibition cérébrale, car les voies centripètes nerveuses et médullaires sont indemnes ; mais l'inhibition cérébrale empêche l'irradiation dans le cerveau de l'excitation transmise. Dès lors, pas d'émotion constatée, ni moralement ni physiquement. Qu'en conclure, sinon que c'est au niveau même de l'écorce cérébrale que se produit le phénomène émotion.

Quand je dis qu'il n'y a aucune manifestation somatique des émotions, ce n'est pas tout à fait exact. Il y a toujours une certaine réaction corporelle, qui se produit par les voies réflexes sous-corticales, indemnes, l'excitation quelle qu'elle soit amenant forcément une décharge motrice. Mais cette décharge motrice ne s'accompagne nullement d'émotion. C'est un simple réflexe, qui peut même quelquefois être perçu par le sujet, mais qui ne revêt aucun caractère émotionnel. C'était le cas de notre sujet qui, à la vue de sa femme, éprouvait au premier moment une sensation de choc dans l'estomac. C'est ce qu'on observe dans bien d'autres cas, et qui apparaît nettement dans les expériences que je rapporterai tout à l'heure.

Si intense que fût l'anesthésie dans les cas où elle était le plus généralisée, je n'ai jamais observé d'abolition complète de l'émotivité. Par contre, j'ai rencontré fréquemment des cas dans lesquels l'anesthésie était moins profonde et moins généralisée, et où l'émotivité était très diminuée. A quoi tenaient ces différences ?

Il y a lieu, tout d'abord, de considérer à quoi se rapportent les émotions subsistantes. Toutes les circonstances qui ont provoqué des troubles hystériques plus accentués, ou déterminé pour la première fois ces phénomènes chez un sujet, ont toujours un caractère émotionnel plus ou moins marqué. Or, le sujet conserve toujours le souvenir plus ou moins net de ces émotions. Ce sont même elles qui donnent lieu à ce qu'on a appelé les idées fixes, lesquelles ne sont que des états émotionnels fixes. Dans ce cas, le sujet, tout en devenant, par le fait de son inhibition cérébrale, incapable d'éprouver de nouvelles émotions susceptibles de modifier l'état cérébral ancien persistant, reste toujours capable de ressentir les émotions du genre de celle qui est restée à l'état fixe, ou ayant un rapport quelconque avec elle. C'est là un fait bien connu sur lequel je n'ai pas besoin d'insister. Il suffit de parler d'un accident analogue à celui qui a déterminé une crise ou un trouble quelconque chez un sujet pour voir la crise ou le trouble se reproduire immédiatement. Par contre, l'évocation d'émotions qui n'ont pas déterminé chez lui d'accidents hystériques est devenue incapable de le troubler.

Autre fait. Vous entendez fréquemment des hystériques profondément atteintes vous dire, comme j'en ai cité des exemples[1] : « Vous pouvez bien me dire si ma grand'mère est morte, ça m'est égal », alors qu'en autre temps elles auraient été bouleversées par une nouvelle de ce genre, touchant une personne qu'elles aimaient. C'est là un phénomène très fréquent, et qui s'observe dans des cas où il ne semble pas cependant y avoir une anesthésie très profonde, ni absolument généralisée, et où on observe, par contre, des émotions diverses, assez vives même quelquefois, à propos des circonstances actuelles.

On voit ordinairement s'associer ces deux faits en apparence contradictoires : conservation de certaines émotions à propos de faits passés, perte de certaines émotions à propos de certaines personnes. J'ajoute, pour préciser les conditions, que l'on observe cette particularité chez des sujets éloignés pour une raison ou une autre des personnes au sujet desquelles l'émotion ne se produit plus, et particulièrement chez des malades soumis à l'isolement thérapeutique.

1. Voir *Genèse et nature de l'hystérie*. t. II.. Paris, F. Alcan.

Or, que constate-t-on dans ce cas ? Un phénomène fort important, et qui éclaire singulièrement la question qui nous occupe, à savoir la perte de la représentation mentale. Les centres corticaux, atteints d'une inhibition qui permet encore de percevoir les sensations présentes, sont devenus incapables de se les représenter dès qu'elles cessent de venir les exciter. Il se produit pour la représentation ce qui se produit pour le mouvement. Dès qu'on immobilise un membre chez un sujet atteint d'hystérie, c'est-à-dire d'inhibition cérébrale, le centre de ce membre cesse de représenter le mouvement et par conséquent de permettre de l'accomplir, et la perte de la représentation motrice survient au même titre, et pour la même cause, que la perte du mouvement.

Dans le premier cas, le sujet, étant cérébralement fixé dans l'état où il a été mis par l'émotion qui a déterminé ses accidents hystériques, reste toujours susceptible de percevoir et de se représenter des événements et des impressions semblables à ceux qui sont toujours présents dans sa pensée, au point qu'il se croit souvent au moment même où ils se sont produits. Par contre, il a perdu le pouvoir de se représenter les personnes, les faits d'un autre ordre. Il perd habituellement le souvenir des traits des personnes qu'il aimait le mieux, il va jusqu'à ne plus pouvoir se représenter sa maison, son intérieur, sa ville. Dans ces conditions, l'idée qu'une personne qu'il aimait est morte ne lui représente rien, car il ne peut ni se représenter la personne, ni les sentiments qu'il avait pour elle. Cela lui est dès lors aussi indifférent que si on lui annonçait la mort du grand lama, et il n'est pas rare de le voir se reprocher cette indifférence, qu'il *sait* être anormale, antinaturelle, mais qu'il ne peut vaincre parce qu'il *ne se représente plus* les conditions externes et internes qui pourraient l'en tirer.

Cette perte du pouvoir de représentation mentale se rencontre à tous les degrés, et peut s'accompagner d'une amnésie rétro-antérograde plus ou moins marquée, sans que pour cela il y ait une anesthésie des organes périphériques très marquée. Et ce contraste nous permet de préciser encore davantage le rôle essentiel de la représentation dans le mécanisme de l'émotion. Dans les cas, en effet, où il y a à la fois anesthésie périphérique et viscérale, parésie musculaire, affaiblissements sensoriels, la perte de représentation peut tenir à ce que les centres à mettre en jeu, sous l'influence d'une excitation psychique ordinairement évocatrice, ne fonctionnant plus, la réponse à cette excitation ne se fait pas et la représentation n'a pas lieu, la représentation se produisant, ainsi que je me suis efforcé de le démontrer[1], dans les mêmes centres que la sensation elle-même.

Mais elle peut provenir aussi de ce que le centre d'aperception, le centre psychique proprement dit, le lobe frontal, étant inhibé, il n'envoie plus d'excitation aux centres de perception et de représentation. Ceux-ci ont beau être en état de fonctionner, ils ne sauraient donc le faire, sans recevoir d'incitation du centre psychique. Or, c'est ce qui se passe dans les cas où l'on voit des sensations périphériques presque normales coïncider avec la perte de représentation. Cette dernière peut être telle qu'il y a une amnésie rétro-antérograde très marquée. J'en ai rapporté autrefois[2] cinq cas, dont

1. *Le Problème de la Mémoire*. Paris, F. Alcan, 1900.
2. *Idem*.

quatre personnels et un dû au Dr Comar, et j'en ai signalé depuis, à la Société Médico-Psychologique[1], un nouvel exemple, où on voyait nettement la perte de représentation et de mémoire liée au fonctionnement insuffisant du centre psychique, insuffisance qui se traduisait objectivement par de l'anesthésie frontale, alors que le reste du crâne, correspondant aux régions de l'encéphale où sont répartis les différents centres sensitivo-moteurs et sensoriels, centres de perception et de représentation, était redevenu parfaitement normal au point de vue de la sensibilité. Dès qu'on réveillait l'activité de ce centre psychique, la mémoire et le pouvoir de représentation reparaissaient.

Or, dans tous les cas, les sujets pouvaient présenter des émotions à l'occasion des faits actuels, des sensations présentes, mais aucune lorsqu'on leur parlait de faits se rapportant à ceux dont ils avaient perdu la représentation, et qui avaient été capables autrefois d'éveiller chez eux des émotions.

Depuis lors, j'en ai rencontré bien des exemples nouveaux. Je n'en citerai que deux. Dans le premier il s'agissait d'un homme de 48 ans, présentant une anesthésie et une analgésie généralisées, à la suite de chagrins, et ayant des crises d'étouffement, et de nombreuses manifestations hystériques, telles qu'anorexie, insomnie, etc. Il était devenu indifférent à tout et ne trouvait plus d'intérêt que dans une seule chose, le jeu, auquel il se livrait d'une façon impulsive, automatique, presque inconsciente, et sans y éprouver d'ailleurs aucune émotion quand il perdait ou gagnait. Isolé et traité par la mécanothérapie, sa sensibilité reparut assez vite,

1. *Annales Médico-Psychologiques*, 1903.

ses fonctions générales se rétablirent, mais il conserva une perte de représentation très étendue pour tous les siens et pour tout ce qui le touchait antérieurement. La nouvelle que sa sœur, qu'il aimait beaucoup, était malade le laissa absolument indifférent, alors que le départ d'un des malades qu'il avait connus au sanatorium l'émotionnait comme s'il se fût agi d'un ami d'enfance. Toutes les impressions actuelles étaient capables de l'émouvoir ; tout ce qui était antérieur à sa cure, et dont il avait perdu la représentation, non en tant que fait, mais en tant que sentiment, le laissait au contraire absolument indifférent. Cette indifférence disparut dès qu'il recouvra son pouvoir de représentation, en même temps que son émotivité, exagérée sous l'influence des moindres incidents actuels, diminuait en proportion.

Dans le second cas, il s'agit d'un homme atteint d'hystérie traumatique à un degré d'une intensité extrême avec anesthésie généralisée, superficielle et profonde, ralentissement du cœur, anorexie complète, contracture des membres inférieurs, tremblement du bras droit, attaques violentes dans lesquelles il revoit l'accident dont il a été victime, ischurie extrême, troubles respiratoires avec arrêts de respiration durant jusqu'à 4 minutes, amnésie antérograde complète, et perte de représentation de tout ce qui se rapporte à lui depuis son accident, ne sachant que parce qu'on le lui a dit qu'il est marié, qu'il a une fille, mais ne sachant ni leur nom, ni leur âge, ne pouvant se rappeler leurs traits, ni ceux de ses amis et parents. Comme il arrive ordinairement dans ces cas, pour des raisons sur lesquelles je ne veux pas m'étendre ici, la perte de représentation ne porte absolument que sur les choses et les gens qui sont directement reliés à sa personnalité. C'est ainsi qu'il se rappelle tous les pays où il a voyagé, tous les incidents de sa vie antérieurs à son accident, mais ne peut se rappeler, ni se représenter son mariage, sa femme, sa fille, ses amis, son médecin, sa maison, sa ville, quoique tout cela lui ait été connu avant sa maladie. Au début de son traitement il était dans un état de vigilambulisme complet et ne se souvenait de rien d'un moment à l'autre. Rien ne l'émouvait, sauf les bruits qui le surprenaient brusquement, et qui lui produisaient une commotion toute physique. Sous l'influence du réveil cérébral par la méthode que j'ai indiquée, son obnubilation intellectuelle s'effaça peu à peu, il fit sa régression de personnalité jusqu'au moment de son accident, puis redescendit le cours de son existence, comme cela se passe ordinairement. En même temps il devenait beaucoup plus émotif, et même quelquefois d'une émotivité exagérée à la lecture ou au récit de quelque événement triste ou passionnant, à propos d'un incident quelconque dont il était témoin. Par contre, il n'avait aucune émotion quand il s'agissait des personnes dont il avait perdu la représention, tout en sachant qu'elles existaient. Au moment où il était dans cet état il vit son beau-frère, ne le reconnut pas, et quand l'autre se fut nommé, il lui dit simplement: « Ah ! c'est toi ! comment vas-tu? » comme s'il l'avait vu la veille. Une seule chose l'attristait, — mais c'était une chose actuelle, — de ne plus pouvoir se rappeler le nom de sa femme et de sa fille, parce qu'il lui semblait que c'était de sa part un manque de cœur.

Je lui demandai ce qu'il aurait ressenti si son beau-frère lui avait annoncé de mauvaises nouvelles concer-

1. Voir *Genèse et nature de l'hystérie*, t. I, et l'*Hystérie et son traitement*. Paris, F. Alcan, 1901.

nant sa femme ou sa fille qu'il adorait. « C'est curieux, me dit-il, ça ne m'aurait rien fait du tout ; je ne comprends pas ça, mais c'est pourtant la vérité. » A quelque temps de là, le réveil cérébral s'accentuant, il lit dans un journal qu'une enfant a été enlevée par des bohémiens. Cela l'émeut, et par association d'idées il se dit que cela pourrait arriver à sa fille, et il se met à pleurer à cette idée. Il pense également à sa femme, et se demande avec inquiétude si elle ne serait pas malade. Quoiqu'il ne puisse encore se les représenter réellement, son sentiment pour elles revient, et la seule supposition qu'il peut leur arriver quelque chose de fâcheux suffit à l'émouvoir.

L'émotivité s'est donc développée chez ce malade parallèlement au réveil de ses fonctions cérébrales, d'abord dans le domaine physique, puis intellectuel, et enfin dans celui de la personnalité morale, le plus profond, le plus intime. Dès qu'il a recouvré de la lucidité intellectuelle, dès que ses sens se sont éclaircis, il a commencé par éprouver de l'émotion à l'occasion des impressions actuelles, présentes. Il en était également capable au souvenir des événements de son existence dont il avait la représentation. Par contre, tout ce dont il avait perdu la représentation mentale, alors même qu'il en connût l'existence et les rapports avec lui-même, le laissait inémotif. Dès que, cependant, un commencement de représentation apparaît en lui à cet égard, nous le voyons immédiatement devenir susceptible d'émotion.

Le réveil cérébral s'étant produit, la sensibilité crânienne reparut et en même temps la mémoire et le pouvoir de représentation. Mais, parallèlement aussi l'émotion se montra à l'occasion de toutes les personnes, de tous les souvenirs qu'il peut se représenter enfin. Et il remarquait lui-même la chose en me disant, comme le malade de M. Pronier : « C'est singulier, je me faisais quelquefois du mauvais sang en m'imaginant que ma femme ou ma fille étaient malades, et si vous me l'aviez réellement annoncé, ça ne m'aurait presque rien fait. » C'est qu'en effet quand il s'imaginait leur maladie à tort, il avait spontanément un certain état de représentation mentale, tandis que si je le lui avais annoncé, je n'aurais pas pu éveiller chez lui une représentation analogue en raison de son état d'inhibition cérébrale. Étant, à la suite de son premier réveil cérébral, retombé sous un certain degré d'inhibition cérébrale avec diminution notable de la sensibilité crânienne et surtout frontale, son pouvoir de réprésentation s'affaiblit considérablement et il en fut de même de son émotivité.

Il est, de plus, à remarquer que si la sensibilité était revenue au front et au crâne par le réveil cérébral, accompagné du retour de la mémoire et de la représentation mentale, les membres et les viscères n'avaient recouvré que très imparfaitement leur sensibilité, dont l'état rudimentaire contrastait singulièrement avec celle du crâne. Or, malgré cela, l'émotivité était très grande, et les émotions se produiraient normalement. Pouvoir de représentation, sensibilité cérébrale et émotivité se sont donc montrés parallèlement chez ce malade, comme chez tous ceux, d'ailleurs, du même genre que j'ai pu observer; et, en même temps, absence de rapport entre le retour de l'émotivité et celui de la sensibilité et des fonctions périphériques.

Ces faits nous démontrent plusieurs choses. Tout d'abord, nous voyons que, malgré la conduction des impressions, des excitations aux centres nerveux —

qui, bien qu'inconsciente, existe réellement — l'émotion ne se produit pas, si ceux-ci ne sont pas capables de réagir. Il y a bien un choc, une réaction à l'excitation, par simple voie réflexe, vraisemblablement sous-corticale, mais il n'y a ni les réactions variées et spéciales aux diverses émotions, ni le sentiment qui accompagne les émotions. Il y a, et il ne peut pas en être autrement, une décharge nerveuse à la périphérie, mais rien d'autre, rien qui ressemble à une émotion au sens réel du mot. Ce qui fait l'émotion, c'est donc uniquement le cerveau, et, pour préciser, l'écorce cérébrale. C'est à son niveau que se fait la diffusion de l'excitation, diffusion qui explique précisément la multiplicité des phénomènes de l'émotion. C'est son excitabilité qui permet cette diffusion, et c'est là ce qu'au point de vue psychologique on appelle l'émotivité. Ce n'est donc pas la perception des variations périphériques qui produit l'émotion. Ces variations périphériques ne peuvent exister que si l'écorce cérébrale présente l'excitabilité, l'émotivité voulue, pour que l'excitation qui l'atteint produise une décharge diffuse et amène ainsi ces variations périphériques.

Une seconde déduction me paraît s'imposer : nous voyons l'émotion reparaître avec le retour de l'activité cérébrale, avec la disparition de son inhibition, mais il y a autre chose. Nous constatons, en effet, que la cause des émotions, leur objet pour mieux dire, varie suivant les régions de l'écorce cérébrale qui sont en état d'activité ou d'inhibition : lorsque les régions des centres sensitivo-moteurs, sensoriels, vaso-moteurs, lorsque toute cette portion de l'écorce, que j'ai appelée le « cerveau organique » parce qu'elle contient tous les centres des fonctions organiques, est seule en activité, alors que le

« cerveau psychique », la région antérieure du lobe frontal, est encore inhibé, les émotions ne se produisent qu'à l'occasion des faits actuels, c'est-à-dire, en somme, des impressions présentes. Toutes celles qui auraient pour objet des événements ou des personnes dont la représentation mentale est perdue, alors même que le souvenir abstrait, pur, en est conservé — et j'entends par là qu'on *sait* les choses, mais qu'on ne les *sent* pas, qu'on ne se les représente pas par rapport à soi — toutes ces émotions, dis-je, ne peuvent plus se manifester. Elles reparaissent, au contraire, dès que la représentation mentale est recouvrée. Cette différence correspond à celle qui existe entre ce que j'ai appelé la personnalité actuelle et la personnalité totale [1]. Quand le cerveau organique fonctionne seul, nous n'avons de nous-mêmes, de notre personnalité, que le sentiment de notre existence et de notre fonctionnement actuels ; lorsque le cerveau psychique est à son tour en activité, nous avons à la fois le sentiment de cette personnalité actuelle, mais encore celui de notre personnalité passée qui lui est reliée, de notre personnalité totale par conséquent. C'est par les sensations que nous avons le sentiment de la première, c'est par les représentations que nous avons celui de la seconde.

Les émotions, nous le voyons, se comportent de même, et évoluent parallèlement à la sensibilité et à la personnalité. Lorsque le cerveau organique est seul en activité, c'est-à-dire que son écorce est seule excitable, autrement dit émotive, les sensations sont perçues, tantôt comme sensations, tantôt comme émotions, suivant les lois générales que nous avons examinées dans le

1. Voir *Genèse et nature de l'hystérie.*

chapitre précédent, en même temps que cet ensemble de sensations et d'émotions nous donne le sentiment de notre personnalité physique et morale actuelle.

Lorsque le cerveau psychique recouvre à son tour son activité, les représentations reprennent leur cours et s'accompagnent, comme les sensations elles-mêmes, tantôt d'émotions, tantôt non, en même temps que le sentiment de notre personnalité complète se constitue.

Toute région cérébrale ayant perdu son excitabilité, son émotivité par conséquent, cesse donc d'être susceptible de donner naissance à des émotions ayant pour objet des excitations dont elle est l'aboutissant normal. Il est évident que les composantes d'une émotion sont trop nombreuses en général pour qu'on puisse facilement constater l'atténuation ou la disparition d'une d'entre elles dans ces conditions. Et il faut ajouter qu'en outre il n'est pas très fréquent d'avoir affaire à une inhibition localisée du cerveau, et que, lors même qu'elle existe, il est assez difficile de pouvoir lui attribuer le rôle qu'elle joue dans telle ou telle émotion. Cela se peut cependant, pour la pudeur par exemple, et dans d'autres cas, sur lesquels j'aurai l'occasion de revenir à propos des lois de la localisation des émotions.

Mais, du moins, avons-nous des cas pathologiques qui nous permettent de différencier nettement les émotions, suivant que l'inhibition atteint le cerveau organique ou le cerveau psychique. Nous pouvons prévoir, dès maintenant, qu'il n'y a pas de siège des émotions, pas plus dans l'écorce cérébrale qu'au-dessous. Toute portion active de l'écorce est susceptible d'émotion, comme de sensation et de représentation. C'est l'excitabilité, c'est-à-dire l'émotivité, qui subordonne, qui conditionne l'émotion, comme je l'ai déjà établi.

Mais ce n'est pas tout encore. Nous pouvons pousser l'analyse plus loin, et nous demander quelles sont, parmi les formes d'anesthésie, celles qui, par leur siège ou par leur nature, sont le plus capables de s'accompagner d'inémotivité. Nous avons vu, en effet, pourquoi certains sujets anesthésiques, en apparence de la même façon, étaient tantôt émotifs, tantôt non, ou émotifs sous certains rapports et pas sous d'autres, en raison de la fixation de leur état émotionnel au moment de l'inhibition cérébrale, ou en conséquence de la perte du pouvoir de représentation.

Mais, parmi les malades anesthésiques, il y a lieu d'établir des distinctions suivant le siège et la nature de leur anesthésie. Il va sans dire que lorsque je parle du siège de leur anesthésie, ce n'est pas sa localisation périphérique qu'il faut avoir en vue, mais le centre cortical qui tient sous sa dépendance la région périphérique anesthésiée, car cette anesthésie n'est que le signe objectif du défaut de fonctionnement normal du centre cortical. Parmi les malades atteints d'inémotivité plus ou moins marquée, il en est deux genres qu'il faut signaler d'une manière particulière : les premiers sont atteints d'*analgésie*, les seconds d'*anesthésie viscérale*.

L'analgésie avec conservation de la sensibilité tactile se rencontre dans un certain nombre de psychoses, et particulièrement chez des mélancoliques avec tendance à la stupeur. Chez tous les mélancoliques, d'ailleurs, la tendance à l'inémotivité est manifeste, et c'est même là-dessus qu'ils se basent fréquemment pour vous démontrer qu'ils n'aiment plus personne, qu'ils sont incapables de compatir aux maux des autres, qu'ils sont par conséquent indignes, etc. Dans les cas de stupeur on sait, par le récit des malades eux-mêmes après leur guérison que, contrairement à leur apparence, ils voient et comprennent tout ce qui se passe autour d'eux et s'en souviennent parfaitement. Mais ils sont incapables d'y réagir, non seulement par des mouvements, mais par la parole, et même enfin par ce mouvement intérieur qui constitue l'émotion physique. Leur inhibition cérébrale, au moins dans les régions qui gouvernent l'organisme, est beaucoup trop considérable. Ils sont figés dans leur attitude mentale, morale, comme dans leur attitude physique. Dès qu'ils commencent à aller mieux, l'émotivité reparaît, c'est-à-dire dès que le fonctionnement cérébral commence à revenir, ce dont on a la preuve dans le rétablissement des diverses fonctions organiques, et particulièrement des fonctions vaso-motrices et sécrétoires, qui sont si fortement atteintes dans les états mélancoliques.

Or, cette analgésie peut persister dans des cas de mélancolie chronique, alors que le fonctionnement organique se rétablit d'une façon normale, que le sommeil, la nutrition générale, la circulation reprennent leur cours normal, sans que l'état mental se modifie. Ce qui caractérise alors particulièrement cet état mental, c'est l'insensibilité morale, l'inémotivité, l'indifférence complète. Et nous la voyons précisément coïncider avec la persistance d'une analgésie quelquefois si marquée que les malades se livrent à des auto-mutilations graves. Or, cette analgésie est manifestement d'origine cérébrale, et nous voyons ainsi que les excitations, capables en temps ordinaire de déterminer des réactions émotionnelles, doivent atteindre le cerveau pour provoquer les modifications périphériques, et que celles-ci ne se produisent pas par voie réflexe sous-corticale. Car elles pourraient se produire dans ces cas de mélancolie avec stupeur où la perception des événements est conservée. Contrairement à la théorie de W. James, que les changements corporels suivent immédiatement la perception du fait existant, cette perception n'est donc pas suffisante pour déterminer ces changements corporels, — ou, avec Lange, des phénomènes vaso-moteurs, — dont le sentiment conscient que nous en avons constitue, pour ces auteurs, l'émotion. Nous voyons, en effet, que, malgré la connaissance que le sujet a du fait excitant, il ne se produit aucun changement corporel, aucune réaction vaso-motrice.

On pourrait dire, dans le cas de mélancolie avec stupeur, que tous les centres vaso-moteurs capables de réagir étant inhibés eux aussi, il est naturel que l'on n'observe pas d'émotion, puisqu'ils ne fonctionnent pas. Mais il n'en est plus de même dans les cas de mélancolie chronique où la perception est conservée, et où les centres vaso-moteurs et organiques ont repris leur fonctionnement normal. Toutes les conditions paraissent donc réunies, et cependant l'émotion ne se produit pas. Or, nous constatons en même temps qu'il y a un élément qui persiste, et qui est l'analgésie. Cette analgésie n'est que l'indice d'un trouble fonctionnel spécial — non encore déterminé sans doute, mais qui n'en est pas moins réel — de l'écorce cérébrale. Nous sommes ainsi amenés à considérer l'émotion comme conditionnée uniquement par le fonctionnement de l'écorce cérébrale.

Lorsqu'on parle d'analgésie dans ces cas, ce n'est pas le terme exact qui conviendrait. Il n'y a pas seulement insensibilité à la douleur, il y a aussi insensibilité au plaisir. Il y a, comme l'a dit Ribot, anhédonie. Aussi les sujets ne sont-ils pas plus capables d'émotions agréables que d'émotions pénibles. Ils sont dans un état d'indifférence absolue, plus même que d'indifférence, de négation de la peine et du plaisir. Et comme ces sentiments de douleur et de jouissance, de plaisir et de peine, sont les éléments les plus importants du sentiment de notre personnalité physique et morale, nous voyons ces malades arriver facilement aux idées dites de négation, où ils nient leur propre existence, tout en continuant à parler et à agir.

Nous voici par conséquent conduits à un nouveau point de vue, et amenés à conclure que, pour que la perception provoque des réactions émotionnelles, il est nécessaire que cette perception soit intégrée dans le sentiment de notre personnalité. Autrement, elle reste un fait de pure connaissance, incapable de modifier notre affectivité.

Si nous continuons l'analyse de ces cas de mélancoliques négateurs avec analgésie, nous voyons que les malades considèrent leurs membres et les différentes parties de leur corps comme étrangers à eux, comme faisant partie du monde extérieur, comme des objets qu'ils perçoivent en tant qu'objets, mais qu'ils ne rapportent pas à leur personnalité. Le sentiment de notre personnalité est essentiellement constitué par la synthèse des sensations organiques, principalement viscérales, et des sensations cérébrales, par notre cénesthésie générale en un mot.

Or, nous voyons que toutes les sensations organiques, à l'état subconscient tout au moins quelquefois, sont conservées : les sujets éprouvent et accomplissent leurs besoins naturels, font les mouvements volontaires adaptés à leur but, etc. — mais ne se les attribuent pas comme en étant la cause. Ce ne sont donc pas les sensations parties des organes et des membres qui nous donnent le sentiment de notre personnalité, ce sont les sensations cérébrales elles-mêmes, c'est-à-dire le sentiment que nous avons du fonctionnement de notre cerveau, tant dans ses centres sensitivo-moteurs que dans ses centres sensoriels, viscéraux et vaso-moteurs. Supprimez le sentiment de ce fonctionnement, les fonctions n'en continuent pas moins à s'accomplir, les perceptions et les sensations à se produire, les mouvements à se faire en rapport avec leur cause incitatrice. Mais tout cela se fait comme en dehors de nous, d'une façon indépendante dans l'espace, sans rapport entre les différentes parties entrant en jeu. La personnalité, c'est-à dire la synthèse de toutes ces actions et réactions, ne se constitue pas. Tout se réduit à de simples réflexes. Le sentiment d'unité fonctionnelle qui est le sentiment de personnalité ne se produit pas, et, s'il ne se produit pas, c'est que la cénesthésie cérébrale est atteinte. C'est au niveau du cerveau seulement que le groupement des sensations diverses peut se faire.

Mais il n'y a pas que les sensations qui proviennent de la périphérie, les phénomènes centripètes, qu'il faille considérer, ce sont même les moins importants relativement dans la constitution du moi. Il y a les sensations qui tiennent au fonctionnement même du cerveau ; les phénomènes centrifuges n'ont pas moins de valeur et nous donnent même un sentiment plus profond, plus réel, de notre existence, de notre moi.

Nous devons donc conclure que l'émotion n'est pas seulement liée d'une façon générale au fonctionnement de l'écorce cérébrale, à l'excitabilité, à l'émotivité de cette écorce, mais encore à la cénesthésie cérébrale, c'est-à-dire au sentiment que nous avons du fonctionnement de notre cerveau. Nous reviendrons plus loin sur cette question de la cénesthésie cérébrale, dont l'existence, contestée, nous paraît cependant évidente et démontrable, et dont les conséquences, au point de vue de la psychologie générale, sont considérables.

L'analgésie n'est que la marque de la perte de cette cénesthésie cérébrale, et nous avons vu quel rapport elle avait avec la personnalité. Les rapports de l'émotion avec la personnalité sont très importants à établir, car nous y trouvons en quelque sorte la clef des raisons pour lesquelles tels excitants sont ou non capables de déterminer en nous une émotion. Quoique nous ayons à y revenir plus tard, je dois en parler dès maintenant, car cela se rattache directement à ce que nous venons de voir.

J'ai dit dans le premier chapitre que c'étaient les modifications viscérales qui étaient le plus capables de déterminer des émotions, et que c'était également par des changements viscéraux que se manifestaient surtout les émotions, sans préjuger alors en rien de l'ordre de séquence des phénomènes dans le mécanisme des émotions. Le rôle que j'ai été amené à attribuer au sentiment de la personnalité, son interposition entre la perception et la réaction émotionnelle pour que celle-ci puisse se produire, m'obligent à reparler de la place que tiennent les sensations viscérales dans la constitution de la personnalité. C'est un point admis, je crois, d'une façon générale que ce sont elles qui y jouent le plus grand rôle. Or, ce sont elles aussi qui, comme j'ai cherché à l'établir précédemment, sont susceptibles de la plus grande diffusion dans le cerveau, en même temps que les émotions cérébrales diffuses amènent le plus facilement les réactions viscérales et vaso-motrices, et cela par le fait de la constitution et de la répartition du système nerveux de la vie organique.

Nous en avons une confirmation dans les faits cliniques, et, après avoir montré que la forme d'anesthésie qui s'accompagnait le plus d'inémotivité était l'analgésie, il me reste à montrer que c'est, au point de vue de la topographie de l'anesthésie, l'anesthésie viscérale qui est la plus capable de supprimer l'émotivité, ou plus exactement celle à qui correspond le plus l'inémotivité. D'après ce que nous venons de dire, cette constatation était logique et nécessaire. Mais les faits sont préférables à toutes les déductions, si logiques qu'elles soient.

Or, les cas d'anesthésie viscérale ne sont pas rares. Il en est un type qu'on rencontre fréquemment chez les jeunes filles. C'est l'anorexie, allant quelquefois jusqu'aux degrés les plus extrêmes de l'émaciation et de l'inanition. Si l'anorexie est le phénomène dominant, qui attire l'attention, il est loin d'être le seul, et même l'essentiel.

En réalité, les anorexiques sont des malades chez lesquel il y a un arrêt complet dans l'évolution, arrêt non seulement physique, mais moral. Toutes les fonctions sont diminuées ou enrayées, fonctions de nutrition d'abord, fonctions intellectuelles ensuite, fonctions de relation enfin. C'est un état d'inertie générale de tous les organes et de toutes les fonctions, y compris le cerveau. A moins d'avoir affaire à l'anorexie secondaire des hystériques, avec troubles variés de la sensibilité, on n'observe pas dans les anorexies primitives de véritable anesthésie, sauf au niveau de l'estomac, mais il y a toujours un certain affaiblissement de la sensibilité générale et particulièrement un peu d'analgésie. Psychiquement, il y a de la perte de la mémoire, aprosexie quelquefois énorme, apathie et indifférence à tout, choses et gens, dégoût de la vie, absence complète d'appétit, absence d'ailleurs complète de tout désir, de tout besoin, sauf de l'ambulation automatique jusqu'au jour où les forces s'y refusent. En dehors des mélancoliques à tendances stupides, il est peu de sujets ayant à un plus haut degré une pareille indifférence, une pareille inémotivité. Celle-ci disparaît d'ailleurs au fur et à mesure que la nutrition se rétablit, que le fonctionnement organique reprend son activité. Mais, longtemps encore après que la restauration organique a eu lieu, on constate de l'apathie morale. Celle-ci ne cesse réellement qu'avec le retour des autres fonctions cérébrales — mémoire, attention, association des idées, compréhension plus vive et plus rapide, besoin d'activité dans différentes directions, caractère ancien, etc.

Il suffit donc, chez ces sujets, d'une inhibition des fonctions viscérales pour voir survenir un état d'indifférence, d'anesthésie morale, d'inémotivité extrême, alors que la sensibilité générale et les sens spéciaux ne sont que peu ou pas atteints, non plus que la motilité et le sens musculaire.

Chez les grandes hystériques, nous voyons de même que celles qui présentent des degrés profonds d'anesthésie viscérale sont beaucoup moins émotives que les autres. Elles ont en même temps des troubles de leur personnalité incomparablement plus marqués, et c'est chez elles qu'on observe avec le plus de netteté ces phénomènes de régression de la personnalité, sur lesquels j'ai particulièrement attiré l'attention et que l'on peut déterminer d'une façon très simple et pratique, par les procédés que j'ai indiqués [1]. Nous voyons là une nouvelle preuve des rapports de la personnalité avec l'émotivité.

Mais, il y a lieu de faire dans ces cas une distinction intéressante au point de vue qui nous occupe, et qui vient corroborer ce que nous avons dit plus haut de l'analgésie.

Suivant que l'anesthésie généralisée s'accompagne ou non de douleur, soit spontanément, soit par la pression de certains points, nous voyons une différence considérable exister au point de vue de l'émotivité. Dans le premier cas, qui est celui de ce malade de Bicêtre que je signalais plus haut, il n'y avait pas de points hystérogènes ou douloureux. Sous l'influence d'une impression inattendue il avait seulement une sensation de choc à l'estomac. Sa personnalité était presque abolie ainsi que son émotivité.

Dans le second cas, celui d'hystérie traumatique que j'ai rapporté tout à l'heure, il y a au contraire des points douloureux extrêmement marqués. Spontanément il souffre du cœur d'une façon très aiguë, et il suffit de le toucher dans cette région, ou de tirailler seulement ses deux derniers doigts de la main gauche, pour provoquer une crise violente de douleur cardiaque et de pseudo-angine de poitrine. Or, chez ce malade, malgré des troubles de mémoire considérables, puisqu'il a une amnésie rétro-antérograde très marquée, la capacité d'émotion a été relativement conservée tout le temps, s'exerçant, d'une part à l'égard de l'accident initial

1. *Genèse et nature de l'hystérie* et *L'hystérie et son traitement.*

de sa maladie, et d'autre part à l'occasion des incidents présents, principalement ceux qui lui causent un ébranlement physique, et aussi des phénomènes maladifs dont il est atteint et qui le troublent et l'inquiètent, par la peur qu'il a de les voir persister. Cette préoccupation, cette tristesse des hystériques, en présence des accidents nerveux qui leur surviennent, ne se remarquent guère quand l'accident ne s'accompagne pas de douleur : une contracture douloureuse avec anesthésie profonde des membres inférieurs, qui immobilise le malade, lui cause beaucoup de préoccupation, des plaintes, etc., alors qu'une paraplégie flasque, sans douleur, le laisse complètement indifférent.

C'est qu'en effet, dans le cas où il y a anesthésie douloureuse ou accompagnée de points douloureux seulement, c'est, ainsi que je l'ai montré dans mes études sur l'hystérie, parce que le fonctionnement organique n'est pas complètement inhibé, tandis que dans les cas où l'inhibition est complète, l'anesthésie est absolue et l'organe anesthésié devient un corps mort, étranger au sujet auquel il appartient.

Ainsi se précisent peu à peu les rapports de la sensibilité et de l'émotion. Au point de vue du sentiment de la personnalité, l'analgésie est le trouble le plus grave de la sensibilité, et nous le voyons correspondre, qu'il s'accompagne ou non d'anesthésie tactile ou d'une autre forme, avec une perte plus ou moins profonde de l'émotivité. Et, d'autre part, cette analgésie n'est que la manifestation d'un trouble de la cénesthésie cérébrale. Elle est au fonctionnement des centres cérébraux en général, ce que la perte du sens musculaire est au fonctionnement des centres moteurs en particulier.

Mais il est encore une autre variété de cas pathologiques où apparaissent bien les rapports de l'émotivité avec la personnalité. C'est celle qu'on connaît sous le nom de dépersonnalisation. Le Dr Touche[1] en a rapporté un exemple bien intéressant à ce point de vue. C'est celui d'une jeune fille nerveuse qui, à la suite d'un violent choc moral (la mort de son père tué à la chasse) présenta ce phénomène. Les sensations actuelles dépouillaient chez elle toute espèce de ton émotionnel, alors que les souvenirs l'avaient conservé. Quand elle songeait à son père, c'était toujours le même désespoir. Quand elle voyait sa mère, elle savait que c'était elle, mais n'éprouvait aucun sentiment. Par contre, si elle songeait à un voyage fait en compagnie de son père et de sa mère, le souvenir de sa mère s'accompagnait du sentiment qu'elle avait alors pour elle. Cette jeune fille, par suite de cette dualité de la perception dépouillée de ton émotionnel et du souvenir accompagné d'émotion, finit par avoir l'impression qu'elle avait changé de personnalité, et se mit à parler d'elle-même à la troisième personne, en se cherchant et s'appelant comme s'il s'agissait d'une personne étrangère. Le Dr Touche fait remarquer fort justement quel rôle immense joue l'existence du ton émotionnel de nos sensations et de nos souvenirs dans l'idée que nous avons de notre personnalité.

J'ai insisté depuis longtemps sur cette opposition qui existe chez les sujets atteints d'amnésie antérograde, de perte de la représentation mentale, d'anesthésie généralisée et de troubles par conséquent très profonds de la personnalité, entre la connaissance et le sentiment, entre le « je sais » et le « je sens ».

Un de mes malades, atteint au plus haut degré de

1. *Annales médico-chirurgicales du Centre*, 1904, p. 158.

dépersonnalisation, puisqu'il se demandait s'il était mort ou vivant, me disait : « Je *sais* bien que je *dois* vivre, que ces bras, ces jambes, etc., *doivent* être les miens, mais je ne le sens pas. Par le raisonnement je m'en rends compte, mais si je n'écoute que mon sentiment, je n'en suis pas sûr, ou pour mieux dire, je suis convaincu que cela ne peut pas être, car je ne sens rien ». Tous ses sentiments avaient disparu, et quoique très religieux, il en était arrivé à douter de Dieu. Or, ce malade avait toute sa sensibilité périphérique, accomplissait toutes ses fonctions, mais sans se rendre compte comment il le faisait, car il n'éprouvait jamais aucun besoin. Il ne ressentait d'ailleurs aucune douleur ni aucun plaisir, et il réclamait de moi de lui faire éprouver quoi que ce fût, surtout de la douleur, pour pouvoir sentir qu'il vivait.

J'ai observé un grand nombre de ces cas, et j'ai toujours vu la dépersonnalisation s'accompagner de perte de l'émotivité et de la sensibilité à la douleur, à des degrés divers, bien entendu, avec conservation de la sensibilité générale, et de la connaissance, de la perception nette des faits actuels. Souvent aussi, elle s'était produite d'une façon plus ou moins brusque, avec sensation de bouleversement, de choc dans le cerveau.

Expérimentation psycho-physiologique. — Nous en arrivons maintenant à la recherche expérimentale psycho-physiologique des rapports de l'émotion avec la sensibilité. Le moyen que j'ai employé a été l'anesthésie par suggestion. Peu nous importe par quel moyen les hystériques peuvent supprimer ainsi volontairement telle ou telle fonction, en inhibant telle ou telle région de leur cerveau. J'en ai donné une interprétation, mais quelle que soit celle qu'on adopte, le fait existe et c'est là l'essentiel pour nous actuellement. Si donc on peut, par suggestion dans le sommeil hypnotique, provoquer chez un sujet des anesthésies localisées, soit à la périphérie, soit dans les viscères, et les voir persister après son réveil, on peut espérer faire ainsi une véritable dissection physiologique et, en déterminant artificiellement des émotions chez lui, établir de cette façon les rapports cherchés entre l'émotion et l'anesthésie.

Telle était l'idée directrice de mes expériences, faites en 1894[1]. Je dois dire immédiatement que je les avais considérées alors comme pouvant servir à la démonstration de la thèse de W. James, et ce psychologue s'est en effet appuyé depuis sur elles pour confirmer sa théorie. Je suis obligé de reconnaître aujourd'hui, et je l'avais déjà dit dès 1900 au Congrès de psychologie, que je me suis trompé, et que ces expériences viennent au contraire combattre la thèse de W. James, ainsi que je le montrerai tout à l'heure.

Mon erreur vient de ce qu'à cette époque je n'avais pas encore établi la théorie physiologique de l'hystérie, et que, au lieu de considérer les anesthésies hystériques comme traduisant simplement l'inhibition des centres corticaux, et étant par conséquent essentiellement corticales, je les regardais, ainsi qu'on le faisait alors, comme des manifestations purement psychologiques, dans lesquelles l'organe cérébral n'était nullement intéressé physiologiquement. L'hystérie était encore une maladie psychique, et cela sous-entendait que

1. *Rapports de la sensibilité et de l'émotion*. Revue phil., mars 1894, p. 241.

ni le cerveau, ni les organes placés sous sa dépendance, n'étaient modifiés dans leur fonctionnement : c'était la représentation seule qu'on avait des troubles somatiques ou psychiques, qui les engendrait et les constituait. Théorie fort simple, qui nous ramenait au plus pur dualisme cartésien, l'âme gouvernant le corps et ayant son indépendance absolue, ses fonctions, ses maladies à elle. Toute manifestation hystérique était causée par une idée, et il suffisait d'agir sur cette idée par des moyens purement psychologiques, pour voir disparaître les symptômes morbides. Le cerveau, lui, conservait son intégrité fonctionnelle complète, et continuait à percevoir toutes les impressions qui lui venaient de la périphérie, mais que la conscience rétrécie ne pouvait plus assimiler.

Quoique cette théorie me parût déjà assez peu scientifique, et d'un spiritualisme dualistique véritablement démodé, pour que j'eusse commencé des recherches destinées à la battre en brèche, je l'adoptai provisoirement, et fus ainsi amené à penser, qu'en déterminant des anesthésies périphériques par suggestion, le cerveau restait dans son état de fonctionnement normal. Dès lors, l'expérience réclamée par W. James pouvait être réalisée d'un sujet complétement anesthésié, mais conscient, susceptible par conséquent de percevoir toutes les excitations capables de produire des émotions. Dans ces conditions, ce sujet allait-il présenter, sous l'influence de ces excitants émotionnels, des réactions périphériques, et, celles-ci n'étant pas transmises par suite de l'anesthésie périphérique, l'émotion se produirait-elle ou non? Le problème ainsi posé paraît très simple et il le serait en effet, si l'anesthésie était réellement périphérique. Il devient au contraire très complexe, lorsque cette anesthésie n'est que la projection à la périphérie de l'anesthésie corticale, c'est-à-dire la traduction de l'inhibition des centres cérébraux.

Étant donné un excitant capable de produire ordinairement une émotion chez un sujet, plusieurs cas peuvent en effet se présenter : *a)* il ne se produit aucune réaction périphérique, et il n'y a pas d'émotion ; *b)* il se produit des réactions périphériques, et il n'y a pas d'émotion ; *c)* il ne se produit pas de réactions périphériques, et il y a cependant une émotion.

Le premier cas — pas de réactions périphériques, pas d'émotion — ne prouve rien, ni pour ni contre la thèse périphérique de l'émotion. Le second cas — réactions périphériques, pas d'émotion — prouve au contraire cette thèse, en montrant que si ces réactions périphériques n'ont pas de voie pour arriver à la conscience (je parle ici intentionnellement le langage des spiritualistes), elles ne produisent pas d'émotion, et que celle-ci n'est bien que la conscience des modifications périphériques. Enfin le troisième cas — pas de réactions périphériques, émotion — prouve nettement que l'émotion est un phénomène purement cérébral, et que la conscience des modifications périphériques est secondaire, accessoire, et capable simplement de la renforcer.

Mais, pour aboutir à ces différentes conclusions, il faut supposer l'intégrité fonctionnelle du cerveau et l'anesthésie d'origine réellement périphérique, et nous voyons que, malgré cela, nous avons *a priori* deux chances sur trois de voir se réaliser un résultat contraire à la théorie de W. James. Que deviennent ces trois cas avec la conception que l'anesthésie n'est pas périphérique, ce que tout le monde, je crois, concédera, mais qu'elle traduit simplement à la périphérie un état d'inhibition corticale ?

Dans le premier cas — pas de réactions périphériques, pas d'émotion — on devra conclure que les modifications périphériques sont sous la dépendance de l'excitabilité, de l'émotivité, des centres corticaux, qu'elles sont secondaires à la mise en jeu de cette excitabilité, et que, si l'émotion ne se produit pas, c'est qu'elle est liée comme elles à l'ébranlement des centres, mais ne dépend pas des modifications périphériques, qui lui sont contemporaines tout au plus, et très probablement consécutives, sinon conséquentes. Ce sera donc une preuve contre la théorie périphérique.

Dans le second cas — réactions périphériques, pas d'émotion — nous n'aurons aucune preuve décisive. Nous savons, en effet, que les appareils de transmission nerveuse sous-corticaux sont indemnes, et nous avons vu que, chez les animaux décérébrés, les manifestations extérieures des émotions peuvent encore se produire. Il serait donc admissible que l'excitant provoquât des réactions réflexes sous-corticales analogues à celles qui se produiraient dans l'état de fonctionnement normal du cerveau. S'il ne survient pas d'émotion, cela peut tenir à ce que le cerveau n'est pas en état de percevoir ces réactions périphériques réflexes, et ainsi l'émotivité, la perceptivité du cerveau conditionnent essentiellement l'émotion.

On peut interpréter cependant ce résultat en faveur de la théorie périphérique. Mais on peut soutenir également que, si les modifications périphériques ne déterminent pas à elles seules l'émotion, celle-ci est due uniquement aux changements qui surviennent dans l'écorce cérébrale elle-même, et que les modifications périphériques émotionnelles se produisent par des voies indépendantes, et complètent l'émotion mais ne peuvent la constituer. On ne peut donc tenir aucun compte des résultats du second cas, de même que dans l'hypothèse de l'anesthésie réellement périphérique.

Quant au troisième cas — pas de réactions périphériques, émotion — il est évident qu'il contredit manifestement la théorie périphérique. Nous nous trouvons encore en présence de deux cas contraires à cette thèse et d'un incertain.

Cela dit, passons aux expériences. J'aurais voulu les résumer, mais certaines critiques qui en ont été faites m'obligent à les donner in extenso[1]. J'ai mis entre parenthèses les quelques réflexions qu'elles peuvent évoquer au fur et à mesure de leur exposé.

La confirmation de la théorie de Lange, disais-je (car c'est de celle-ci principalement que je recherchais la

1. Voici en effet comment M. Gaston Rageot en parle dans un article de la *Revue Générale des sciences* (Théories sur la nature de l'émotion). « Il est un autre moyen expérimental d'une grande séduction pour les médecins, la suggestion hypnotique. Ils devaient s'aviser de la mettre à profit pour faire varier chez un sujet les conditions de la sensibilité et par là même son émotivité. Le Dr Sollier a institué ce mode d'expérimentation avec une simplicité touchante. Il endort une hystérique et il lui dit : « Je t'enlève ta sensibilité viscérale !... Ton père est mort ! — Cela m'est égal, répond le sujet avec une impassibilité parfaite. — Je te rends ta sensibilité viscérale ! Ton père est mort ! — Hélas ! Hélas ! » répond lamentablement le sujet. Il nous a semblé que c'était là une des plus jolies curiosités scientifiques que l'on puisse imaginer, et qu'elle méritait d'être mentionnée comme un exemple pittoresque du danger que peut faire courir aux meilleurs esprits la manie de l'expérimentation. » Il m'a semblé aussi que le procédé de M. Gaston Rageot, consistant à résumer en quatre lignes un travail de 26 pages d'expériences détaillées, et à les travestir d'une façon qui les rend grotesques, était une des plus jolies curiosités de la méthode de certains critiques, et qu'il méritait d'être mentionné comme un exemple pittoresque du danger que fait courir à certains psychologues de cabinet la manie de parler d'expérimentation, à laquelle ils ne comprennent rien, au lieu de se borner à faire de la littérature psychologique, qui demande beaucoup plus de subtilité d'esprit et bien moins de temps et de savoir. Le plus regrettable en tout cela est que, faute d'avoir été avertis à temps par M. Gaston Rageot, des psychologues tels que M. Ribot et W. James se sont laissé aller à citer ces expériences et même, comme le second, à s'appuyer dessus pour défendre sa thèse.

vérification) comporte plusieurs problèmes à résoudre. 1° Il faut d'abord démontrer qu'en supprimant la perception des phénomènes organiques (vaso-moteurs et moteurs) accompagnant habituellement une émotion, il ne se produit pas d'émotion. — 2° Les manifestations somatiques objectives des émotions étant de deux ordres, vaso-motrices et motrices, il faut rechercher quelle est la part qui revient aux unes et aux autres dans la constitution de l'émotion. — 3° Si l'émotion ne se produit plus, est-ce parce que les changements corporels n'ont pas lieu, ou parce qu'ils ne sont plus perçus par la conscience; en d'autres termes, quel est l'ordre de subordination des phénomènes vaso-moteurs et des phénomènes de sensibilité consciente?

Pour résoudre expérimentalement ces différents problèmes, j'ai procédé de la façon suivante. Je me suis servi de deux grandes hystériques ne présentant plus d'accidents, habituées à être hypnotisées, et d'une extrême suggestibilité dans l'hypnose profonde. Je les désignerai par les initiales M. et C. J'ai pu provoquer ainsi chez elles par simple suggestion toutes les modifications voulues de la sensibilité et abolir simultanément ou isolément la sensibilité périphérique, ou la sensibilité viscérale d'une façon extrêmement profonde, et plus marquée encore que dans les cas pathologiques précédemment cités.

Dans les divers états où je plongeais mes sujets, je cherchais à provoquer chez elles une émotion, et j'enregistrais au moyen du pneumographe les réactions qu'elles pouvaient présenter. Je les interrogeais en même temps sur les phénomènes subjectifs qu'elles avaient éprouvés. Au lieu de déterminer une émotion dans laquelle une perception sensorielle pût entrer, comme il eût été facile de le faire au moyen d'hallucinations de la vue, agréables ou terrifiantes, j'ai préféré provoquer une émotion d'origine purement psychique. Cela m'a permis d'abolir plus complètement tous les modes de la sensibilité, et de ne conserver que l'exercice du sens de l'ouïe, pour me maintenir en rapport avec mon sujet. J'ai du reste également expérimenté, en faisant intervenir le sens de la vue dans l'émotion à produire. Et de plus j'ai, après avoir aboli les diverses sensibilités, réveillé mon sujet et cherché à provoquer chez lui des émotions analogues à celles que je déterminais dans l'état d'hypnose.

Chaque expérience comprenait les points suivants: 1° provoquer chez les sujets endormis, soit l'anesthésie périphérique, soit l'anesthésie viscérale, soit les deux à la fois ; 2° enregistrer les réactions organiques accompagnant la suppression de la sensibilité ; 3° éveiller dans l'esprit du sujet une idée capable dans son état normal d'amener chez lui une émotion agéable ou pénible ; 4° enregistrer les réactions produites dans l'organisme sous cette influence ; 5° rappeler les divers modes de sensibilité abolis ; 6° provoquer à nouveau les mêmes émotions, une fois ce réveil opéré, et enregistrer les réactions de l'organisme ; 7° interroger le sujet sur les impressions qu'il a eues. Il va sans dire que je n'avais en aucune façon prévenu mes sujets du but et de la nature de mes expériences.

Première Question. — *La suppression de la perception consciente des phénomènes moteurs et vaso-moteurs qui accompagnent ordinairement l'émotion entraîne-t-elle la suppression de l'émotion?*

Avant d'examiner les résultats des expériences sur ce point, il est indispensable de dire quels sont les phénomènes éprouvés par les sujets quand on abolit leur sensibilité périphérique ou viscérale, et ce qu'ils ressentent quand on la rappelle.

Lorsqu'on supprime la sensibilité périphérique, les sujets ressentent une impression d'engourdissement, de froid. « Ça me fait comme froid partout à la fois, me dit C., comme quand on a les doigts gelés, qu'ils sont morts, qu'on ne les sent plus. »

En même temps, on constate que la suppression de la sensibilité périphérique entraîne l'abolition complète des mouvements. (Ceci nous montre que l'expérience fondamentale, cruciale comme l'appelle M. Ribot, de W. James, et qui suppose l'anesthésie totale avec la conservation de la motilité, est impossible à réaliser.)

M., réveillée dans cet état d'anesthésie absolue, ne bouge pas, et reste dans la position où elle était, sans même tourner les yeux ni la tête. Je lui demande pourquoi : « Je ne peux pas, répond-elle. — Pourquoi ? — Je ne sais pas. » Elle ne sait si elle est assise ou debout. « Je dois être assise, dit-elle, puisque je l'étais quand vous m'avez endormie. Où donc sont mes membres ? je voudrais bien les voir. » Cet état d'anesthésie périphérique, qu'on peut produire d'une façon pour ainsi dire absolue, entraîne donc l'abolition complète des mouvements, un état cataleptique parfait, aussi bien au réveil que pendant l'hypnose. On constate en même temps que les membres se refroidissent et deviennent même quelquefois bleuâtres.

Il est donc à prévoir que les phénomènes moteurs et vaso-moteurs, qui se produisent du côté des membres sous l'influence d'une émotion, ne se montrent pas, et, si la théorie de Lange est vraie, l'émotion devra être amoindrie.

Les phénomènes qui ont lieu dans la suppression de la sensibilité viscérale sont beaucoup plus curieux, et éclairent la question d'un jour spécial. « Que sentez-vous, dis-je à C..., quand je vous enlève la sensibilité viscérale? (Je lui ai expliqué, bien entendu, ce qu'il faut entendre par là.) — Elle n'est pas tout à fait partie dans la tête, me répond-elle, puisque je vous entends encore et que je peux parler. Ça s'en va, comme si je m'endormais sur un bateau, comme si j'avais mal au cœur. Et puis après, tout m'est égal. Je ne pense plus beaucoup, du reste. — Est-ce que cela vous attriste quand elle disparaît? — Ça m'est égal, dit-elle. Seulement on ne peut pas être heureux ni malheureux. On n'est rien du tout. On est une plante. » Chez elle, l'anesthésie organique est poussée aussi loin que possible. Les tracés de la respiration sont là pour le prouver, et montrent la diminution extrême du fonctionnement vital. On ne peut pas la pousser aussi loin chez M.... Aussi, les résultats que nous avons obtenus chez elle, tout en étant très probants, ne sont pas aussi schématiques, aussi catégoriques que ceux obtenus avec C... Mais cette différence même dans l'intensité de la disparition de la sensibilité et son parallélisme avec l'émotivité montrent encore mieux le rapport qui existe entre les deux.

M..., aussi anesthésiée que possible de ses viscères et de sa sensibilité périphérique, n'est pas moins explicite : « Ça fait comme quand on se trouve mal; il semble qu'on devient froid; on ne sent plus rien. Je ne sentais même presque plus ma langue et j'avais de la peine à vous répondre. Je ne sentais plus ma tête. Ce que vous me disiez frappait mes oreilles, mais n'entrait pas dans ma tête. C'est comme si ça avait été un phonographe ; les sons s'y imprimaient, mais ça passait et je n'y pensais plus. Quand vous ne parliez pas, je ne sentais plus rien, et je ne pensais pas. Je ne me sentais plus vivre. » Une autre fois elle me dit : « Je ne sais plus si je respire, je ne le sens pas. C'est comme si j'étais morte. Je ne suis pourtant pas morte, puisque je vous entends ; mais le reste de mon corps est peut-être mort. »

(Nous voyons là le tableau de ce qu'éprouvent les malades atteints de dépersonnalisation, avec cette différence que ceux-ci conservent leur sensibilité générale

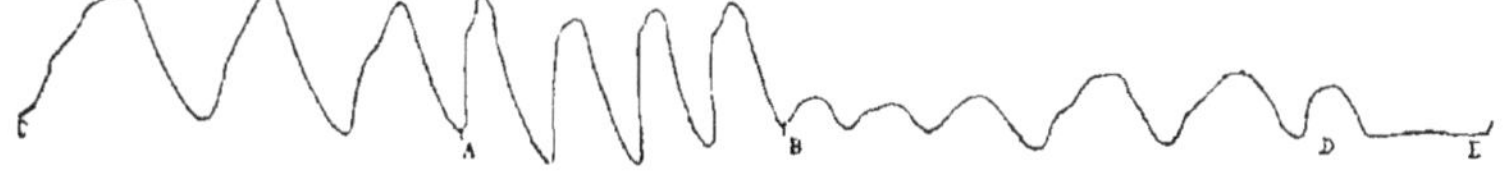

Fig. 1. — C. Respiration à l'état normal. — A. Hypnose. — B. Suppression de la sensibilité périphérique. — D. Suppression de la sensibilité viscérale.

périphérique. Cela montre que c'est à la sensibilité viscérale qu'est dû surtout le sentiment de notre personnalité, et nous permet de prévoir que, les impressions capables de faire réagir les viscères ne pouvant plus amener ce résultat, la personnalité ne sera pas troublée, et l'émotion ne se produira pas.) Certaines de ces réponses sont identiques à celles de notre hystérique de Bicêtre (et à celles de notre malade atteint de dépersonnalisation). On constate, en outre, que le tracé respiratoire (fig. 1) présente beaucoup moins d'amplitude que celui obtenu après la suppression de la sensibilité périphérique, qui en montrait déjà une diminution marquée. La vie est réduite à son minimum après la suppression des deux ordres de sensibilité. Il va sans dire qu'on ne peut pousser aussi loin l'abolition de la sensibilité viscérale que celle de la sensibilité périphérique. En effet, l'abolition totale entraînerait la suppression des mouvements, ou provoquerait l'arrêt du cœur et de la respiration, si toutefois la chose était possible. Je n'ai, du reste, pas voulu faire une expérience qui aurait pu être dangereuse (j'ai eu une fois une menace de syncope qui m'ôta toute velléité de poursuivre l'expérience) et j'ai eu soin de bien spécifier aux sujets, avant d'abolir la sensibilité de leurs organes : « Ils continueront à fonctionner, mais vous ne les sentirez plus. » (En réalité, je n'ai jamais pu obtenir cette intégrité de fonctionnement en même temps que la perte de la sensibilité. La fonction diminuait considérablement, ainsi qu'on peut s'en rendre compte par les tracés. Il se passe pour les organes ce qui se passe pour les muscles, dont on ne peut supprimer la sensibilité en conservant leur motilité. C'est toujours en vertu de cette conception, alors admise, que l'anesthésie était un phénomène purement psychologique, qu'on pouvait croire possible cette dissociation. Mais la réponse physiologique à une pareille suggestion montre que la suggestion ne peut pas tout, et que c'est le cerveau lui-même qui est modifié dans son fonctionnement et non « l'esprit ».)

Je ne dirai que quelques mots sur les phénomènes de retour de la sensibilité périphérique chez ces sujets. Voici ce qu'elles éprouvent : « Ça me donne des douleurs dans tous les membres, me dit M... Pendant un moment, c'est comme si on m'avait battue ; je me sens rompue. Ça passe très vite. J'ai aussi des fourmillements dans les pieds, moins dans les bras. Le plus désagréable, c'est dans la tête où ça bouillonne longtemps. C'est comme si on vous électrisait avec une pile. » « Ça fourmille partout tout d'un coup, une ou deux fois, me dit C... On sent le sang qui réchauffe, et puis c'est fini tout de suite. » Quand la sensibilité viscérale revient : « Ça me donne des douleurs dans le ventre et dans les côtés, me dit M... ; je ressens les battements de mon cœur, la respiration aussi. C'est désagréable et même pénible. En même temps, ça fait très mal dans la tête. Ça fait mal partout, du reste. Ça passe moins vite que pour la sensibilité des membres. » C... a des impressions un peu différentes. Elle se sent revenir à elle, se réveiller, et cela lui semble plutôt agréable. M... a aussi cette impression de réveil : « C'est drôle, dit-elle, il me semble que je me réveille, et pourtant je dors. » (On trouvera l'explication de tous ces phénomènes, de toutes ces impressions dans la théorie physiologique que j'ai donnée de l'hystérie[1].)

Cela dit, voyons maintenant ce qui se passe au point de vue des émotions lorsque l'on supprime toute espèce de sensibilité.

M... est plongée dans un état d'hypnose profonde et insensibilisée ; et je prends son tracé respiratoire. Puis, brusquement, je lui annonce que son père vient de mourir. Les membres ne bougent pas, mais elle fait une profonde inspiration qui produit un grand crochet dans la courbe (fig. 2), laquelle reprend son aspect ordinaire, en moins de douze secondes. La face se contracte légèrement, comme si elle commençait à pleurer. Je lui dis alors que c'est faux et je rappelle sa sensibilité périphérique et viscérale.

Si l'on s'en rapportait au tracé seul, on pourrait croire que l'émotion s'est produite. Mais, dans les phé-

1. *Genèse et nature de l'hystérie*, 1897. — *L'hystérie et son traitement*, 1901.

nomènes subjectifs, c'est encore l'introspection qui peut le mieux renseigner. Or, voici ce qu'on apprend lorsqu'on l'interroge sur ce qu'elle a ressenti. « *D.* Qu'avez-vous éprouvé quand je vous ai annoncé la mort de votre

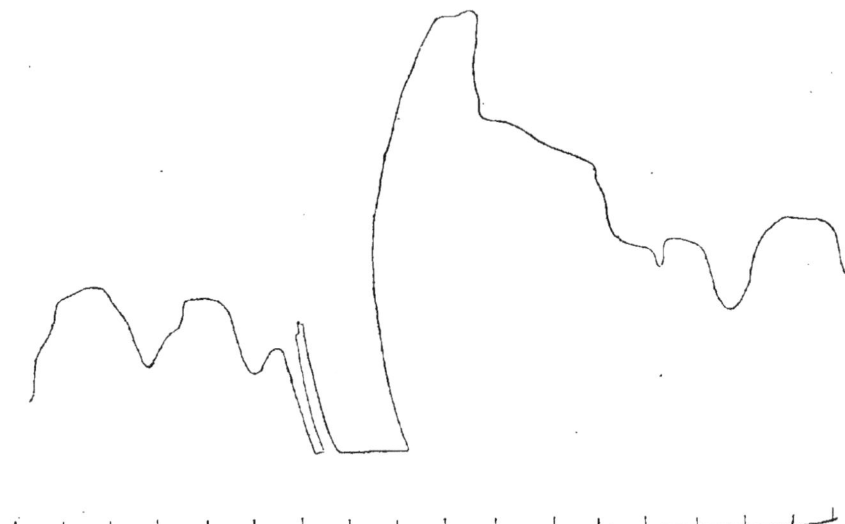

FIG. 2. — Tracé provoqué par une émotion pénible (grand crochet) chez M. anesthésiée totalement.

père ? — *R.* Ça m'a donné un coup dans la tête et dans l'estomac, surtout dans la tête. C'est comme si on m'avait tapée, comme quand on se cogne l'estomac contre un meuble. Ça a passé très vite. — *D.* Une fois l'impression de ce coup disparue, avez-vous pensé à la mort de votre père ! — *R.* Non, je n'y pensais plus du tout. — *D.* Vous savez que lorsqu'on reçoit une mauvaise nouvelle on éprouve un sentiment d'angoisse, de malaise général ; qu'avez-vous ressenti ? — *R.* Mais rien, *puisque je ne sentais rien de moi.* — *D.* Cependant le coup que vous avez ressenti dans la tête et dans l'estomac, quelle douleur était-ce, physique ou morale ? — *R.* Je n'ai ressenti qu'une douleur physique, mais pas de douleur morale, *puisque je vous dis que je ne me sentais pas*. — *D*. Est-ce la même chose que si vous aviez été éveillée? — *R*. Non, si j'avais appris cela réveillée, ça ne me donnerait pas un coup comme cela, ça me ferait de la peine. — *D*. Et quand je vous ai dit que c'était faux, qu'avez-vous éprouvé? — *R*. Ça ne m'a fait qu'un petit serrement de gorge, comme quand on se retient de rire. »

Après avoir ainsi cherché à provoquer une émotion pénible, je la replonge dans son insensibilité complète, et je refais la même expérience avec une idée capable de l'émouvoir agréablement. Je lui annonce alors qu'un billet qu'elle a vient de gagner un gros lot de 100 000 francs. Elle a un léger spasme du larynx, comme si elle allait rire, et ébauche un sourire. Le tracé reproduit des oscillations assez grandes, mais beaucoup moins élevées et brusques que dans le cas de l'émotion pénible. Je répète l'expérience une seconde fois, en lui annonçant qu'elle vient d'être nommée à un emploi qu'elle désirait vivement. Rien ne se produit dans les membres; mêmes manifestations sur la face et du côté de la respiration. Ramenée alors à son état de sensibilité primitif, je lui demande ce qu'elle a ressenti : « Ça m'a donné envie de rire, dit-elle, comme quand on ne peut pas se satisfaire. Mais je n'ai pas eu de sentiment de plaisir; je n'ai rien éprouvé d'agréable. — *D*. Pourquoi? — *R*. Je ne pensais pas; je ne pouvais pas savoir si c'était agréable; et puis je ne sentais pas. — *D*. En somme, qu'avez-vous éprouvé à l'idée des choses agréables ou pénibles que je vous ai annoncées? — *R*. Les choses désagréables m'ont donné un coup très passager. Les choses agréables m'ont frappé la tête, comme la voix dans un téléphone, et l'impression a été encore plus courte. Je ne sais comment vous expliquer cela. Quand vous me dites quelque chose de triste, ça me tape plus fort ; il me semble qu'au lieu de faire un petit trou dans la tête, comme font les choses agréables, ça m'en fait un plus grand. — *D*. Est-ce à cela que vous reconnaissez les choses tristes ? — *R*. Oui, sans cela je ne sens rien. — *D*. Est-ce donc une douleur physique ou morale ? — *R*. *Pas morale, puisque je ne sens plus.* — *D*. Et quand c'est quelque chose d'agréable ? — *R*. Je ne le sens pas. — *D*. Pourquoi sentir les choses désagréables et pas les agréables ? — *R*. Je ne sais pas. »

On remarquera l'analogie qui existe entre certaines expressions de ce sujet et celles d'autres malades. Par exemple cette sensation de coup dans l'estomac, que du reste les gens du peuple expriment souvent : « Ça m'a donné un coup dans l'estomac », disent-ils, quand ils apprennent une mauvaise nouvelle. Il y a encore cette impression, que ce qu'on dit résonne dans l'oreille et ne pénètre pas dans la tête.

J'ajouterai, au point de vue de la différence d'intensité des impressions éprouvées par M... et par C..., qu'à l'état normal M... est plutôt d'un caractère triste, se préoccupant facilement des moindres choses et exagérant des soucis ordinaires, et que les choses pénibles la frappent beaucoup plus que les choses agréables.

C... est un meilleur sujet que M... On peut déterminer chez elle une hypnose beaucoup plus profonde et provoquer des troubles de sensibilité bien plus intenses. Son caractère est opposé à celui de M... Elle s'attriste de peu de choses et se réjouit au contraire très facilement. Elle est incapable de se faire des soucis. La vie matérielle la préoccupe peu. Son plus grand désir serait d'avoir une petite fille. Elle a un amant qu'elle adore.

Elle aime la toilette. Et, en dehors de cela, il n'y a que sa mère dont l'état puisse l'intérésser et la préoccuper.

Plongée dans l'hypnose, on constate d'abord que

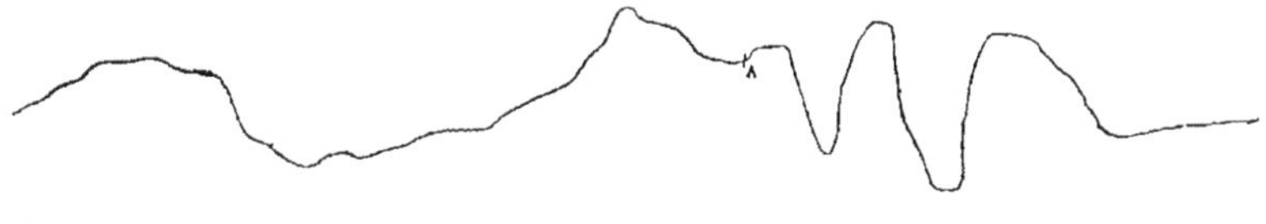

Fig. 3. — Tracé de C. hypnotisée, non anesthésiée. — A. Émotion triste provoquée.

l'amplitude de sa respiration est extrêmement diminuée. Si on provoque alors chez elle une idée triste (fig. 3, A) ou une idée gaie (fig. 4, A) elle réagit parfaitement.

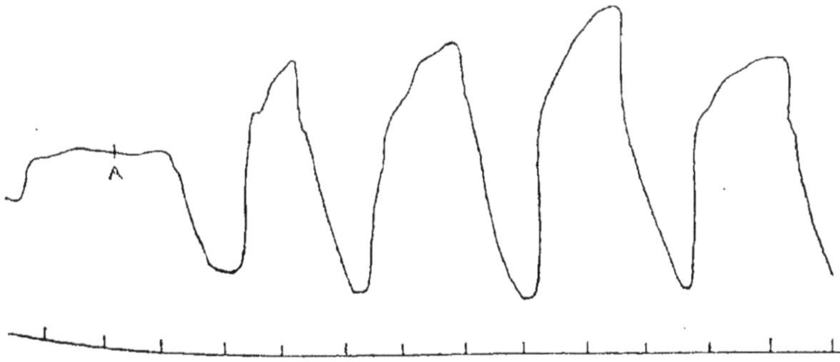

Fig. 4. — Suite du précédent. — A. Émotion agréable provoquée.

Cela établi, voyons ce qui va se passer si on détermine l'anesthésie générale.

La suppression de la sensibilité périphérique amène une légère dépression dans le tracé, dont la courbe remonte lentement et atteint son sommet trente-sept secondes après la dernière inspiration. La suppression de la sensibilité viscérale amène de nouveau une légère dépression assez brusque, et la courbe se relève ensuite pour atteindre son sommet au bout de treize secondes. Il y a un ralentissement énorme des inspirations, en même temps qu'une diminution marquée de leur amplitude. Je lui annonce alors qu'une maison, qu'elle voudrait vendre depuis longtemps, a trouvé enfin acquéreur à un prix plus élevé qu'elle n'espérait. Elle me dit :

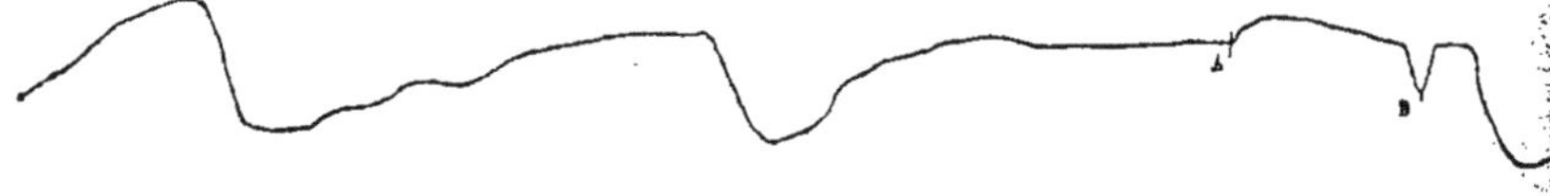

FIG. 5. — Tracé de C. hypnotisée et anesthésiée. — A. Émotion gaie. B. Elle dit : Ah !

« Ah ? » simplement (fig. 5, B), et le rythme respiratoire continue sans présenter la moindre modification. Un moment après, je lui dis brusquement : « Ta mère vient de mourir. » Il y a quelques ondulations dans le tracé qui est actuellement ascendant (fig. 6, A).

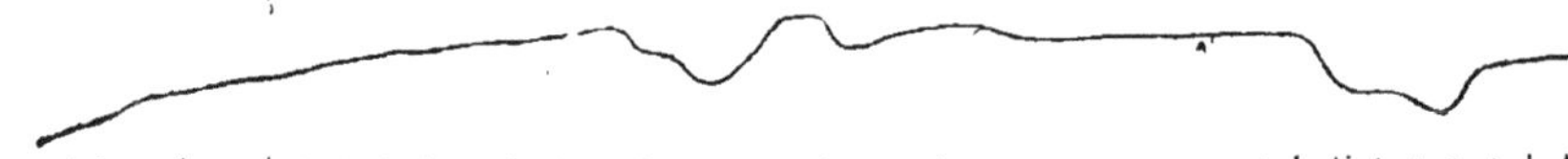

FIG. 6. — Suite du tracé précédent. — A. Émotion triste.

J'insiste : « Oui, bon », me dit-elle d'un ton absolument indifférent, et sa respiration reprend son rythme aussi calme qu'auparavant.

Ramenée à son état de sensibilité, je lui demande si elle n'a rien éprouvé du tout à l'annonce de la mort de sa mère. « Non, me répond-elle, je ne l'aimais plus. — *D.* Alors, quand je t'enlève ta sensibilité, tu n'aimes plus personne? — *R.* Non, pas même moi, puisque je ne sens plus rien. »

J'ai voulu faire la contre-épreuve en lui procurant les mêmes idées dans son état d'insensibilité et de sensibilité. Le résultat a été des plus nets.

Étant anesthésiée complètement, je lui demande : « Aimes-tu bien M. X... (c'est son amant) ? — *R*. Je ne sais pas. — *D*. Lui, ne t'aime plus, est-ce que cela te fait quelque chose ? — *R*. Non. — *D*. Je croyais que tu tenais à lui. Ça ne te fait rien ? — *R*. Non, ça m'est égal. — *D*. C'est pour t'éprouver, je sais qu'il t'adore. Ça te fait plaisir ? — *R*. Non, ça me flatte. »

Je rappelle alors sa sensibilité périphérique et viscérale, et, pour comparer, je repose les mêmes questions : « *D*. X... ne t'aime plus, tu sais. Ça t'est égal ?. — *R*. Oh ! non, ça me fait de la peine, beaucoup (en même temps grandes oscillations du tracé avec irrégularités). — *D*. Non, je te taquine. Il t'aime bien au contraire ; es-tu contente ? — *R*. Oh ! oui, rien ne peut me faire plus de plaisir (la respiration s'accélère). »

J'ai enfin examiné ce que M... éprouverait si, après l'avoir anesthésiée, je la réveillais. J'ai déjà dit quels sont les phénomènes somatiques qu'elle présentait. Quoique l'insensibilité soit moins complète que pendant l'hypnose, puisque la vue entre en jeu d'une part, et que, d'autre part, la conscience de l'anesthésie est plus marquée, puisque le sujet fait la différence entre son état de sommeil et son état actuel, les phénomènes du côté moral ont été analogues : « *D*. Si je vous disais que Mme X... (qu'elle aime beaucoup et dont elle suit aveuglément les conseils) ne vous aime plus, est-ce que ça vous ferait de la peine ? — *R*. Je ne sais pas. — *D*. Vous ne l'aimez donc plus ? — *R*. Je ne sais pas. — *D*. Y a-t-il quelqu'un que vous aimiez ? — *R*. Je ne sais pas (après avoir réfléchi), je crois tout de même que ça me ferait de la peine. — *D.* Et si je vous annonçais que votre père est mort ? — *R.* Je sais bien qu'il n'est pas mort. — *D.* Je crois que si (son visage se contracte légèrement). Qu'est-ce que ça vous fait ? — *R.* Je ne sais pas dire. Ça me fait mal dans la tête. — *D.* Vous l'aimez bien, lui ? — *R.* Je ne sais pas. — *D.* Cependant, vous vous rappelez que vous l'aimiez bien ? — *R.* Oui. — *D.* Et maintenant ? — *R.* Maintenant je ne sais pas, *puisque je ne sens rien.* — *D.* Alors tout vous est égal en ce moment ? — *R.* Bien sûr. — *D.* Est-ce que ça vous fait de la peine que votre père soit mort ? — *R.* Je crois que oui, je ne sais pas. — *D.* Qu'avez-vous pensé, quand je vous l'ai annoncé ? — *R.* Je ne sais plus, je ne pense pas. »

J'ai répété ces expériences à plusieurs reprises, à des dates diverses, en les variant le plus possible, commençant par déterminer, tantôt les émotions tristes, tantôt les émotions gaies, interrogeant le sujet sur ses impressions, soit immédiatement, soit après l'avoir ramené à son état d'hypnose avec conservation de sa sensibilité, soit en observant ce qui se passe quand on le réveille après l'avoir anesthésié.

Il ressort de ces expériences que, lorsqu'on supprime la sensibilité complète d'un sujet, ce sujet n'est plus capable d'éprouver d'émotion. Tel est le cas de C... Dans celui de M..., où l'anesthésie est beaucoup moins profonde, il se produit quelques réactions dans le domaine viscéral et dans le domaine moteur de la face, où du reste l'anesthésie n'est pas aussi complète que dans les membres, puisqu'il faut conserver l'ouïe et les mouvements des muscles qui servent à l'émission des sons et à l'articulation du langage. Si l'anesthésie y était totale, ces mouvements ne pourraient plus se produire.

Il n'est donc pas surprenant que certaines réactions s'y constatent, au prorata de la sensibilité qui y persiste.

La réponse à la première question est donc celle-ci : La suppression de la sensibilité générale et sensorielle entraîne l'abolition de l'émotion au prorata de l'intensité de l'anesthésie. Lorsque celle-ci n'est pas complète, il se produit encore un choc, un ébranlement, plus ou moins circonscrit dans la sphère viscérale — l'anesthésie du domaine vaso-moteur ne pouvant pas être aussi profonde que celle du domaine moteur — mais qui n'est perçu qu'en tant que sensation brute, de même que l'idée, dépouillée de tout élément émotionnel, est réduite à l'état d'idée pure.

(Ces premières expériences viendraient absolument confirmer la thèse périphérique de l'émotion, si, comme on le croyait alors, l'anesthésie était périphérique, le cerveau conservant son intégrité fonctionnelle, et l'*esprit* seul étant altéré dans son fonctionnement. Mais l'esprit n'est que la fonction du cerveau, et c'est cet organe lui-même qui est modifié dans les cas que je viens de rapporter. C'est lui qui fait l'anesthésie périphérique par suite de l'inhibition de ses divers centres. Dès lors, cette anesthésie, périphérique en apparence, est en réalité centrale, et n'a plus aucune valeur pour la théorie de James. C'est le cerveau seul qui est en cause, c'est lui qui n'a plus l'excitabilité, l'émotivité suffisantes pour que, sous l'influence des excitations ordinairement émotionnelles, les réactions périphériques, viscérales, motrices, vaso-motrices, se produisent, ce qui nous démontre encore que l'émotion n'est qu'un phénomène essentiellement cérébral, et pour mieux dire cortical. Elle nous apparaît dès lors, non comme la conscience des modifications périphériques, mais comme la conscience des modifications centrales, corticales, dont les modifications périphériques ne sont que la conséquence, l'effet, la traduction extérieure et objective.)

Deuxième question. — *L'émotion étant liée à l'état de la sensibilité, quelle est la part qui revient à la sensibilité périphérique et à la sensibilité viscérale dans la constitution de l'émotion?*

On peut présumer *a priori,* que la sensibilité organique, viscérale, y entre pour beaucoup plus que celle de la peau et des organes des sens spéciaux. Les sensibilités générale et spéciales nous donnent avant tout la notion du monde extérieur, et nous permettent de nous différencier des objets qui nous entourent. C'est en quelque sorte la partie objective de notre sensibilité. La sensibilité musculaire et viscérale nous donne au contraire la notion de ce qui se passe en nous-mêmes. Elle est diffuse et vague, et ces deux caractères sont aussi ceux de l'émotion. Cette diffusion nous permet d'avoir la notion complète de tout notre être en même temps.

Tandis que la sensibilité périphérique est sous l'empire de nerfs spéciaux, ayant des territoires dans lesquels ils peuvent être atteints d'une manière isolée, le système qui commande la sensibilité organique est, au contraire, répandu dans tout l'organisme : c'est le système sympathique, auquel il faut ajouter le nerf pneumogastrique, dont la disposition anatomique et les fonctions, qui lui ont du reste valu le nom de nerf vague, l'en rapprochent singulièrement. La personnalité d'une Laura Bridgeman n'est pas ou peu atteinte ; la personnalité d'un amputé des quatre membres, ou d'un homme tronc, comme celui qu'on exhibait il y a quelques années, ne l'est pas davantage. Le nombre des impressions capables de déterminer chez eux des émotions sera sans doute diminué, mais il n'y a aucune raison pour qu'une émotion morale n'ait pas chez eux la même intensité que chez un individu normal. La source des émotions pourra être diminuée sans que l'émotivité elle-même le soit.

D'un autre côté, j'ai déjà dit plus haut que l'apathie, l'inémotivité se montraient d'une façon souvent extrême chez des hystériques à manifestations viscérales, en particulier chez les anorexiques où l'estomac est plus ou moins anesthésique ainsi que le reste du tube digestif. Une d'elles qui était complètement anorexique, et dont l'anorexie s'était compliquée de vomissements, me disait : « Tout m'est absolument indifférent ; rien ne peut me faire de plaisir, ni de peine. » Et un jour que je lui annonçais que sa grand'mère, qu'elle aimait beaucoup autrefois, était assez souffrante, elle me dit : « Oh ! vous pouvez me dire si elle est morte ; ça me serait égal en ce moment. Autant me le dire maintenant que je ne sens rien. »

Une autre, anorexique depuis dix ans, complètement anesthésique de tous les viscères, de la peau et du sens musculaire, avec une diminution considérable des sensibilités spéciales, me parlait dans les mêmes termes : « Si je mourais, je n'éprouverais rien de plus que maintenant ; je ne souffrirais pas ; c'est pour cela que je dis qu'on devrait bien me laisser mourir. Rien ne me fait. — Si on m'annonçait la mort de mon frère, ça ne me ferait absolument rien. Je ne sais pas comment cela se fait que je sois devenue ainsi. Autrefois ça me faisait impression ; aujourd'hui plus rien. Tout m'ennuie, ce qui est triste comme ce qui est gai. Je n'aime personne ; je ne déteste personne non plus. On dirait que je ne vis pas. » J'ai pu vérifier que cette indifférence totale n'existait que depuis la perte de sa sensibilité viscérale, et qu'elle était encore parfaitement sujette à des émotions quand elle avait déjà perdu sa sensibilité périphérique.

J'ai suivi pendant plusieurs mois une autre malade dont le cas constitue une véritable expérience. Cette malade, à la suite d'une très violente peur, a une hémiplégie hystérique avec anesthésie sensitivo-sensorielle. Elle dort bien encore, a bon appétit, et conserve son état général et moral ordinaire. Soumise, malgré mon avis, à des pratiques hypnotiques mal faites, elle tombe peu à peu dans un état plus grave, avec insomnie complète, perte d'appétit, anesthésie de l'estomac. En même temps, elle se plaint de ne plus bien respirer et son état général est mauvais. Elle ajoute qu'elle ne sait ce qu'elle devient, que tout lui est indifférent, qu'elle s'ennuie constamment, n'a plus de goût à rien, que rien ne peut plus arriver à la distraire. J'entreprends alors de réveiller sa sensibilité. Le réveil de la sensibilité périphérique (c'est-à-dire des centres cérébraux la tenant sous leur dépendance) amène la disparition complète de l'hémiplégie. Mais l'apathie persiste en même temps que l'anorexie. La sensibilité viscérale (c'est-à-dire le réveil des centres viscéraux de l'écorce que j'ai indiqués depuis lors) rappelée à son tour, non sans grandes difficultés, fait disparaître cet état d'indifférence, et, à mesure que cette anesthésie viscérale diminue, la malade constate qu'elle reprend goût à ses affaires, à la vie, qu'elle éprouve de l'appétit, du plaisir, qu'elle « se sent revivre » en un mot. Son caractère, naturellement gai, revient graduellement, et au prorata du retour de la sensibilité viscérale, jusqu'à ce qu'enfin elle me déclare qu'elle se sent maintenant complètement revenue à son état normal.

Mais venons-en à l'expérimentation. Elle corrobore pleinement cette opinion que la part de la sensibilité viscérale, organique, ou pour mieux dire de l'anesthésie, est prépondérante dans la production de l'émotion. J'ai enlevé successivement la sensibilité périphérique, puis la sensibilité viscérale, et observé dans chaque cas ce qui se produisait sous l'influence d'une même idée, capable à l'état normal d'émouvoir le sujet en expérience. J'ai fait en outre intervenir le sens de la vue, le plus capable de provoquer des impressions fortes, soit pénibles, soit agréables, d'abord pendant l'anesthésie périphérique, puis pendant l'anesthésie viscérale.

1° M... étant endormie aussi profondément que possible je lui enlève sa sensibilité périphérique et je lui annonce qu'elle doit quitter Paris de suite, idée qui lui est particulièrement désagréable dans son état ordinaire. Il se produit une chute brusque du tracé (fig. 7. A). Je lui dis alors qu'il n'en est rien et que j'ai même une bonne nouvelle à lui annoncer, que son père est décoré, chose qu'elle désire vivement. Le tracé montre des oscillations très amples et très fréquentes.

Je lui rends enfin sa sensibilité périphérique et lui demande ce qu'elle a éprouvé. A l'annonce de son départ elle n'a rien senti dans les membres, mais « ça lui a coupé la respiration », elle a ressenti un coup dans l'estomac et dans la tête, qui a été en diminuant graduellement, mais dont l'impression pénible a duré beaucoup plus longtemps que dans les expériences que je rapportais plus haut, où je lui avais annoncé la mort de son père pendant son anesthésie complète. Mais, outre cette impression de douleur physique, elle a eu une véritable peine morale. « Oh ! oui, s'écrie-t-elle lorsque je le lui demande, et c'est long à revenir. » Quand je l'ai détrompée, elle a éprouvé dans l'estomac

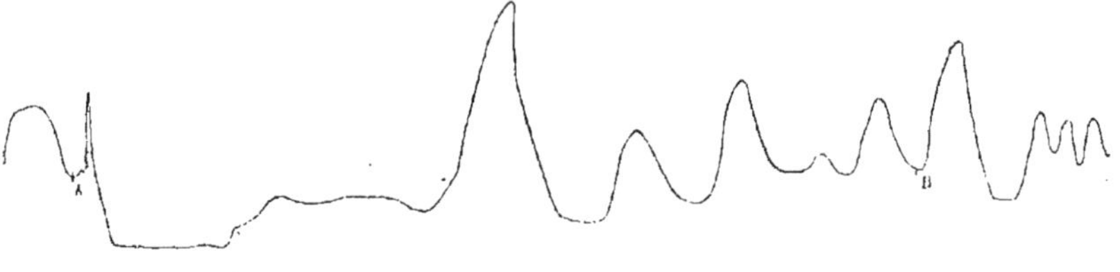

Fig. 7. — Tracé de M. hypnotisée avec anesthésie périphérique. — A. Émotion triste. — B. Émotion gaie.

une sensation douce, agréable, « comme quand on aspire une odeur qui nous fait plaisir, quelque chose de fade et d'agréable à la fois. Il m'a semblé qu'il y avait quelque chose qui m'emportait, qui m'enlevait ; je me sentais toute légère ; c'était très agréable ». A l'annonce que son père était décoré : « Ça m'étouffait ; ça me serrait au cou, comme lorsqu'on a envie de pleurer et qu'on ne peut pas. » Elle n'a rien ressenti dans les membres.

En somme elle a eu, malgré son anesthésie périphérique, des émotions pénibles ou agréables avec tous leurs caractères physiques et moraux.

2° La sensibilité viscérale étant supprimée maintenant avec conservation de la sensibilité périphérique, je lui annonce les mêmes choses et procède de la même façon. « *D.* Qu'avez-vous ressenti quand je vous ai dit qu'il fallait quitter Paris ? — *R.* Ça ne m'a rien fait. Je n'ai rien senti. — *D.* Et quand je vous ai dit que c'était faux ? — *R.* Ça m'était égal puisque je ne sentais pas. — *D.* Avez-vous eu du plaisir à apprendre que votre père était décoré ? — *R.* Non. — *D.* Vous ne l'aimiez donc plus ?. — *R*. Je ne savais pas, puisque je ne pensais pas. — *D*. Avez-vous éprouvé quelque chose dans les membres ? — *R*. Un peu de tremblement et c'est tout. »

J'ai répété la même expérience chez C... Profondément endormie, et sa sensibilité viscérale aussi supprimée que possible, je lui dis à brûle-pourpoint qu'elle a une petite fille fort jolie (c'est son plus vif désir qu'elle m'a confié souvent). Il ne se produit aucune modification du tracé. « *D*. Ça ne te fait donc pas plaisir ? — *R*. Ça ne me fait rien. » Les traits n'expriment pas la moindre émotion en effet, et elle ne fait aucun mouvement. Je supprime alors l'anesthésie viscérale, et lui annonce de nouveau l'existence de sa petite fille. Il se produit aussitôt un brusque crochet, la respiration s'accélère, et elle s'écrie : « Oh ! que je suis contente ! Où est-elle ? Quel bonheur ! »

Cette dernière expérience est encore plus démonstrative que la précédente, à cause de la contre-épreuve qui l'a accompagnée.

Il ressort de ces diverses expériences que la suppression de la sensibilité viscérale suffit pour abolir l'émotivité, tandis que celle de la sensibilité périphérique ne la modifie pas, ou la modifie seulement dans des proportions presque négligeables.

J'ai voulu enfin examiner l'apport que pouvait donner la mise en jeu d'un sens spécial dans la constitution de l'émotion.

M... étant endormie comme d'habitude, je lui ordonne d'ouvrir les yeux et de voir tout ce que je lui montrerai. Je supprime alors la sensibilité périphérique, et lui présente un petit chien qu'elle aime beaucoup. Le regard devient plus brillant. Elle sourit légèrement. Le tracé pneumographique présente des oscillations plus amples, plus irrégulières. Je supprime alors la sensibilité viscérale, et lui montre par hallucination un rat (fig. 8, L), dont elle a ordinairement horreur. Elle a un léger geste de surprise, qui se traduit par de légères oscillations du tracé qui reprend aussitôt son allure.

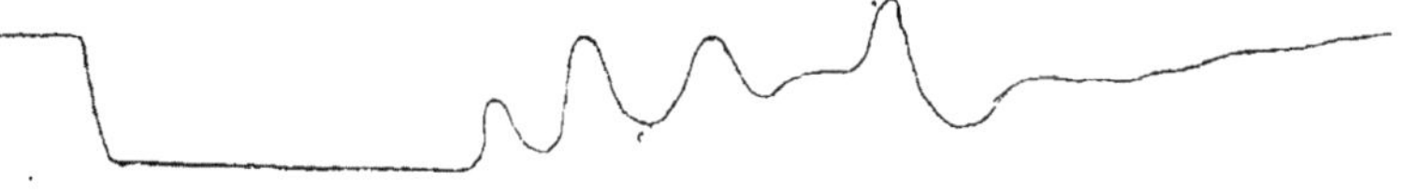

Fig. 8. — Suite du tracé 7. — C. Hallucination effrayante.

La sensibilité normale étant ramenée, je l'interroge sur ce qu'elle a éprouvé. A la vue de son petit chien elle a eu du plaisir, un sentiment de satisfaction, de bien-être. Quand elle a aperçu le rat sur ma main, elle a été étonnée, a senti un coup dans la tête et a eu peur qu'il ne la morde. Elle n'a éprouvé nulle part ailleurs les phénomènes ordinaires de l'émotion, sauf dans la tête. « Je le sentais dans ma tête, me dit-elle. Je le voyais, mais je ne pouvais pas bouger pour le renvoyer », et à ma question sur ce qu'elle a éprouvé en elle : « Rien, je ne sentais plus ni mon estomac, ni mon ventre, ni rien ; je ne sentais que ma tête. »

Ayant cru remarquer dans de précédentes expériences que, lorsque je supprimais successivement la sensibilité périphérique, puis la sensibilité viscérale, j'obtenais une abolition beaucoup moins complète de cette dernière, je refis l'expérience de la manière suivante :

M... étant simplement endormie les yeux ouverts, je fais reparaître le rat en lui disant qu'il est méchant, et le lui approche du visage. Elle recule et cherche à l'écarter (fig. 9 A). Son visage exprime la peur et une répugnance extrême. Je le fais disparaître (fig. 9 B), puis supprime d'emblée toute sensibilité (fig. 10 A). Je le lui remontre alors (fig. 11 B), et cette fois il ne se produit chez elle aucune réaction.

Sa sensibilité étant ramenée (fig. 11 C), je l'interroge

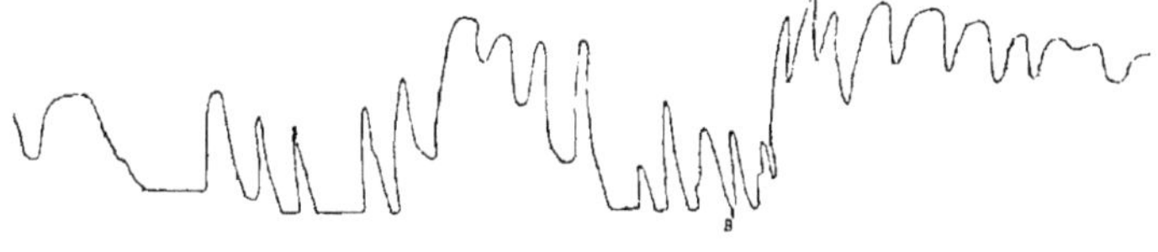

FIG. 9. — Tracé de M. hypnotisée et sensible. — A. Hallucination d'un rat. — B. Suppression de l'hallucination.

sur ses impressions. « *D*. Quand je vous ai montré le rat, pendant que vous aviez toute votre sensibilité,

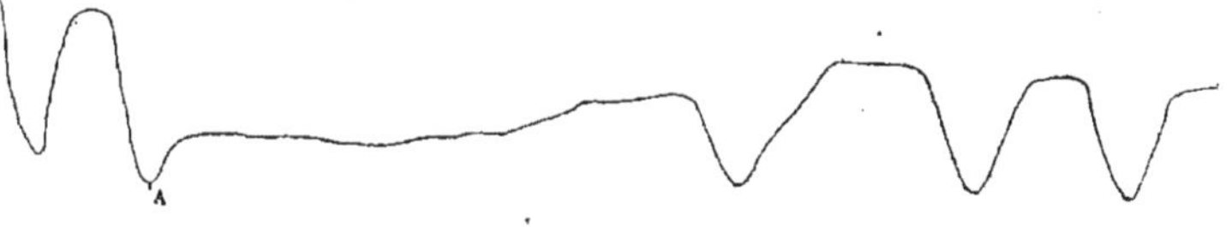

FIG. 10. — Tracé de M. hypnotisée. — A. anesthésie totale.

qu'avez-vous éprouvé? — *R*. Du dégoût et puis de la peur. J'ai toujours eu horreur de cette bête-là. — *D*.

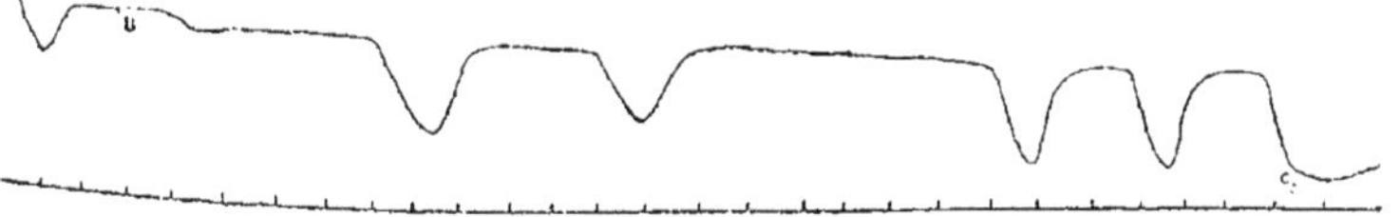

FIG. 11. — Suite du tracé précédent. — B. Hallucination d'un rat. — C. Rappel de la sensibilité.

Ça a-t-il été la même chose que l'autre fois? — *R*. Non. Ça m'a fait un choc dans l'estomac, et puis battre mon cœur plus vite; comme quand on court et qu'on a peur en rencontrant quelqu'un sans s'y attendre. C'était une surprise désagréable ; c'était désagréable partout et ça me donnait envie de me sauver. — *D.* Et quand vous l'avez revu, après que je vous avais supprimé toute votre sensibilité ? — *R.* Je l'ai vu, c'est tout. Je n'ai pas eu peur, puisque je ne sentais plus rien. »

Ce résultat étant en apparence contradictoire avec le résultat de l'expérience précédente, je lui demande comment il se fait qu'elle ait eu peur cette fois-là et pas celle-ci. « Quand vous me supprimez entièrement la sensibilité, me dit-elle, c'est comme si j'étais morte ; tandis que quand vous me supprimez l'une après l'autre, je sens encore vaguement quelque chose, surtout dans la tête. C'est moins bien supprimé. »

Cette explication, qui confirme la remarque que j'avais faite antérieurement, montre que l'émotion est absolument sous la dépendance de la sensibilité viscérale. En effet, non seulement elle en suit les variations au point de vue de l'intensité, mais elle se localise dans les points de l'organisme où elle est plus ou moins conservée. Pour cette dernière démonstration, les cas où l'anesthésie était incomplète ont une valeur plus considérable que ceux où l'anesthésie absolue a pu être déterminée.

Je crois donc pouvoir donner à la deuxième question la réponse suivante : L'émotion est presque exclusivement constituée par la sensation consciente que nous avons des phénomènes viscéraux qui se passent en nous, et est en rapport direct avec l'état de la cénesthésie ; les phénomènes de sensibilités musculaire ou spéciales n'y prennent qu'une part très minime.

(Telles étaient les conclusions que je croyais pouvoir formuler il y a dix ans, par suite de l'erreur que je faisais en considérant l'anesthésie comme périphérique et le cerveau comme capable de percevoir normalement dans ces cas d'anesthésie suggérée. En réalité, c'est l'inverse qui est vrai ; c'est le cerveau seul qui est anesthésié, ou, pour parler plus exactement, atteint d'inhibition, laquelle se traduit à la périphérie par de l'anesthésie, qui se répartit, soit sur la peau et les membres, soit sur les organes internes, suivant les régions du cerveau qui en ont été frappées. Si le sujet n'éprouve pas d'émotion dans le cas d'anesthésie organique, viscérale, c'est que l'écorce cérébrale a perdu son excitabilité dans les régions qui commandent les viscères et la vaso-motricité. Les tracés nous montrent qu'il ne se produit pas de réactions organiques, et cela simplement parce qu'elles sont la conséquence des modifications du cerveau.

L'expérience dans laquelle M... a conservé une certaine sensibilité cérébrale, alors que toute autre est abolie et où elle éprouve un certain choc, un certain effet émotionnel dans la tête montre bien que l'émotion tient essentiellement à la conscience de la cénesthésie cérébrale, d'autant que, lorsque cette dernière est abolie, M... n'éprouve plus rien, malgré la persistance aussi nette de la perception visuelle de l'objet capable de provoquer l'émotion.

Les conclusions de ces expériences, en ce qui concerne le rôle de la sensibilité périphérique et viscérale dans la constitution de l'émotion, n'en persistent pas moins, mais doivent s'exprimer autrement.

Il est, en effet, bien certain, et l'expérimentation s'accorde sur ce point avec la pathologie, que les objets capables de provoquer des réactions viscérales sont les plus aptes à produire l'émotion, alors que ceux qui ne peuvent provoquer que des réactions périphériques (membres, peau) y sont très peu aptes. Elles démontrent, en outre, que tous les phénomènes réactionnels sont consécutifs à l'ébranlement cérébral, — que, si celui-ci ne se produit pas, elles ne peuvent avoir lieu, — et qu'une perception ne suffit pas à les amener pour qu'ensuite le cerveau, en les percevant, soit ébranlé, « ému », pour que l'émotion en résulte. Il faut, au contraire, que la perception provoque l'ébranlement dans le cerveau pour que les phénomènes périphériques, viscéraux, moteurs, vaso-moteurs, etc., se produisent. Et s'il reste assez d'activité cérébrale pour que certains changements surviennent dans l'écorce, sans qu'ils soient capables cependant d'amener des réactions périphériques, l'émotion peut se montrer malgré l'absence de ces réactions. Elle ne peut donc tenir dans ce cas qu'à la conscience qu'a le sujet de l'ébranlement du cerveau, et c'est bien lui seul qui suffit, par conséquent, pour produire le phénomène moral appelé émotion.

Il faut donc formuler mes conclusions d'il y a dix ans de la façon suivante : L'émotion est presque exclusivement constituée par la sensation consciente que nous avons des phénomènes qui se produisent dans le cerveau dans les régions tenant sous leur dépendance les viscères et la vaso-motricité ; les phénomènes qui se produisent dans l'écorce cérébrale préposée à la sensibilité générale, cutanée, musculaire, et aux mouvements, n'y prennent qu'une part minime.

Je ferai remarquer la façon identique dont les sujets s'expriment et que j'ai déjà notée, à propos des sensations de choc dans l'estomac, dans la tête, qui surviennent à l'occasion d'une chose qui les surprend. Ce choc est tout physique et ne prend aucune part à la formation de l'état émotionnel, de l'état moral de l'émotion. C'est une sensation brute, élémentaire, à laquelle n'est liée aucune représentation. Aussi bien les malades que les sujets en expérience qui le présentent sont incapables de dire s'il est douloureux ou non ; c'est un choc et voilà tout, absolument dépourvu de ton affectif. Ce choc existe aussi dans les émotions qui suivent leur évolution normale, et ceci nous prouve que s'il n'y a pas propagation, diffusion, il ne saurait y avoir émotion. Dans nos expériences comme chez les malades, en effet, l'anesthésie n'est jamais absolue, car ce serait l'arrêt de toute fonction et par conséquent la mort. Il est naturel qu'une perception, agissant sur un cerveau profondément mais non absolument inhibé, produise encore une certaine réaction, en utilisant le peu d'excitabilité qui lui reste. Mais, si cette excitation n'est pas capable de diffuser dans le cerveau, elle ne produit ni sentiment affectif, ni émotion, mais un simple phénomène réactionnel d'ordre essentiellement physique. C'est ce que nous montrent des tracés comme celui de la figure 2, où, sous l'influence d'une excitation qui devrait donner une émotion pénible, il se produit un brusque crochet, sans que le sujet éprouve aucun sentiment adéquat, aucune émotion en réalité. La loi de diffusion de l'énergie pour la production de l'émotion se trouve donc encore confirmée.)

Troisième question. — *L'émotion est-elle abolie parce que les phénomènes corporels sont supprimés ou parce qu'ils ne sont pas perçus par la conscience? En d'autres termes, l'émotion est-elle du ressort de la motricité ou de la sensibilité?*

Telle était la dernière question que je m'étais proposé de résoudre expérimentalement. Il faudrait, disais-je, pour résoudre ce problème, supposer qu'on peut abolir les mouvements de l'organisme tout en conservant la sensibilité. Or, cette supposition est absurde, au moins en ce qui concerne les mouvements de la circulation et de la respiration, puisque leur suspension entraînerait la mort. Mais ce qui est impossible à réaliser pour les viscères ne l'est pas pour les membres. J'ai donc tenté l'expérience suivante, pour me rendre compte de la part du mouvement dans le phénomène de l'émotion. J'avoue, du reste, que l'expérience n'est pas très commode, en raison de la difficulté qu'on a à faire comprendre au sujet ce qu'on désire.

M... étant profondément endormie et jouissant de toute sa sensibilité, je lui ordonne de rester absolument immobile, quoi que je lui annonce de pénible ou d'agréable. Sous l'influence d'une idée triste elle ne bouge pas, mais sa face se contracte un peu, sa respiration devient plus gênée, avec grandes inspirations, le pouls se déprime, puis s'accélère, ainsi que la respiration. Je lui demande alors ce qu'elle éprouve. « Ça m'étouffe, me dit-elle, vous me faites de la peine ; ça me serre l'estomac et la tête. » Quand je provoque une émotion gaie, elle sourit et serre un peu les mains ; son visage se colore, le pouls bat plus vite, la respiration s'accélère. Elle me dit être bien contente et se sentir tout heureuse. J'annule alors les deux suggestions faites et je lui demande ce qu'elle a éprouvé. Elle n'a pas senti les mouvements de sa face dans les deux cas, ni ceux des doigts dans le second, bien que je me sois assuré au moment même qu'elle avait sa sensibilité cutanée intacte. Elle trouve que l'effet ressenti a été plus long à se produire, que l'émotion n'a pas accompagné immédiatement l'idée évoquée. Quoique peu nette, cette expérience, que je n'ai pu malheureusement faire dans d'aussi bonnes conditions que les autres, ni renouveler sur d'autres sujets, semble prouver que les mouvements entrent pour une certaine part dans la constitution de l'émotion et que leur abolition partielle entraîne un certain retard dans sa production.

Cela n'a d'ailleurs pas une grande importance au point de vue du mécanisme des émotions en général. En réalité, l'émotion est liée non au mouvement mais à la sensibilité. Mais, quand je dis sensibilité, je dis — et les expériences que je viens de rapporter confirment ce que la clinique nous apprend d'autre part — qu'il s'agit uniquement de la sensibilité cérébrale. Que les extrémités des nerfs périphériques et du sympathique, que les cordons nerveux soient ou non capables d'être excités et de transmettre l'émotion aux centres corticaux, peu importe. Pour que l'émotion se produise il est suffisant et nécessaire que le cerveau subisse un ébranlement particulier. C'est la diffusion de cet ébranlement qui produit les phénomènes réactionnels qui caractérisent objectivement les émotions. Mais c'est la sensation consciente de cet ébranlement cérébral qui constitue essentiellement le phénomène moral de l'émotion. Et celui-ci, subjectif, peut se produire d'une façon indépendante des réactions périphériques. Ce n'est donc pas, comme le prétendent James et Lange, la conscience des variations périphériques qui nous donne l'émotion, c'est la conscience des changements qui s'opèrent dans le cerveau sous l'influence d'une excitation périphérique ou d'une représentation.

La question de la cénesthésie cérébrale se trouve donc posée, et nous allons essayer de la résoudre dans le chapitre suivant.

CHAPITRE IV

CÉNESTHÉSIE CÉRÉBRALE ET ÉMOTION

SOMMAIRE. — Sensibilité propre du cerveau en activité. — Preuves de l'existence de la cénesthésie cérébrale ; psychologiques, physiologiques, pathologiques. — L'inhibition cérébrale. — Siège des émotions. — Principales opinions. — Les réactions périphériques, organiques, sont-elles nécessaires pour la production de l'émotion ? — Émotions d'origine périphérique et d'origine centrale. — Localisation corticale du processus émotionnel. — Nécessité de la conscience du siège cérébral des modifications émotionnelles. — Faits pour et contre la théorie périphérique de l'émotion. — L'émotion est un phénomène de cénesthésie cérébrale.

La sensibilité cérébrale est niée par les physiologistes sous prétexte que les excitations qu'ils portent sur l'écorce cérébrale ne sont pas perçues d'une façon consciente. Mais en quoi le fait que l'écorce cérébrale ne réagit pas douloureusement ou agréablement quand on la chatouille, quand on la pique, quand on l'électrise, etc., prouve-t-il qu'elle n'a pas une sensibilité propre ? Sont-ce là les excitants normaux du cerveau, et comment peut-on conclure à l'insensibilité d'un organe quelconque alors que les excitations qu'on lui applique ne lui sont pas appropriées. On ne s'étonne pas de voir l'oreille insensible aux ondes lumineuses, ou aux excitants chimiques capables d'exciter le goût ou l'odorat. Pourquoi le cerveau serait-il sensible à des excitations tactiles contre lesquelles il est plus protégé que tout autre organe et pour lesquelles il n'a aucune spécificité ? Ce n'est pas aux physiologistes à démontrer ni même à chercher l'existence de la cénesthésie cérébrale. Ils n'en ont ni les moyens ni l'occasion. C'est aux cliniciens, neurologistes et psychiatres, et je ne puis que m'étonner que cette question ne soit pas tranchée depuis longtemps dans le sens de l'affirmative.

G. Dumas a le mieux vu, pour ne pas dire le seul, que c'était là un des points capitaux pour la théorie des émotions. Il dit en effet[1] : « Le plaisir et la douleur en eux-mêmes ne seraient-ils pas la simple conscience de certains réflexes périphériques? Voilà la vraie question, que Lange n'a pas soupçonnée, que James a entrevue quand il a parlé « des plaisirs et des peines liés à l'ac- « tivité nerveuse comme telle » et qui ne rentreraient pas dans sa théorie. C'est la grande question de la cénesthésie cérébrale qui se posait déjà dans la théorie de la tristesse passive et de la joie sans excitation, et qui devient capitale et centrale ici, dans la théorie de la souffrance morale et du plaisir moral. »

G. Dumas, poussant la théorie de James plus loin que lui-même, suppose qu'il « y aurait, dans l'excitation pénible et dans l'excitation agréable, deux espèces de réactions; les unes, réflexes, primitives, seraient bien la cause de la douleur et du plaisir; les autres secondaires, automatiques en seraient la conséquence, et se produiraient en vertu du mécanisme secondaire que nous avons analysé ». « Par suite, James aurait raison jusqu'au bout dans sa théorie périphérique de l'émotion, et la douleur et le plaisir moraux seraient un simple effet, un simple retentissement dans la conscience de certains phénomènes organiques avant de devenir causes et d'en provoquer à leur tour. Dans ce cas, il n'y aurait jamais à proprement parler de sensibilité dans

1. *La tristesse et la joie.* Paris, F. Alcan, 1900, p. 395.

les centres nerveux, quel que fût leur état d'épuisement ou de tonicité. Les représentations épuisantes ou toniques, les excitations mentales, avant d'être perçues sous forme de douleur ou de plaisir, devraient d'abord provoquer des réactions organiques. Cette hypothèse aurait l'avantage appréciable d'introduire de l'unité dans la théorie de l'émotion et de faire rentrer le plaisir moral et la douleur morale sous cette loi générale qui veut que tout phénomène de sensibilité ait une origine périphérique, mais je dois ajouter qu'elle n'est pas démontrée et qu'elle ne paraît pas sur le point de l'être. »

G. Dumas n'ose pas se prononcer cependant sur cette question si importante de la cénesthésie cérébrale, que tous les auteurs, physiologistes ou psychologues, négligent et condamnent par un jugement sommaire qu'il nous faut précisément reviser. Il donne néanmoins (p. 389) des arguments en sa faveur. « Ne pourrait-on pas toutefois, dit-il, discuter encore sur l'origine périphérique ou centrale de quelques sensations ? La céphalée, par exemple, n'est-elle qu'une douleur localisée dans les muscles du crâne ou traduit-elle un état spécial des centres ? La fatigue mentale ne nous est-elle connue que par la difficulté que nous éprouvons à faire les efforts musculaires de l'attention ? La sensation de vide cérébral est-elle une sensation cérébrale ou une sensation intracrânienne, ou une interprétation de notre inertie musculaire et mentale ? Ne sent-on absolument que son corps, comme le voudrait M. James, et n'a-t-on pas un sentiment direct de l'état des centres eux-mêmes ? Autant de questions qui ne peuvent recevoir de réponse précise tant que nous ne connaissons pas mieux le mécanisme de la cénesthésie cérébrale. Nous nous bornons à les signaler et nous ferons remarquer que, si un sentiment d'origine centrale intervenait ici, ce ne serait jamais qu'à titre d'élément particulier, pour se confondre avec les autres sentiments périphériques dans une même cénesthésie. »

Cette conclusion n'est rien moins que prouvée, et les expériences de vivisection de la moelle et autres montrent, au contraire, que la suppression de la cénesthesie périphérique n'entraîne nullement la disparition de l'émotion, tandis que la cénesthésie cérébrale suffit à sa production. Il est possible que les sensations cénesthésiques périphériques renforcent la cénesthésie cérébrale, mais cela même n'est pas nécessaire, si les modifications périphériques ne sont que la conséquence et l'expression des modifications cérébrales. Il suffit que celles-ci se produisent, — que leurs conséquences périphériques aient lieu ou non, — pour que l'émotion soit la même, pour que le sentiment de ces modifications cérébrales soit le même.

Les deux thèses, physiologique et intellectualiste, des émotions sont trop absolues. Les physiologistes négligent les plaisirs cérébraux, les peines cérébrales ; les intellectualistes en triomphent et disent que ce sont là les véritables états affectifs. Mais ils les dépouillent de toute base organique, nerveuse, cérébrale, et considèrent les expressions organiques comme des faits étrangers ou accessoires. Entre les deux, où est la vérité, qui tienne compte du double aspect des choses, sinon dans le fait que c'est dans le cerveau que les choses se passent et non à la périphérie ou dans le domaine purement psychique, intellectuel, des spiritualistes ? L'existence de la cénesthésie cérébrale permet de renoncer à la théorie périphérique, manifestement insuffisante, et de rejeter celle des intellectualistes, dans laquelle les états affectifs ne sont que de simples rapports entre les représentations dépourvus de réalité propre.

Examinons donc les raisons qui nous permettent d'affirmer la cénesthésie cérébrale.

Tout d'abord nous devons remarquer que nous avons des sensations cénesthésiques pour tous nos organes, pour toutes nos fonctions. On est en droit de se demander pourquoi le cerveau seul serait incapable de nous donner le sentiment de son fonctionnement.

Dans quelles conditions se manifeste cette cénesthésie pour les organes périphériques ? Dans trois cas : 1° quand il y a un trouble de fonctionnement ; 2° quand ce fonctionnement est plus actif qu'à l'ordinaire ; 3° quand, après un arrêt, le fonctionnement reprend. — Quand tout se passe normalement, nous ne sommes avertis par aucune sensation particulière, ou plutôt l'habitude nous permet de négliger la sensation résultant du fonctionnement régulier de l'organe.

Les choses se passent-elles différemment pour le cerveau ? Non. Dès qu'il y a un trouble dans son fonctionnement, je ne parle même pas d'un trouble douloureux, nous le sentons et nous le lui rapportons. Nous savons si le travail intellectuel se fait plus ou moins facilement, si nos représentations sont plus ou moins nettes, si notre mémoire est plus ou moins capable de retenir les impressions ou d'évoquer les représentations, si l'association entre nos idées se fait avec plus ou moins de facilité, etc. Comment peut-on soutenir que nous n'avons pas le sentiment des phénomènes qui se passent dans notre cerveau, la conscience du fonctionnement cérébral. Tout cela, n'est-ce pas les fonctions mêmes du cerveau ? N'avons-nous pas la sensation consciente de l'engourdissement qui envahit notre cerveau quand nous nous endormons, et du retour de son activité quand nous nous réveillons? Et est-ce à d'autres organes, à d'autres parties de notre corps que nous rapportons ce sentiment sinon à notre tête, à notre cerveau? tout comme nous rapportons à notre estomac la sensation de vide ou de plénitude que nous donnent la faim et la satiété.

Le cerveau est un organe comme un autre, c'est là une vérité que beaucoup sont incapables d'admettre. Il perçoit, dit-on, par l'entremise des nerfs, ce qui se passe à la périphérie, mais il ne peut se percevoir lui-même. Il y a dans cette assertion une erreur et une contradiction. Car ceux qui la soutiennent n'hésitent pas à affirmer, d'autre part, que l'âme a conscience de son activité, de sa liberté, etc. Or, qu'est-ce que l'âme, sinon l'ensemble des fonctions cérébrales? Et qu'est-ce qu'une fonction qui se connaît elle-même? La digestion se connaît-elle elle-même, la pensée peut-elle se connaître elle-même?

Si l'on admet avec les spiritualistes que l'âme se connaisse elle-même, elle est en dehors et au-dessus des fonctions cérébrales, qu'elle règle comme toutes les autres fonctions; il n'y a aucun empêchement à ce qu'elle connaisse ce qui se passe dans le cerveau comme dans les autres organes.

Si l'on admet que l'âme n'est que la fonction cérébrale, il faut encore admettre que le cerveau connaît son propre fonctionnement, puisque l'âme se connaît elle-même.

Mais tout cela, c'est de la scholastique, des mots et rien de plus. Oui, le cerveau n'est pas un organe comme les autres, non dans son essence et dans sa nature, mais dans son organisation intérieure. On paraît oublier constamment, chez les psychologues, que le cerveau n'est plus un organe homogène, comme on le croyait autrefois. C'est, au contraire, une agglomération d'organes, très différents par leurs fonctions, par leurs relations avec le reste de l'organisme. Il est formé d'une foule de centres sensitivo-moteurs, sensoriels, viscéraux, sans doute vaso-moteurs, à la fois indépendants et solidaires les uns des autres, reliés qu'ils sont, d'une part avec la périphérie par les filets nerveux qui en émanent ou qui y aboutissent, à travers toute une série de postes intermédiaires de plus en plus complexes, échelonnés du bas en haut de l'axe cérébro-spinal, et d'autre part unis entre eux par des fibres intra-cérébrales. Les unes relient les centres voisins ou homologues, les autres les relient à un centre antérieur, le lobe préfrontal, qui semble de plus en plus devoir être considéré comme le véritable centre psychique, le centre d'aperception.

Dans ce dernier se groupent toutes les impressions parties du reste du cerveau ; elles s'y conservent, s'y fondent, s'y synthétisent, et c'est de ce centre d'aperception, de ce centre préfrontal, spécialement préposé aux fonctions psychiques proprement dites, que partent à leur tour les stimulations capables d'agir sur les centres sensitivo-moteurs, sensoriels et viscéraux groupés en arrière dans les lobes frontaux, pariétaux, temporaux et occipitaux. Le centre psychique représente par rapport à ces derniers centres — que j'ai appelés le cerveau organique — ce qu'eux-mêmes représentent par rapport aux organes périphériques avec lesquels ils sont reliés automatiquement par les divers étages de fibres nerveuses dont ils constituent le point terminus.

Cette partie de cerveau qui contient les centres organiques est aussi périphérique par rapport au cerveau psychique que les organes périphériques eux-mêmes, dont ils ne sont que la projection corticale. Si c'est dans le lobe préfrontal, dans le centre psychique, que se produit réellement le phénomène de la sensation, de la perception consciente, comme cela paraît de plus en plus vraisemblable, il n'y a pas plus de difficulté à admettre que l'on puisse avoir conscience de ce qui se passe dans les centres du cerveau organique que dans les organes périphériques eux-mêmes, qui se projettent dans l'écorce de ce dernier.

Il ne faut pas oublier non plus que ce ne sont pas les excitations elles-mêmes, venues soit du dehors, soit de nos organes internes, que nous percevons, mais les modifications de notre cerveau sous l'influence de ces excitations. Il ne viendra à personne l'idée que c'est l'onde lumineuse, ou sonore, ou calorifique, que nous percevons, mais simplement le changement moléculaire qu'elles provoquent dans le cerveau, après avoir déterminé dans les nerfs un courant spécial qui en est déjà une première transformation. Ce qu'on pense des impressions venues du monde extérieur s'applique rigoureusement à celles qui viennent des organes eux-mêmes. Les excitations capables de provoquer un trouble du fonctionnement d'un organe sont aussi externes par rapport à lui, que les impressions du monde extérieur vis-à-vis de notre personne tout entière. De sorte qu'en réalité, dire que nous avons conscience de l'activité de tel ou tel organe, c'est dire que nous avons conscience de l'activité du centre cortical de cet organe, et des changements moléculaires que les excitations parties de cet organe produisent dans son centre.

On serait ainsi presque amené, si l'on ne craignait pas de jeter un peu de confusion dans les conceptions et surtout dans les divisions accoutumées, à dire qu'il n'y a en réalité pas d'autre sensibilité que la cénesthésie cérébrale. Et c'est même justement parce qu'elle est tellement partie intégrante de la fonction du cerveau, qu'on a négligé de l'étudier à part, en elle-même, comme on a fait de la conscience, qui était si complètement impliquée, elle aussi, dans le concept de psychologie qu'on n'a songé que très tard à l'étudier séparément.

Passons aux preuves que nous avons de la cénesthésie cérébrale, après avoir établi sa vraisemblance et sa nécessité même. On peut les grouper sous trois chefs: 1° psychologiques; 2° physiologiques; 3° pathologiques.

Preuves psychologiques. — Nous avons la sensation très nette qu'il se passe quelque chose dans le cerveau dans de très nombreuses circonstances. Lorsque nous concentrons notre attention, lorsque nous réfléchissons avec intensité, n'éprouvons-nous pas dans la région frontale un sentiment de tension? Sans doute on pourra dire que cet effort d'attention, s'accompagnant de contraction des muscles frontaux, c'est cette dernière qui nous procure la sensation de tension. Mais n'est-il pas des cas dans lesquels l'effort intellectuel ne s'accompagne d'aucune contraction musculaire et où l'on sent parfaitement qu'il s'accomplit un travail dans le cerveau? Je n'en veux pour exemple que ce qui se passe quand nous cherchons un souvenir qui nous échappe. Au début nous faisons un effort de réflexion, accompagné de contraction des muscles frontaux, et nous sentons parfaitement cette contraction indépendante du travail intérieur. Mais, où cela devient beaucoup plus évident, c'est lorsque nous cessons notre recherche sans avoir trouvé notre souvenir. Notre attention n'est plus tendue, il n'existe plus de contraction musculaire, et tout en continuant à nous livrer à nos occupations, à notre conversation, nous sentons par moments que notre souvenir va surgir. Nous nous arrêtons alors pour le laisser venir, et à plusieurs reprises le même jeu peut se reproduire, jusqu'à ce qu'enfin le souvenir nous apparaisse nettement. Or, nous sentons le travail sourd qui se fait d'une façon continue dans notre cerveau, travail qui prend à certains moments une intensité assez grande pour suspendre les autres manifestations de notre activité cérébrale. Et, non seulement nous sentons ce travail se faire dans notre cerveau, mais encore dans la partie antérieure du cerveau.

Ne sentons-nous pas la fatigue cérébrale après un long travail intellectuel ? Ne la localisons-nous pas dans la tête, profondément, comme nous localisons la fatigue musculaire dans telle ou telle région ?

N'avons-nous pas le sentiment très net de notre puissance intellectuelle à un moment donné ? Ne savons-nous pas si nous sommes bien ou mal disposés à travailler cérébralement, de même que nous sentons si notre estomac est disposé à bien ou mal digérer ? Et d'où nous viendrait ce sentiment sinon du cerveau lui-même ?

Lorsque nos idées s'associent facilement ou difficilement n'en sommes-nous pas avertis par un certain sentiment localisé dans le cerveau ; ne sentons-nous pas les notions que nous acquérons se classer plus ou moins nettement, plus ou moins aisément dans notre tête ? Et où cela pourrait-il se passer sinon dans notre écorce cérébrale ?

J'ai montré[1] que la représentation, dans le souvenir et dans l'imagination, se produisait sous l'influence d'un courant nerveux de sens différent. Dans la perception, ce courant est centripète par rapport au centre psychique, dans le souvenir il est centrifuge, dans la représentation imaginaire il est à la fois centripète et centrifuge.

Or, nous savons parfaitement à l'état normal si une représentation est le fait d'une perception d'origine externe, ou constitue un souvenir, ou est le produit de l'imagination. Nous avons donc le sentiment de la différence de sens du courant nerveux entre les centres du cerveau.

N'avons-nous pas, lorsque nous apprenons quelque chose, la sensation que cela se fixe dans notre cerveau, et que nous n'avons plus besoin de répéter les impressions que nous voulons retenir ? Avant même de nous être essayés à en évoquer l'image mnésique nous sentons si nous en sommes ou non capables. Comment le pourrions-nous sans avoir le sentiment de ce qui se passe dans le cerveau ?

Preuves physiologiques. — Si l'on supprime un organe, on peut continuer à avoir conscience des modifications de cet organe quand il existait. C'est l'illusion bien connue des amputés. Il est évident que, dans ce cas, c'est le travail même des centres de représentation qui est perçu, puisque rien ne peut se passer à la périphérie.

Et ceci nous montre, en même temps, que ce n'est jamais que les changements de nos centres corticaux

1. *Le problème de la mémoire*, p. 140. Paris, F. Alcan.

que nous percevons. Ce n'est que par l'expérience que nous avons de la coexistence de certains phénomènes au niveau de nos organes, et des sensations cérébrales qui les accompagnent, que nous en arrivons, par l'habitude, à rapporter ces sensations à nos organes eux-mêmes.

Si, par contre, on supprime le centre cortical d'un organe, le sujet perd le sentiment de son existence. Cette expérience est difficile à réaliser par la vivisection, car les centres fonctionnels sont des territoires qui ne sont pas nettement délimités, et les associations qui existent entre les divers centres correspondant aux parties constituantes diverses d'un organe ne sont même pas tous bien précisés. Mais nous en avons des exemples frappants pour certains d'entre eux tels que les centres du langage.

Nous voyons là que la destruction de la région de l'écorce, soit dans la sphère motrice, soit dans la sphère sensorielle (auditive ou visuelle), entraîne avec elle la perte de la représentation des mouvements d'articulation des mots parlés, ou celle des sons ou des figures symbolisant les mots entendus ou vus, alors que les autres mouvements des organes mis en jeu dans le langage articulé, ou des autres sensations des sphères du langage auditif ou visuel, sont conservés.

Enfin, nous avons le sentiment très net de l'engourdissement qui envahit notre cerveau quand nous avons besoin de dormir. Nous sentons le ralentissement de notre activité cérébrale qui précède le sommeil, de même que nous sentons le retour de cette activité quand le réveil se produit.

Preuves pathologiques. — Ici nous n'avons que l'embarras du choix. Chez les épileptiques à attaques partielles, chez les malades atteints de tumeurs cérébrales, il n'est pas rare de voir de la douleur se manifester au point même où le cerveau est lésé, soit d'une façon passagère au moment de l'attaque, soit d'une façon permanente dans le second cas. Il est vrai qu'on peut dire que la douleur ne tient pas au cerveau lui-même, mais à l'irritation des méninges au voisinage de la lésion.

Il n'en est plus de même dans le cas de maladies fonctionnelles du cerveau. Il suffit d'interroger des malades atteints de psychoses ou de psycho-névroses, surtout au début, pour se rendre compte de la réalité des sensations provenant de l'activité cérébrale. Comme je le disais plus haut, c'est, en effet, lorsque l'organe présente un trouble quelconque, ou, après un arrêt, reprend son fonctionnement, que l'on peut le mieux apprécier la conscience que nous avons de ce fonctionnement.

Tous les malades atteints de mélancolie au début, de neurasthénie, d'obsessions, de phobies, de dépersonnalisation, de confusion mentale, décrivent de la même façon leurs sensations cérébrales : c'est tantôt une sensation de vide, ou de pesanteur, ou d'engourdissement, de torpeur invincible. Tantôt, c'est une difficulté des associations d'idées, de la perception des impressions extérieures ; tantôt, c'est un sentiment de confusion, où le sujet a l'impression du chaos dans sa tête, avec la crainte de perdre la raison. Il sent que sa pensée lui échappe, que ses idées, ses images, se produisent d'une façon incoordonnée, sans lien entre elles, sans qu'il sache pourquoi et comment elles surgissent. Souvent, — soit dans les phobies, soit dans les cas de dépersonnalisation — on voit le début de la psycho-névrose s'accompagner d'un choc plus ou moins violent dans le cerveau, dans un point localisé parfois, ou, d'autres fois, c'est une impression générale que le cerveau se retourne sur lui-même ou éclate. Après quoi le sujet reste troublé et se sent instantanément modifié plus ou moins profondément dans sa personnalité. La sensation de dégagement du cerveau, quand les malades recouvrent leur activité cérébrale, pour être moins nettes, n'en sont pas moins faciles à constater.

La douleur, dite psychique, des mélancoliques, la sensation de serrement au niveau des tempes et du front qui accompagne si souvent la difficulté de penser, ne sauraient guère être localisées ailleurs que dans le cerveau lui-même. Qu'on invoque ou non des modifications de la circulation cérébrale pour expliquer ces sensations, peu importe. Nous savons que les variations de l'activité cérébrale ne vont pas sans des modifications de la circulation. Mais, que ce soient ces variations circulatoires ou les modifications cellulaires de l'écorce qui en résultent que le cerveau perçoit, c'est toujours la même chose, et je ne sais trop comment on pourrait scinder le travail cérébral en ce qui appartient aux changements circulatoires et ce qui appartient aux changements moléculaires des cellules se produisant en même temps. Il ne s'agit là que d'un seul et même phénomène indivisible.

Mais, c'est surtout chez les hystériques que la cénesthésie cérébrale apparaît nettement, car non seulement on peut l'observer au cours de l'hystérie, mais on peut l'étudier expérimentalement. Les expériences que j'ai rapportées plus haut en témoignaient déjà, et nous avons vu les impressions diverses dans la tête éprouvées par nos sujets sous l'influence de la suppression ou du retour de la sensibilité, c'est-à-dire de l'inhibition ou du retour de l'activité des centres corticaux.

J'ai décrit ailleurs[1], longuement, toutes les sensations cérébrales éprouvées par les sujets en puissance d'hystérie, et, particulièrement, le sentiment de l'engourdissement, du sommeil cérébral, qui s'observe chez tous à un moment donné, et qui n'est autre chose que le sentiment de l'inhibition cérébrale.

Or, ce sentiment peut être général, ou, au contraire, localisé. Et c'est dans ce dernier cas qu'il présente le plus d'intérêt au point de vue qui nous occupe. Nous voyons, en effet, la répartition de l'anesthésie crânienne, anesthésie douloureuse ordinairement (points douloureux) concorder — suivant la loi bien connue de superposition des troubles de sensibilité superficielle aux troubles des organes sous-jacents — avec la localisation des centres corticaux en rapport avec les organes anesthésiés, douloureusement ou non, et troublés dans leur fonctionnement. J'ai pu constater assez fréquemment que l'excitation de l'organe atteint retentissait douloureusement sur son centre cortical, de même que la percussion de ce centre anesthésié et douloureux provoquait des réactions du côté de l'organe placé sous sa dépendance, sans que le sujet se rendît compte du lien entre les deux, du rapport entre les deux sensations. Comme, dans ces cas, il est surabondamment prouvé que les organes ne sont en aucune façon altérés, et que leur fonctionnement seul, placé sous la dépendance directe du système nerveux, est entravé, c'est bien le centre cortical seul qu'il faut incriminer dans

1. Voir *Genèse et nature de l'hystérie*, et l'*Hystérie et son traitement*.

les sensations éprouvées par le sujet. Lorsque l'inhibition est peu marquée, elle s'accompagne toujours de douleur; lorsqu'elle est complète, la douleur disparaît, l'organe est paralysé, le sujet cesse de se le représenter, et perd la notion de son existence, au point de le regarder, lorsqu'il s'agit d'un membre, comme étranger à lui. Je me suis étendu longuement, dans des travaux antérieurs[1], sur cette question de la localisation des phénomènes hystériques, et je ne veux pas y revenir ici davantage.

Mais, où apparaît avec le plus d'évidence la cénesthésie cérébrale, c'est dans le retour de l'activité cérébrale des hystériques, dans le réveil cérébral, soit spontané, soit surtout provoqué, et, particulièrement, par les méthodes que j'ai indiquées dans tous les plus minutieux détails. Ce n'est pas le lieu de les décrire ici. Je veux seulement signaler ce qui se passe, au point de vue des sensations cérébrales, quand on provoque le réveil cérébral des hystériques plongées dans un vigilambulisme complet. Je ne puis que rapporter ce que j'écrivais il y a sept ans sur ce sujet. Mon opinion n'a pas varié depuis, et plus de cent cinquante cas nouveaux n'ont fait que confirmer mes observations d'alors, corroborées d'ailleurs par celles d'autres auteurs ayant appliqué mes méthodes.

Voici ce que j'écrivais à propos du réveil de la sensibilité cérébrale elle-même, après que les différents centres organiques ont recouvré la leur[2]. « Le retour de la sensibilité cérébrale s'accompagne de *réactions*

1. *Localisation cérébrale des troubles hystériques* — Revue neurologique, 1900.

2. *Genèse et nature de l'hystérie*, t. 1, p. 141, et *l'Hystérie et son traitement*.

motrices consistant d'une façon constante en *oscillations* de la tête d'un côté à l'autre, plus ou moins rapides, et de plus en plus faibles, de *secousses* avec projection violente de la tête en arrière ; — de *réactions sensitives* consistant en sensations de *secousses, coups de marteau, tiraillements, craquements,* bris de verre, *fils* qui se cassent, *éclatements* de bulles, de feux d'artifice, *gonflement* et *boursouflures* de la tête, puis *resserrement,* puis retour à la *sensation de volume normal, brûlures, fourmillements, frémissements, écoulement* de liquide froid, puis tiède ; sensation que la tête est *grosse, vide* et *lourde,* puis qu'elle se remplit, qu'elle est parfois comme une boîte qui ne peut s'ouvrir, ou qui renferme plusieurs boîtes les unes dans les autres, de *clarté* des idées, de *légèreté,* puis *énervement* qui se généralise à la fin à tout le corps ; — de *réactions psychiques* consistant en *confusion* des idées, *perte de la notion de temps,* sentiment qu'on devient fou, puis *régression des souvenirs* et de *la personnalité* jusqu'au début de l'hystérie, ou pour mieux dire de l'anesthésie cérébrale, ensuite *progression de la personnalité* qui repasse par toutes les phases de l'existence, année par année, mois par mois, semaine par semaine et, à la fin, jour par jour et heure par heure ; enfin, clarté des idées et sentiment que *tout se remet en place,* que tout *devient bien net,* et, quelquefois, *vue panoramique* de l'existence passée depuis le début de l'hystérie, avec état de bien-être et de *satisfaction,* de *gaieté* à la fin ; — enfin, *réveil complet* avec disparition de tous les stigmates et de tous les accidents, tant physiques que mentaux, avec le sentiment qu'on leur a changé la tête, et l'étonnement de tout voir autour d'eux d'une autre façon que d'ordinaire et d'une façon plus claire, plus nette, caractérisé, en outre, ultérieurement par le retour du *sommeil normal* et le *relèvement de la nutrition* et, de plus, par le *changement du caractère*; il existe donc une *sensibilité interne spéciale* du cerveau qui nous fournit, ou qui se fournit à lui-même, des sensations cénesthésiques, notion capitale qui nous permettra plus loin d'expliquer une foule de phénomènes psychologiques, incompréhensibles sans cela. »

« Quand on procède au réveil général de la sensibilité chez un vigilambule, disais-je (p. 489), on constate que les choses se passent de la façon suivante. A mesure que l'on réveille la sensibilité d'un membre, d'un viscère, d'un organe des sens quelconque (c'est-à-dire l'activité du centre cortical de ce membre, de ce viscère ou de cet organe), le sujet recouvre la conscience des sensations qui ont pour point de départ ce membre, ce viscère ou cet organe sensoriel, et, d'autre part, il agit volontairement sur les organes soumis normalement à la volonté. Mais il n'a pas une conscience complète de sa personnalité. Sa mémoire reste ce qu'elle était, les souvenirs qu'il a perdus ne reparaissent pas, alors même qu'ils ont trait à des actes ou à des sensations dont les centres fonctionnels permettent maintenant l'exécution ou la perception. Il paraît un être nouveau, fait de toutes pièces, juxtaposées les unes aux autres, fonctionnant pour leur propre compte et ne formant pas une personnalité continue avec celle du passé. Il ne vit que dans le moment présent, et ceci nous explique la persistance de l'aprosexie, même après le retour de la sensibilité organique. Il semble que sa personne soit composée d'une foule d'individualités, ayant chacune conscience d'elle-même et volonté, mais sans lien entre elles. Cependant, tous les organes paraissent bien avoir leur sensibilité normale; qu'on cherche à la rendre plus parfaite encore, et il ne se produit plus aucune réaction motrice ou sensitive. Toutes les fonctions de l'organe s'accomplissent parfaitement, et les points douloureux du crâne correspondant aux divers centres corticaux, moteurs, sensoriels, vasomoteurs ou viscéraux, n'existent plus (et la sensibilité crânienne est revenue dans toute la région correspondant au cerveau organique). Ordonnons alors au sujet de sentir sa tête, son cerveau, en dehors des phénomènes subjectifs et objectifs qui se passent du côté de la tête, nous voyons à un moment donné sa personnalité se modifier brusquement, et, si on l'interroge ou si on lui rouvre les yeux à ce moment, on est surpris de le voir accuser un âge plus ou moins antérieur à celui qu'il a réellement, et se croire à une tout autre époque, dans de tout autres circonstances que celles actuelles. Il y a régression de sa personnalité. Continuons de réveiller sa sensibilité cérébrale, et nous le voyons alors recouvrer successivement tous ses souvenirs, repasser par toutes les phases de son existence, et présenter tous les phénomènes successifs de sa maladie. Il va ainsi se rapprochant de plus en plus de l'époque actuelle, et, quand il y est parvenu, il se met à présenter dans tout le corps, de la tête aux pieds, des réactions nouvelles, généralisées, et qui aboutissent en fin de compte à son réveil complet. Sa personnalité ancienne se trouve alors raccordée avec la présente, et on a la notion nette, quand on assiste à ces phénomènes, de ce raccord, de cette fusion, de cette cohésion qui se produit entre les divers éléments, jusqu'alors épars, de la personnalité du sujet. Il a alors tous ses souvenirs, et la conscience très nette de l'unité de sa personnalité actuelle dans l'espace et de sa continuité dans le temps. » En même temps, il sent sa volonté revenue, il se sent redevenu lui-même. « Je sens que c'est moi qui veux maintenant », disent certains malades pour exprimer ce sentiment.

Ce qu'il y a d'intéressant pour nous dans ces phénomènes qui, au point de vue psychologique général, prêtent à une foule de considérations, c'est que les sujets qui les présentent se rendent constamment compte de ce qui se passe dans leur cerveau, et non seulement d'une façon vague, mais en le localisant parfaitement. Lorsque ce sont les centres corticaux organiques qui recouvrent leur fonctionnement, le sujet indique nettement avec le doigt la région de son crâne qui correspond au centre dont l'activité reprend, et lorsqu'il s'agit en dernier lieu du retour du sentiment du moi, de la personnalité, à la fin de la progression qui suit la régression de cette personnalité, il localise non moins bien toutes les sensations dans les lobes préfrontaux. Les sujets capables de présenter ces phénomènes sont extrêmement communs ; les méthodes de réveil cérébral sont à la portée de tout le monde. Rien n'est donc plus facile que de répéter ces expériences tout à fait démonstratives. Tous ceux qui les ont reproduites ont reconnu les phénomènes que j'avais décrits, d'une manière identique. S'il plaît à beaucoup de les nier ou de les critiquer sans avoir pris la peine de les vérifier, je me permettrai de négliger leurs jugements.

Meynert reconnaissait la cénesthésie cérébrale, car dans son hypothèse sur la nature du plaisir et de la douleur physique, hypothèse qu'il appliquait également au plaisir et à la douleur morale, il admettait à la fois une sensibilité spéciale des centres et le retentissement dans la conscience des réflexes et contractions musculaires.

Que la cénesthésie cérébrale existe, c'est donc là un fait qui me paraît absolument hors de doute et qu'il est très facile de mettre en évidence. C'est par elle que nous avons le sentiment de notre existence, de notre personnalité physique, lorsqu'il s'agit des régions du cerveau renfermant les centres des fonctions organiques ; c'est par elle que nous avons le sentiment de notre personnalité passée, et de notre personnalité morale, quand il s'agit du cerveau psychique, du lobe préfrontal. Il n'y a donc pas une sensibilité cérébrale, une cénesthésie cérébrale unique, homogène. Elle dépend de l'activité des divers centres du cerveau, et à chacun de ces centres sont dévolues des fonctions spéciales — soit organiques, soit psychiques.

J'ai montré que, lorsque les différents centres corticaux inhibés dans l'hystérie recouvrent leur activité, le sujet a conscience des réactions qui se passent au niveau de l'organe en rapport avec eux, et même, dans certains cas, de sa forme et de sa structure (autoscopie)[1]. Or, au moment où le fonctionnement du centre cortical est redevenu normal, ces sensations cessent de se produire, le sujet n'a plus aucune conscience de ce qui se passe au niveau de son organe. Il en est de même pour le cerveau. Nous le sentons pendant qu'il recouvre son fonctionnement. Dès qu'il a repris son activité normale, nous ne le sentons plus. Quand je dis que nous ne le sentons plus, ce n'est pas exact. Nous ne le percevons plus isolément et consciemment. Le sentiment

1. *Les phénomènes d'autoscopie*. 1 vol., Paris, F. Alcan, 1903.

que nous en avons s'est fondu dans la masse des sensations que nous avons de tout notre organisme, et qui nous donnent le sentiment général de notre existence, de notre personne, de même que toutes les sensations qui nous viennent du fonctionnement de nos viscères sont fondues entre elles, et ne nous apparaissent d'une façon spéciale et indépendante que si le fonctionnement de ces viscères subit un trouble quelconque. Nous n'en sentons pas moins que notre estomac travaille, ou que notre cœur bat plus ou moins fort, etc. De même aussi nous sentons nettement quand notre cerveau travaille et fonctionne d'une façon active. Et il est vraiment surprenant qu'on ait cherché ailleurs la source et la cause des sensations qu'on perçoit dans la tête, sous l'influence d'actes qui ne peuvent avoir que le cerveau pour siège, qu'on l'ait cherchée dans des conditions extérieures à lui et dans des organes autres que lui (muscles du crâne, méninges, différences de pression intracrânienne, variations de circulation cérébrale, etc.).

Pour moi donc, l'activité propre du cerveau donne lieu à des sensations cénesthésiques spéciales, et l'émotion n'est que le sentiment des modifications moléculaires qui se produisent dans le cerveau dans des conditions de diffusion et d'intensité particulières que nous allons étudier.

Mais auparavant nous devons trancher une question qui se trouve implicitement résolue par tout ce que nous avons vu précédemment, et principalement par l'admission de la cénesthésie cérébrale, c'est celle du *siège des émotions*.

A toutes les époques, on trouve les ébauches des

deux théories actuelles, les uns localisant les passions dans les viscères, les autres dans le système nerveux central. Bichat disait : « Le cerveau n'est jamais affecté par les passions, qui ont pour siège exclusif les organes de la vie interne. » Avec Gall et Bell, le cœur est dépossédé de son rôle prépondérant, et celui des viscères disparaît presque. Ce qui a toujours frappé comme une chose spéciale dans les phénomènes émotionnels, ce sont les troubles viscéraux et vaso-moteurs. Voilà en somme ce qui les distingue nettement des autres processus psychiques. J'ai déjà insisté longuement sur les raisons qui permettaient d'expliquer pourquoi ces troubles prédominaient dans les états émotionnels, tant à cause de leur diffusion plus grande dans le cerveau, de la délimitation moins précise, des centres viscéraux et vaso-moteurs, que de leur importance dans la constitution du sentiment de notre personnalité.

On a donc cherché dans les centres vaso-moteurs l'origine des émotions, en pensant que si les viscères ou la circulation présentaient des troubles, ce n'était pas directement sous l'influence des sensations ou des idées, des images ou des représentations, mais par l'intermédiaire des centres vaso-moteurs.

Sergi place dans la moelle allongée les phénomènes affectifs en général (douleurs, plaisirs, émotions), en raison du grand nombre et de la nature des noyaux nerveux qu'elle renferme et qui agissent sur le cœur, les vaisseaux, la respiration, les sécrétions, les mouvements intestinaux. « Le nœud vital de Flourens, dit-il, est le centre vital et doit être aussi le centre du plaisir et de la douleur, qui ne sont que des altérations des fonctions de la vie organique. » Le cerveau n'agirait que de deux façons : comme moyen de rendre conscients tous les troubles de la vie organique, comme cause d'excitation par le moyen des idées.

W. James rejette l'existence de centres cérébraux spéciaux pour l'émotion. L'existence des circuits réflexes ordinaires et des centres locaux, que tout le monde admet sous une forme ou sous une autre, lui suffit pour tout expliquer.

Ferrier place dans les lobes occipitaux le siège des émotions, parce que, d'après lui, cette région de l'écorce cérébrale recueille les sensations viscérales et est le siège de l'instinct sexuel.

« Flechsig place dans la Körperfühlsphäre de Munk toutes les émotions, toutes les passions qui s'accompagnent de troubles de la respiration et de la circulation, dans cette sphère tactile que constitue le grand territoire rolandique où rayonnent les terminaisons des faisceaux sensitifs, de sorte qu'une moitié opposée du corps se trouve représentée dans cette région, à côté des cellules d'origine de ses nerfs moteurs, par presque tous ses nerfs sensibles, y compris les faisceaux sensitifs et moteurs, de la respiration et de la circulation : ces fibres passent par le tiers postérieur de la capsule interne, et ces connexions expliquent ainsi la possibilité de l'origine des émotions dans cette sphère tactile. Elle contient sans doute aussi des faisceaux de projection des sensations organiques des différents organes et des muscles de la vie de relation. C'est dans cette sphère que deviennent conscientes les sensations de la faim et de la soif, que nous avons aussi conscience du mécanisme de la respiration et de la circulation, des états de tonicité de nos muscles, de la forme et du degré de leurs contractions (J. Soury). »

Les observations cliniques et expérimentales, dit

Flechsig, démontrent que les phénomènes relevant des appareils de la respiration et de la circulation qui accompagnent les émotions, et où l'on a cru voir des *effets* de l'émotivité en émoi, *partent* en réalité de la *sphère tactile cérébrale*. C'est dans ce centre du télencéphale que deviennent conscients les sentiments ou sensations organiques nés de l'activité des muscles volontaires ou vaso-moteurs, ou dont les organes du corps sont le siège dans les divers états affectifs. La sphère tactile est donc le « *foyer central des émotions et des passions* » et le lieu où les sensations résultant de ces états affectifs, éveillent ou provoquent des associations entre les représentations.

« C'est dans ce vaste centre nerveux, dit J. Soury, la sphère tactile, que *se reflètent* psychiquement les états affectifs du corps ; c'est de ce centre que *partent* les mouvements émotifs correspondants. *La transmission aux organes du corps des émotions et des passions,* nées des idées ou représentations, a lieu, croit-on, par la *couche optique*. Au point de vue anatomique Flechsig ne trouve point cette hypothèse inacceptable. On ignore seulement par quelles voies nerveuses de l'écorce du télencéphale au thalamus cette transmission aurait lieu. Il faudrait naturellement songer aux faisceaux qui, de la sphère tactile, descendent aux *noyaux dorso-médians*.

« Flechsig signale, en outre, comme un fait ici très significatif, le grand nombre de connexions de ces noyaux avec la substance grise centrale. Les sensations voluptueuses, provenant de la peau et des muqueuses des organes extérieurs de la génération, sont localisées par Flechsig dans la sphère tactile : ces parties de la surface du corps sont anesthésiques quand la couronne rayonnante de ce centre de projection est détruite.

« C'est toutefois une question de savoir si l'instinct sexuel, dépendant des organes internes, en particulier des glandes dont les produits de sécrétion sont en rapport avec la réalisation de cet instinct, est représenté dans la sphère tactile du télencéphale. De même pour la faim, sinon pour la soif, dont les sensations arrivent certainement à la conscience par le trijumeau et le glosso-pharyngien. »

Pour Flechsig le processus émotionnel se manifeste donc au niveau de l'écorce cérébrale, dans la sphère tactile, et c'est là que se produirait aussi la conscience de l'émotion.

Je me rallie complètement à cette manière de voir d'une manière générale. Je le fais d'autant plus que, par une méthode d'expérimentation physiologique, corroborée par de nombreux cas pathologiques, et sur laquelle je n'ai pas à m'étendre ici, j'ai pu établir l'existence dans cette sphère, qui couvre la plus grande partie du lobe pariétal, des centres viscéraux tels que ceux de l'estomac, de l'intestin, du cœur, de l'appareil respiratoire, des organes génitaux et de la vessie, ces derniers situés plus en arrière près du lobe occipital, comme le pense Ferrier[1].

Je crois utile de remarquer que la sphère tactile ne présente pas plus d'homogénéité fonctionnelle que le cerveau lui-même, comme le laisserait peut-être penser cette façon de parler d'elle comme d'un territoire à fonctions générales. Il n'en est rien, à mon avis. Elle groupe bien tous les centres moteurs et viscéraux et sans doute aussi vaso-moteurs, comme l'a établi Flechsig,

1. Cf. *Genèse et nature de l'hystérie*; et *localisation corticale des phénomènes hystériques*, in Revue Neurol., 1900; *le centre cortical de l'estomac*, in Revue Neurol., 1902 (en collaboration avec H. Delagenière).

mais ces centres gardent une indépendance relative, et c'est ce qui permet de comprendre que la mise en jeu de l'émotivité cérébrale affecte plus particulièrement certains d'entre eux. D'où les différences individuelles que j'ai déjà signalées dans la manifestation d'émotions de même nature, et la tendance de certains individus à traduire toutes leurs émotions, de quelque ordre qu'elles soient, par un phénomène identique autour duquel viennent s'en grouper accessoirement d'autres. C'est ainsi que certaines personnes présentent à l'occasion d'émotions agréables ou désagréables les mêmes manifestations, soit du côté du cœur, soit du côté de l'estomac, ou de l'intestin, ou de la respiration, ou de la circulation périphérique.

Je ne crois pas non plus qu'on doive limiter à la sphère tactile, telle que la conçoit Flechsig, le siège des émotions. Je pense que tous les centres sensoriels et sensitivo-moteurs de l'écorce cérébrale sont susceptibles d'être le point de départ des réactions émotionnelles. L'émotion n'est pas constituée, en effet, par un sentiment particulier accompagnant l'activité d'un centre spécial ou d'une sphère spéciale. C'est le sentiment de la diffusion à travers le cerveau, dans toutes les directions, avec prédominance toutefois sur certains points plutôt que sur d'autres, de l'énergie libérée sous l'influence d'une excitation quelconque. Les centres sensoriels ne doivent donc pas être exclus dans la genèse des émotions.

Reste, d'autre part, la question que Flechsig ne tranche pas, tout en localisant les émotions dans l'écorce de la sphère tactile, c'est celle de la nécessité, pour que l'émotion se produise, des modifications organiques, viscérales, vaso-motrices, ou au contraire de sa possibilité sans elles. Il dit, en effet, d'une part que c'est dans la sphère tactile que *se reflètent* psychiquement les états affectifs du corps, et d'autre part que c'est de ce centre que *partent* les mouvements émotifs correspondants. Ces deux affirmations ne sont-elles pas contradictoires? Que sont des états affectifs du corps? Un état corporel n'est ni affectif, ni non affectif. Ce qui lui donne un ton affectif, c'est le sentiment qui accompagne les modifications qu'il provoque dans le cerveau. Admettre que l'état corporel puisse être par lui-même affectif, c'est adopter la théorie périphérique de l'émotion. Mais en disant que c'est du centre cérébral que partent les mouvements émotifs correspondants c'est adopter la théorie centrale de l'émotion. Dans le premier cas l'état corporel est la cause, dans le second il est l'effet de l'émotion.

Je crois que la confusion vient de ce qu'on a fait une distinction entre les émotions d'origine périphérique et celles d'origine interne, entre les émotions nées à l'occasion d'excitations périphériques, et celles nées sous l'influence de représentations. Le processus n'est cependant différent qu'en apparence dans les deux cas. Lorsqu'une excitation portée sur la périphérie — surface extérieure du corps, ou organes internes — se produit, elle est transmise à la sphère tactile cérébrale de Flechsig. Mais là il peut se produire deux choses, suivant ses qualités spéciales d'un côté, suivant l'état d'excitabilité, d'émotivité, du cerveau de l'autre, à savoir qu'elle s'accompagne ou non d'émotion, suivant que l'énergie cérébrale libérée par son action diffusera à travers le cerveau, ou produira seulement l'effet utile, la réponse adéquate. S'il y a diffusion de l'énergie, on verra survenir des réactions périphériques, non directement régies par le centre cortical où aboutit l'excitation, et le sujet éprouvera de l'émotion. Celle-ci provient-elle du sentiment des modifications diffuses du cerveau, ou du sentiment des modifications périphériques organiques et vaso-motrices ? Il faut toujours en revenir à cette éternelle question.

Je crois l'avoir suffisamment discutée à propos de la cénesthésie cérébrale pour n'y pas revenir. Toutefois il paraît évident que, si l'émotion est essentiellement constituée par le sentiment des changements cérébraux, les sensations diffuses qui proviennent des changements organiques en conséquence des premiers doivent augmenter encore le trouble cérébral. Et ceci nous explique la possibilité de refréner ses émotions en empêchant ses manifestations périphériques de se produire, ou en dérivant soit ses mouvements, soit sa pensée sur des objets différents de ceux qui ont provoqué l'émotion. On connaît le célèbre exemple de Kant qui, tourmenté par des accès de goutte qui l'empêchaient de dormir, arrivait à s'assoupir en fixant sa pensée sur Cicéron et en détournant ainsi son attention des sensations douloureuses qu'il éprouvait. Tout le monde a pu faire sur soi-même l'expérience que, pour dissimuler une émotion, il faut parler, agir, et qu'en forçant ainsi son attention, on empêche les réactions émotionnelles de se produire d'une façon apparente, tandis que c'est tout le contraire si on cesse de s'occuper ou de se mouvoir. Ainsi agissent les éreutophobes qui, pour dissimuler leur rougeur, se mettent à parler à tort et à travers, ou à faire n'importe quoi, même de déplacé.

Lorsqu'il s'agit d'excitations produites par des représentations — et dans un certain nombre de cas c'est une excitation externe qui provoque des représentations, ce qui revient au même — la succession des phénomènes est semblable. Suivant le contenu de la représentation d'une part, et suivant l'excitabilité, l'émotivité du cerveau de l'autre, il y a ou non émotion. Si la représentation est telle, par exemple, qu'elle comporte avec elle des représentations associées très nombreuses, et principalement dans la sphère viscérale et vaso-motrice, atteignant par conséquent la personnalité d'une façon très étendue, la diffusion même des changements cérébraux pour produire ces nombreuses représentations amènera l'émotion, renforcée, comme dans le cas précédent, par les sensations émanées des changements corporels, résultant des diverses représentations, c'est-à-dire de la mise en branle des divers centres sensitivo-moteurs qui sont en même temps, selon moi, des centres de représentation. Si, cependant, le cerveau offre une assez grande résistance aux courants d'énergie libérée dans la représentation primaire, les centres où pourraient se produire les représentations secondaires qui lui sont associées ne seront pas ébranlés, et l'émotion ne se produira pas. Il ne me paraît donc pas plus juste de dire que la sphère tactile, disons même tout le cerveau que j'appelle organique, reflète psychiquement les états affectifs du corps, ou de dire que c'est de ce centre que partent les mouvements émotifs correspondants, suivant que l'excitation vient de la périphérie et est organique, ou vient du centre et est psychique. Dans l'un comme dans l'autre cas, le cerveau organique est le seul siège central de l'émotion. L'évocation d'une représentation est une excitation aussi périphérique qu'une impression produite sur un organe du corps, le centre d'aperception étant aussi périphérique par rapport aux centres du cerveau organique, de la sphère tactile de Flechsig si on se limite à elle, que le système nerveux sous-cortical et périphérique (bulbe, moelle, sympathique, nerfs spinaux). Seulement, dans le cas où l'excitation part du centre préfrontal, d'aperception, elle provoque d'abord dans les centres postérieurs du cerveau organique des représentations, tandis que, lorsque l'excitation vient de la périphérie du corps, elle y provoque d'abord des réactions motrices et vasomotrices. Mais dans l'émotion complète ces deux éléments, représentations et réactions motrices et vasomotrices, sont toujours combinés dans des proportions variables.

Contrairement donc à Flechsig, je crois que toute la région de l'écorce que j'ai désignée sous le nom de cerveau organique, et qui comprend toute la partie du cerveau située en arrière du lobe préfrontal, que je considère avec Bianchi, Wundt, etc., comme le centre véritablement psychique, comme le centre d'aperception, de conscience, de conservation et d'évocation de la mémoire, je crois, dis-je, que tout le cerveau organique est le siège central des émotions. Je crois, en outre, que c'est leur unique siège, qu'il s'agisse d'excitations venant de la périphérie du corps et déterminant des sensations, ou du centre d'aperception et déterminant des représentations. Je crois enfin que, si les changements, amenés dans l'organisme sous l'influence des changements moléculaires de l'écorce cérébrale produits par ces diverses excitations, peuvent renforcer, par les impressions qu'ils transmettent aux centres corticaux, le trouble diffus dont ils sont atteints, et par conséquent l'émotion, le sentiment qui constitue cette dernière résulte essentiellement, et peut résulter uniquement, de la conscience que le sujet prend de ces changements moléculaires de l'écorce cérébrale. On voit donc le rôle restreint et tout à fait secondaire que jouent les phénomènes périphériques dans la genèse et la constitution des émotions.

Certains cas pathologiques viennent apporter un appoint à cette manière de voir. Je n'en citerai que deux types : le délire de persécution et la confusion mentale.

Dans le délire de persécution, nous voyons une augmentation de l'émotivité au début. Le malade éprouve des troubles viscéraux indéfinissables, et évidemment d'origine centrale, qui l'inquiètent et lui donnent assez souvent l'apparence d'un simple hypochondriaque. Puis surviennent des troubles de la sensibilité générale divers, plus ou moins localisés, plus ou moins nets, et qui éveillent chez lui des représentations explicatives. L'inquiétude est alors moins grande. Le sujet n'éprouve plus le malaise moral qu'il éprouvait pendant la phase hypochondriaque. Sa santé physique peut, en effet, être excellente, alors qu'elle était troublée au début. Enfin, aux interprétations délirantes des sensations générales succède la phase du délire avec hallucinations. Le sujet n'a plus l'émotivité des deux premières périodes. Il sait à quoi s'en tenir. Les impressions qu'il ressent sont maintenant localisées, précises, et éveillent chez lui des représentations presque purement cognitives, avec un très léger ton affectif.

Le trouble cérébral à la première période s'étend à toute la sphère viscérale, organique ; l'émotivité du sujet, son inquiétude, son angoisse quelquefois, sont à leur maximum. Puis il paraît se restreindre, se borner à la sphère de sensibilité générale : l'émotivité est moindre ; le sujet constate des sensations et cherche à les expliquer sans en être troublé de la même façon. Enfin le trouble paraît se localiser surtout dans les centres sensoriels de l'audition, sous forme d'hallucinations, et le sujet n'éprouve plus d'émotivité spéciale, d'inquiétude, d'angoisse. Il *sait* ce dont il s'agit, et que ce qu'il ressent ne vient pas de lui, mais du dehors.

Nous voyons donc l'émotion résulter à la fois de la nature fonctionnelle des centres troublés et de la conscience de ces troubles. Elle est, en effet, d'autant plus grande que les centres d'où résulte le sentiment de la personnalité — centres organiques — sont surtout en jeu, et diminue à mesure que le trouble des centres sensoriels vient s'y substituer, ou du moins s'y associer d'une façon prédominante, c'est-à-dire, par conséquent, des centres qui jouent un rôle secondaire dans la formation de la personnalité, puisqu'ils ne sont impressionnés que du dehors. Ceci confirme donc ce que nous disions plus haut de l'importance du sentiment de la personnalité dans la genèse des émotions.

D'autre part, nous voyons que le sujet a d'autant plus d'émotivité qu'il a plus conscience que l'origine de ses troubles est en lui. Bien qu'il les rapporte à la périphérie, par la loi générale de projection de nos sensations centrales, il n'en a pas moins conscience des changements qui s'opèrent dans son cerveau. Et il sent si bien que ce sont des troubles cérébraux et non pas périphériques, qu'il vient consulter les médecins, non pour ses troubles organiques, mais pour l'inquiétude qu'il a de devenir fou. Le jour où il cesse d'avoir conscience de ses modifications corticales, le jour où il cesse d'attribuer ses impressions à des causes internes et personnelles, le délire intellectuel, basé sur des sensations extériorisées, est constitué, et l'émotion a disparu.

L'émotion paraît donc bien liée à la conscience des modifications moléculaires de l'écorce elle-même, et principalement de la sphère tactile dans son ensemble.

Dans la confusion mentale, les choses se déroulent tout différemment. Le sujet a immédiatement conscience qu'il se passe quelque chose d'anormal dans son cerveau, et il est dans un état d'inquiétude et d'angoisse quelquefois très intense au début. Cet état de confusion mentale est en réalité un état de confusion cérébrale, soit par infection, soit par une secousse physique ou morale violente, qui se traduit dans tous les modes de l'activité du cerveau, moteur, organique et psychique. Une fois la maladie constituée, on ne peut plus constater d'émotion à proprement parler, le sujet n'ayant plus qu'une notion très vague de ce qui se passe autour de lui et en lui. Or, en même temps, il n'a plus conscience qu'il se passe quelque trouble dans sa tête, comme il le sentait au début. Il peut encore être agité au point de vue moteur, avoir des désordres organiques ou sensoriels, par suite des troubles variables de son écorce cérébrale ; il n'a plus d'émotion morale.

Nous voyons donc, dans un cas, l'émotion disparaître lorsque le sujet n'a plus conscience de l'origine cérébrale de ses troubles et les rapporte à des causes extérieures ; et, dans l'autre, lorsque la confusion s'étant étendue à la sphère psychique du cerveau, la conscience est obnubilée.

D'où la nécessité de la conscience des modifications de la sphère organique pour que l'émotion puisse avoir lieu. L'émotion nous apparaît donc comme un phénomène purement physiologique, qui ne prend son caractère affectif que lorsque le sujet a conscience des modifications cérébrales qui le constituent. Elle a donc pour siège toute l'étendue de l'écorce cérébrale : la sphère organique et principalement la sphère tactile de Flechsig, comme lieu des changements moléculaires diffus qui constituent son aspect physiologique, et la sphère psychique, le lobe préfrontal, comme lieu de conscience de ces changements moléculaires, qui constitue son aspect psychologique et moral.

Ces deux éléments sont indispensables pour qu'on puisse dire qu'il y a véritablement émotion. Si une perception était simplement consciente, sans que le sujet eût en même temps conscience des changements moléculaires diffus accompagnant cette perception, il y aurait simple phénomène cognitif, absolument comme si cette perception n'eût entraîné aucun changement moléculaire diffus. On ne saurait donc attribuer plus d'importance à l'un ou l'autre élément dans la constitution de l'émotion. Il est toutefois évident que si les changements moléculaires diffus ne se produisaient pas dans le cerveau, il ne pourrait pas y avoir d'émotion. Le phénomène physique précède toujours le phénomène psychique, et ne lui est pas seulement parallèle.

W. James proposait une expérience cruciale pour démontrer sa théorie, expérience malheureusement irréalisable, par suite de la contradiction de ses conditions. On pourrait en proposer une autre pour démontrer la théorie centrale de l'émotion, qui serait d'ailleurs presque aussi irréalisable. Elle consisterait à provoquer chez un sujet tous les phénomènes périphériques qui accompagnent et traduisent les émotions, en n'agissant bien entendu, pour les produire, que sur les appareils périphériques, et en laissant absolument de côté toute intervention de l'écorce cérébrale. Les sensations conscientes perçues par le cerveau sous l'influence de ces phénomènes s'accompagneraient-elles ou non d'émotions ?

Certains faits paraissent au premier abord plaider en faveur de la première thèse, qui est celle de James et surtout de Lange. Pour ce dernier en effet, tout se réduirait dans l'émotion à deux ordres de phénomènes : 1° d'innervation musculaire ; 2° vaso-moteurs. De ces deux termes, lequel est primitif ou sont-ils égaux ? Lange pense que les modifications de l'innervation motrice volontaire ne sont pas la cause des phénomènes vaso-moteurs. L'inverse est-il vrai alors ? Lange le pense : les moindres variations de la circulation modifient profondément les fonctions du cerveau et de la moelle.

Pour lui, la joie du vin, du haschisch, est d'origine toute physique et tient aux modifications que ces substances produisent dans la circulation. Dès lors il en conclut que l'hypothèse psychique n'est pas indispensable. Mais il ne s'agit pas de l'origine ou de la nature psychique des émotions, il s'agit de leur nature périphérique ou cérébrale, centrale. Lange est-il bien sûr que le vin et le haschisch agissent seulement sur la circulation et non sur le système nerveux central ? Est-il bien sûr que la joie qui en résulte provient de ces modifications circulatoires perçues par le cerveau, et auxquelles participe d'ailleurs le cerveau lui-même, ce qu'il paraît oublier, ou au contraire que ces modifications circulatoires ne sont pas, au même titre que la joie, la traduction de l'excitation cérébrale produite par le vin ou le haschisch ? Il suffit de connaître l'action physiologique de l'alcool et du haschisch pour résoudre cette question, et conclure que c'est l'action sur le système nerveux et le cerveau en particulier qui est prédominante.

Je ne sache pas que l'augmentation de la circulation périphérique produite par des frictions, ou des applications chaudes, ou par la réaction que produit la chaleur après l'exposition au froid, amène de la joie. Et ce qu'on peut dire de la joie, on peut le dire de la tristesse, ou de la peur. L'homme qui tremble de froid, dont la vaso-constriction est plus ou moins forte, n'éprouve en aucune façon la peur, quoique les phénomènes périphériques qu'il présente soient ceux que Lange donne comme caractéristiques de la peur.

J'ai cité une mélancolique, que G. Dumas a signalée dans son livre sur les États intellectuels dans la mélancolie, et qui, tremblant, ayant de la vaso-constriction comme les mélancoliques anxieux, me disait : « Voyez comme je tremble ; tremblerais-je si je n'avais commis quelque crime ? » Elle n'éprouvait en aucune façon l'émotion de la peur, elle cherchait simplement à interpréter rationnellement ses manifestations extérieures, non par un sentiment ou une émotion qu'elle ne ressentait pas, mais par l'hypothèse d'un acte qui aurait pu les amener.

Voici un autre exemple. Une jeune fille, grande hystérique avec tous les stigmates classiques de la névrose, et atteinte d'un grand nombre d'accidents viscéraux, présente, en outre, des troubles circulatoires, respiratoires très marqués, et une anorexie très tenace. Elle est triste, s'ennuie, a du dégoût de la vie. Je réveille sa sensibilité : la chaleur reparaît à la périphérie, la circulation se rétablit, les troubles respiratoires disparaissent, l'appétit revient. En même temps elle éprouve un sentiment de bien-être général, son ennui disparaît, et elle envisage d'une façon tout autre l'existence.

Au premier abord on serait tenté de trouver dans un

cas de ce genre une confirmation de la théorie de Lange, les troubles circulatoires et périphériques amenant chez elle de la tristesse, qui disparaît avec le retour normal des fonctions. Mais en réalité est-ce sur la périphérie que j'ai agi en réveillant sa sensibilité ? En aucune façon. C'est uniquement sur son activité cérébrale, et c'est le retour du fonctionnement cérébral normal qui a amené la disparition des troubles périphériques et de l'état moral dépressif qui en était le pendant.

Lange invoque à l'appui de sa thèse l'action de certaines substances médicamenteuses ou des états maladifs névropathiques ou psychopathiques produisant des modifications vaso-motrices périphériques, et il attribue ensuite à ces derniers les phénomènes émotionnels qu'on observe parallèlement. Malheureusement, il est très facile de s'apercevoir que les substances qu'il cite ont une action directe sur le cerveau, et que ce n'est que par l'entremise du système nerveux central que se produisent les modifications vaso-motrices. Il est donc tout aussi vraisemblable d'admettre que c'est le trouble cérébral qui amène l'état émotionnel que de le regarder comme la conséquence des troubles vaso-moteurs. Cela paraît encore plus évident, lorsqu'il s'agit d'une névrose ou d'une psychose dans laquelle le cerveau se trouve primitivement atteint.

De quelque façon qu'on s'y prenne, c'est toujours le cerveau et le cerveau seul qui joue le rôle principal. Les modifications périphériques qui se produisent sous une influence extra-cérébrale ne s'accompagnent pas d'émotions, et quand on voit un état émotionnel accompagner des phénomènes vaso-moteurs, on s'aperçoit que ceux-ci sont sous la dépendance d'un trouble cérébral.

Il est cependant encore un ordre de faits qui paraît venir à l'appui de la thèse périphérique de l'émotion. Ce sont les expériences bien connues de Paul Richer et de Charcot, sur les attitudes passionnelles déterminées artificiellement par l'expérimentateur chez des hystériques hypnotisées et plongées dans la catalepsie. On sait que, sous l'influence de ces attitudes, on voit se développer chez le sujet des sentiments conformes à l'attitude imposée.

Il semble bien dans ces cas qu'il s'agisse d'un sentiment d'origine périphérique, et que ce soit l'élément moteur qui soit le point de départ de l'émotion. Il n'en est rien cependant, si l'on veut aller au fond des choses. Les sujets qui présentent ces états cataleptiques ne sont en aucune façon comparables à des sujets normaux. Ils se laissent imposer sans la moindre réaction une attitude qu'ils conservent d'une façon en quelque sorte indéfinie sans fatigue. Il semble que leurs centres, une fois mis dans un certain état, conservent cet état tant qu'une cause extérieure ne vient pas y apporter un changement quelconque. C'est la malléabilité et l'inertie absolues. Le système musculaire, dont les réactions sont à tous égards si semblables à celles du système nerveux, au point de vue physiologique, traduit d'ailleurs exactement l'état des centres qui sont mis en jeu dans les différents mouvements et attitudes provoqués. Mais, d'autre part, on sait que dans ces cerveaux la tendance à la systématisation est poussée à son maximum.

La mise en un certain état d'un centre quelconque entraîne donc automatiquement l'état correspondant des centres qui lui sont ordinairement associés, soit moteurs, soit sensoriels, soit viscéraux. Il suffira de déterminer passivement le geste le plus caractéristique comme expression d'une émotion, pour voir se grouper autour de lui tous les autres gestes qui l'accompagnent ordinairement, et se constituer ainsi l'attitude passionnelle générale. Mais, tous les centres moteurs et vasomoteurs ou viscéraux, ordinairement associés, se trouvant ainsi mis dans un état ancien, éveillent tout naturellement le sentiment adéquat à cet état, c'est-à-dire l'émotion.

Ce n'est donc pas la modification du système musculaire qui provoque l'émotion. Par suite de l'état spécial du système nerveux dans la catalepsie, il y a une liaison absolue et réciproque entre le mouvement et le centre cortical du mouvement. Une fois un des centres moteurs mis dans un certain état, les autres centres moteurs qui lui sont ordinairement associés se mettent à leur tour dans l'état où ils sont habituellement par rapport au premier, et cet état cérébral s'accompagnant d'un sentiment spécial en temps ordinaire se trouve de la sorte éveillé automatiquement. L'émotion se trouve ainsi constituée avec son expression extérieure et son sentiment intérieur. Mais on voit qu'en réalité c'est uniquement la mise en jeu des centres corticaux, de l'écorce cérébrale, qui produit le phénomène des attitudes passionnelles, et le sentiment qui les accompagne.

Les acteurs qui excellent le plus à exprimer les émotions ne les ressentent pas, et si certains ont, à la suite, de la fatigue, de l'épuisement physique, cela tient exclusivement à l'effort considérable, à la dépense nerveuse énorme, qu'ils sont obligés de faire pour reproduire exactement les sentiments et les émotions qu'ils sont chargés d'exprimer.

Tous les faits qu'on peut invoquer pour prouver

qu'une émotion peut naître directement sous l'influence de modifications vaso-motrices périphériques, ou de changements périphériques d'une façon plus générale, aboutissent donc à cette constatation qu'il s'agit toujours, au contraire, d'une action directe des centres nerveux, de la mise en jeu primitive de l'écorce cérébrale, et confirment l'opinion que l'émotion est toujours et essentiellement un phénomène cérébral.

Mais il y a d'autres considérations qui ressortent de ces faits. J'ai déjà dit à la fin du chapitre II qu'on pouvait distinguer les états émotionnels en statiques et dynamiques. Il nous faut y revenir ici. Il semble que cette distinction ait échappé aux psychologues, ou du moins qu'ils ne lui aient pas accordé l'importance qu'elle me paraît avoir au point de vue de la nature des émotions. A la suite des partisans de la thèse physiologique ou périphérique, de W. James et de Lange, aussi bien que des partisans de la théorie intellectualiste, pour laquelle tout état affectif n'existe que par le rapport réciproque des représentations, on a presque uniquement considéré l'émotion comme liée à un changement, à un mouvement, que ce changement soit à la périphérie ou dans le cerveau, que ce soit le changement de la périphérie qui amène celui du cerveau ou inversement. Il est bien certain que l'émotion est liée à un changement, et nous avons essayé d'établir que c'était un changement moléculaire diffus du cerveau qui la constituait essentiellement et primitivement. Mais ce n'est pas tout, il y a en plus de ce changement, de ce mouvement tout physique, un sentiment qui s'y ajoute, et sans lequel on ne peut pas dire qu'il y ait à proprement parler émotion. Et je me suis efforcé de montrer que c'était la conscience des modifications cérébrales et non pas des changements vaso-moteurs, viscéraux, moteurs, périphériques en un mot, qui constituait le sentiment spécial appelé émotion.

Mais on peut objecter que le cerveau est dans un état de perpétuelle modification. Son activité augmente sur un point pour diminuer sur un autre, elle s'exagère ou se ralentit partout à la fois suivant les moments. C'est un état d'instabilité continuelle, et cependant ce changement incessant, et dont le sujet a conscience, ne s'accompagne d'émotions que dans certains cas. La notion de changement, de mouvement, n'est donc pas suffisante, qu'on le place à la périphérie ou dans le cerveau. Il faut encore que ce changement, ce mouvement présente des caractères particuliers et c'est ainsi que j'ai été amené à considérer sa diffusion dans le cerveau, et par suite dans le reste de l'organisme, d'une façon inadéquate à l'excitation, comme sa caractéristique, cette diffusion dépendant d'ailleurs des considérations d'excitabilité, d'émotivité du cerveau.

Mais si, dans la majorité des cas, l'émotion peut être considérée comme le sentiment des modifications diffuses qui se produisent dans l'écorce cérébrale, j'ai déjà signalé à propos de l'évolution du processus émotionnel, qu'il n'en est pas toujours ainsi, et qu'on observe des cas dans lesquels l'émotion est *fixe,* où le sentiment qui la caractérise est permanent. Pour pathologiques qu'ils soient le plus souvent, ces cas s'observent néanmoins, quoique d'une manière moins accusée, moins nette, à l'état normal. Ils suffisent pour nous montrer que si, au début, le sentiment émotion est toujours lié aux changements qui se produisent dans l'écorce cérébrale, il persiste encore si ces changements deviennent permanents. Ce ne serait donc pas le sentiment même des changements moléculaires du cerveau, en tant que mouvement, qui constituerait l'émotion, mais le sentiment de l'état produit dans le cerveau par ces changements, c'est-à-dire, en d'autres termes, que le sentiment qui caractérise une émotion ne prendrait pas sa source dans un phénomène de mouvement, mais dans un état cénesthésique.

La théorie périphérique, qui considère l'émotion comme la conscience des changements corporels, est donc contredite par ces faits, dans lesquels il n'y a plus de changements, puisque ceux-ci, étant devenus permanents, acquis, constituent un état fixe. Elle est en tous cas insuffisante, puisqu'elle est impuissante à en rendre compte. Elle a considéré uniquement l'émotion dynamique, mais non les états émotionnels statiques.

Nous sommes donc amenés, pour embrasser dans une seule théorie tous les états émotionnels, à considérer l'émotion, non pas comme la conscience des changements corporels périphériques, ni même comme celle des changements moléculaires diffus de l'écorce cérébrale, et en particulier de la sphère organique du cerveau, mais comme la conscience de l'état moléculaire de l'écorce cérébrale (sphère tactile ou cerveau organique), produit par la diffusion d'une excitation dans le cerveau, qu'il soit transitoire ou permanent, qu'il s'accompagne de suractivité ou d'inhibition. L'émotion est donc en définitive un phénomène de cénesthésie cérébrale.

CHAPITRE V

REPRÉSENTATION ET ÉMOTION

Sommaire. — La théorie intellectualiste de l'émotion. — Théorie mixte de G. Dumas. — La douleur et la résistance cérébrale. — Le plaisir et l'activité cérébrale. — Le plaisir et la douleur ne sont pas des émotions, mais les phénomènes fondamentaux de l'affectivité. — La joie et la tristesse. — Énergie potentielle et force vive : tendance et acte. — La joie et la tristesse sont des émotions générales fondamentales. — Perception ou représentation et émotion. — Loi générale de diffusion de l'émotion. — Pourquoi la diffusion d'une excitation se fait-elle dans certaines directions ? — Rapport de l'état périphérique et de l'état cortical. — Émotions localisées. — Lois de la localisation des émotions. — Action directe du cerveau sur la périphérie. — Interposition de représentations associées entre la perception et les effets émotionnels. — Émotion et représentation actuelle. — Pourquoi certaines excitations ont-elles le privilège de déterminer des émotions? — Conditions déterminant l'émotion dans certains cas et pas dans d'autres. — Rôle de l'émotion. — Considérations générales. — Conclusion.

Georges Dumas dit très justement à propos de la cénesthésie cérébrale [1], dont il a entrevu toute l'importance dans la question de l'émotion : « Remarquons cependant que l'hypothèse d'une sensibilité cérébrale, fût-elle tout à fait démontrée pour certaines émotions, et la théorie périphérique infirmée sur ce point, ce ne serait pas une raison suffisante pour admettre l'hypothèse intellectualiste et considérer les sentiments de plaisir et de douleur comme de simples rapports dénués d'une réalité propre. Rien ne s'opposerait encore à ce que nous considérions le plaisir moral et la douleur morale comme

1. Introduction à *La théorie de l'émotion*, par W. James, *op. cit.*, p. 40.

la conscience directe de certaines variations circulatoires et nutritives dont les cellules cérébrales seraient le siège, et dans ce cas ce ne serait pas la thèse intellectualiste, mais une thèse physiologique d'un genre nouveau qui aurait raison. » C'est précisément cette thèse que je soutiens. J'ajoute que je ne fais pas résider le processus émotionnel dans des variations circulatoires ou nutritives seulement des cellules cérébrales. Je crois que celles-ci ne sont vraisemblablement que secondaires aux changements moléculaires qui se produisent sous l'influence des excitations atteignant l'écorce cérébrale, et il me semble que c'est à l'état moléculaire lui-même plus qu'à ses variations que tiennent l'émotion ou le sentiment, puisqu'on voit ces derniers persister quand il est devenu permanent.

Je ne suis certes pas suspect d'être un intellectualiste et de négliger le substratum nécessaire de toute manifestation psychique, le cerveau. Mais je dois reconnaître que la thèse intellectualiste, à la condition de la traduire en langage physiologique, rend singulièrement mieux compte du processus de l'émotion que la théorie périphérique, dite physiologique.

Selon les intellectualistes, l'ordre de succession des phénomènes est le suivant : état intellectuel (perception) ; état affectif (émotion) ; modifications physiques (expression). Selon les physiologistes il faut intervertir cet ordre de la façon suivante : état intellectuel ; modifications organiques ; émotion (c'est-à dire conscience de ces modifications).

D'après tout ce que nous venons de dire dans les chapitres précédents, nous comprenons bien comment une perception peut entraîner un état affectif, et secondairement, ou au même titre si l'on veut, des modifications organiques. Dans le second cas on ne comprend pas comment on passe directement de la perception aux modifications organiques.

Car tout le nœud de la question est là : comment telle représentation, telle perception, arrive-t-elle à déterminer dans le cerveau, et par le cerveau dans le corps, les modifications organiques de l'émotion ? Pourquoi à telle idée, à telle perception, à telle image s'associe telle émotion, tel ou tel état vaso-moteur ?

Lange se demande comment une cellule cérébrale (c'est-à-dire une représentation), qui primitivement n'était pas en relation avec le centre de l'expression émotive (centre vaso-moteur), arrive à se mettre en relation avec ce centre. Il n'y répond que par des hypothèses sur des communications arbitraires entre les cellules.

W. James dit : « Deux questions et deux questions seulement sont importantes, si nous regardons les émotions comme constituées par les sensations dues aux ondes motrices de diffusion : 1° quels sont les effets spéciaux de diffusion qui produisent les impressions diverses et spéciales de l'expérience objective et subjective ; 2° comment ces impressions les produisent-elles ? La première question est celle de l'expression des émotions, qui est peu importante en somme au point de vue du mécanisme de l'émotion en général. Quant à la seconde qui est justement la plus intéressante à ce point de vue, elle n'est pas résolue par lui.

G. Dumas adopte une théorie intermédiaire à celle de James et à celle de Nahlowsky en intercalant entre les représentations et le sentiment le système nerveux, et même quelquefois le corps tout entier.

Examinons donc d'un peu plus près la thèse intellectualiste, à laquelle on ne peut enlever le mérite de s'appuyer sur des considérations psychologiques très finement observées, et qu'on ne rencontre guère dans la théorie physiologique, surtout chez Lange.

Cette théorie intellectualiste a trouvé son expression la plus complète dans Herbart et son école, et particulièrement chez Nahlowsky. Elle repose sur ce principe que « tout état affectif n'existe que par le rapport réciproque des représentations ». Tout sentiment résulte de la coexistence dans l'esprit d'idées qui se conviennent ou se combattent; il est la conscience immédiate de l'élévation ou de la dépression momentanée de l'activité psychique, d'un état de tension libre ou entravée, mais il n'est pas par lui-même. Supprimez tout état intellectuel, le sentiment s'évanouit; il n'a qu'une vie d'emprunt, celle d'un parasite.

Si nous traduisons cela en langage physiologique et physique, si nous sous-entendons qu'il n'y a pas de représentations sans état cérébral concomitant, que l'activité psychique n'existe pas par elle-même, mais n'est que la fonction même de l'écorce cérébrale et que, par conséquent, les variations de cette activité ne sont que les variations de l'énergie cérébrale elle-même et les changements moléculaires des cellules de l'écorce qui leur sont liés, la théorie intellectualiste peut se soutenir, mais à cette condition seule.

Il est cependant évident que, malgré cette concession dans l'interprétation, elle est tout à fait insuffisante, même présentée avec le talent que Nahlowsky a mis à la défendre. Il relègue d'abord dans le domaine de la sensibilité physique tout ce qui n'est pas réductible à des rapports de représentation, la fatigue, la faim, la soif, toutes les modifications de la sensibilité organique.

C'est déjà beaucoup et il y a là des choses qui devraient cependant compter.

Restent les plaisirs et les peines d'imagination, de représentation. Ici encore il élimine nombre de plaisirs et de peines, tels que ceux de la distraction et de l'amusement, qui ne proviennent pas de l'action réciproque des représentations, mais de l'action de causes très différentes, comme l'action du monde extérieur sur les représentations.

Cela supprime encore beaucoup de choses. Et n'est-ce pas une pétition de principe que d'établir d'abord que tout état affectif résulte du rapport réciproque des représentations pour ensuite éliminer une série d'états affectifs et ne pas les considérer comme tels, sous prétexte qu'ils ne résultent pas d'un rapport de représentation? Pour les intellectualistes, les sentiments ne sont pas quelque chose de réel, c'est une manière d'idée, agréable ou pénible, qui résulte de la coexistence, dans l'esprit, d'idées qui s'accordent ou ne s'accordent pas. Ainsi dans un accord musical, il y a deux sensations et un accord, c'est-à-dire un état agréable de notre sensibilité. Mais cet accord n'existe pas par lui-même ; il vient par surcroît ; il a besoin d'une base. Nos sentiments sont à nos représentations comme l'accord est aux deux sons ; ils s'y surajoutent et ne sont que par elles.

Mais il y a des états émotionnels sans aucune représentation, ou dans lesquels la représentation ne surgit qu'après coup comme explication, comme interprétation de l'émotion. C'est le cas dans l'angoisse, dans l'appréhension, dans l'état phobique de certains malades qui ont conscience d'un trouble cérébral constituant une émotion morale, et s'accompagnant d'ailleurs de réactions organiques périphériques de même ordre que dans les émotions par suite de représentations. La théorie intellectualiste, en négligeant ces faits, sur lesquels j'ai déjà attiré l'attention, se montre manifestement insuffisante.

Elle l'est encore quand elle dit: Les réactions réciproques de nos représentations sont, ou des arrêts réciproques, ou des accélérations réciproques; le sentiment est toujours la conséquence de ces arrêts ou de ces accélérations. C'est, comme on le voit, la subordination absolue de l'ordre affectif à l'ordre mental.

« Mais, ajoute Nahlowsky, l'arrêt ou l'accélération réciproque des représentations ne suffit pas à expliquer le sentiment, car l'homme serait sans cesse agité par des sentiments, puisque l'âme n'est jamais en repos. Il doit donc y avoir un autre facteur qui se joigne à l'arrêt ou à l'accélération... Si l'arrêt ou l'accélération s'opèrent normalement, sans entraves, ils nous restent inaperçus, parce qu'ils s'opèrent dans un temps trop court. »

On peut comprendre cela pour l'accélération, mais je ne le comprends guère pour l'arrêt. Tout arrêt entraîne forcément un ralentissement du temps de réaction réciproque et doit être, par conséquent, perçu. A moins que Nahlowsky ne veuille dire par là que l'action d'arrêt d'une représentation sur une autre se fait trop vite. « Si donc, dit-il, cet arrêt ou cette accélération ne se font plus de façon automatique, alors nous percevons le retard. » Par automatique, il semble entendre une action qui se fait trop vite pour être perçue. Mais mon observation n'en subsiste pas moins, et cet arrêt, qui devient perceptible parce qu'il n'est plus automatique, c'est-à-dire trop rapide, semble bien obscur.

« Par suite, conclut Nahlowsky, on peut définir le sentiment comme la perception immédiate de l'arrêt ou de l'accélération entre les représentations actuellement présentes dans la conscience. »

Mais qu'est-ce qu'une représentation actuellement présente? Ne sont-elles pas en état d'instabilité perpétuelle? Le présent est une fiction comme le point idéal de l'intersection de deux lignes dans l'espace. Le mouvement des représentations, c'est-à-dire le changement moléculaire des cellules de l'écorce, auquel sont liées les représentations, est continu comme l'activité cérébrale elle-même, comme la vie pour mieux dire. S'il y avait arrêt, il y aurait mort. Et puis cela ne nous explique pas pourquoi certaines représentations actuellement présentes s'accompagnent de sentiment alors que d'autres ne s'en accompagnent pas. Or, toute la question est là. Il ne s'agit pas tant de savoir en quoi consiste le sentiment, que de comprendre pourquoi il se produit dans tel cas et pas dans tel autre.

Nahlowsky continue: « Comme les représentations sont les forces proprement agissantes de l'âme, chaque arrêt ou accélération des représentations devient pour l'âme un arrêt ou une accélération de sa propre activité. » Disons donc plus simplement que les représentations sont la manifestation de l'activité cérébrale, et que leur arrêt ou leur accélération n'est que la traduction de l'arrêt ou de l'accélération de cette activité. C'est, du reste, ce qu'en termes spiritualistes il dit: « Le sentiment est la conscience de l'élévation ou de la diminution de la propre activité vitale de l'âme. » Mais cela n'explique pas encore le sentiment, ce me semble. Nous pouvons avoir une diminution ou une élévation de l'activité propre de l'âme — disons du cerveau — sans en éprouver ni plaisir ni peine.

Le repos peut nous être aussi agréable que l'activité, la fatigue peut nous être aussi pénible que l'attention, l'attention peut nous devenir pénible après nous avoir été agréable.

Ce n'est donc pas l'augmentation ou la diminution d'activité mentale — cérébrale — qui nous donne le sentiment. Il y a là un autre élément à invoquer, et cet élément sur lequel, d'ailleurs, les intellectualistes ont attiré l'attention, c'est le degré spécial de facilité avec laquelle s'opèrent les représentations et les associations entre les représentations, c'est-à-dire avec laquelle se fait la transmission de l'énergie entre les différents centres cérébraux, dont l'activité s'accompagne de représentation au même titre que de sensations et de mouvements.

Il faut que cette association, cette mise en jeu de l'activité réciproque des centres de représentation, se fasse assez difficilement pour qu'elle ait le temps d'être perçue consciemment, et assez facilement pour qu'on sente que la résistance cède. Si on sent une résistance insurmontable, on a de la peine ; si on sent une résistance qui cède, on a du plaisir. S'il y a, non pas résistance difficile ou invincible mais arrêt, ou pour mieux dire impossibilité de mise en jeu, inertie, il n'y a pas de douleur ; s'il y a résistance nulle, il n'y a pas de plaisir. Dans maints exercices demandant de l'effort au début, on arrive au plaisir quand on peut surmonter la difficulté, et à l'absence de plaisir quand la facilité est trop grande dans la transmission et la libération de l'énergie sous l'influence d'une excitation appropriée.

Il y a encore deux objections à formuler contre la théorie intellectualiste. Pourquoi ne parler que de l'action réciproque des représentations? Ne peut-il y avoir de sentiment par la simple concomitance des représentations sans réaction des unes sur les autres? Une seule représentation ne suffit-elle pas dans certains cas à amener un état affectif? Voilà pour la première objection. Voici la seconde. Non seulement les états affectifs ne sont pas toujours le fait de rapports réciproques entre les représentations, mais ils ne sont pas même toujours le fait de représentations. La douleur physique est bien un état affectif, et elle est loin de s'accompagner toujours d'une représentation.

Les intellectualistes, avec Nahlowsky, ne rejettent d'ailleurs pas un facteur qui a aussi son importance pour eux : les changements fonctionnels qui doivent produire des modifications trophiques et fonctionnelles des nerfs et consécutivement du cerveau. Or, tout état cérébral étant accompagné d'états psychiques correspondants, toute cette suite de changements physiques doit en même temps modifier essentiellement le cours des représentations, de telle sorte que les états affectifs sont modifiés aussi, puisqu'ils reposent sur des représentations.

Telle est la thèse intellectualiste qui, traduite en langage physiologique, présente assurément des points de vue intéressants de la question des émotions.

Toutefois, on remarquera qu'elle vise surtout le sentiment. Or, le sentiment et l'émotion sont deux choses qui ne doivent pas être confondues. Comme je me suis efforcé de le montrer, le phénomène essentiel de l'émotion est un phénomène tout physique, l'ébranlement diffus de l'écorce cérébrale ; le sentiment moral qui l'accompagne et le complète résulte de la conscience qu'on a de cet ébranlement. Le caractère agréable ou pénible de ce sentiment est quelque chose de surajouté, et qui, si important qu'il soit pour le sujet, ne doit pas entrer en ligne de compte pour le mécanisme de l'émotion elle-même. Le plaisir et la douleur ne sont pas des émotions à proprement parler; ils ne font que donner une qualité particulière aux diverses émotions. La théorie intellectualiste laisse dans l'ombre l'émotion elle-même pour s'occuper plus spécialement du sentiment qui l'accompagne, elle ne résout pas la question capitale, qui est toujours de savoir pourquoi et comment une perception ou une représentation produit l'ébranlement cérébral qui constitue l'émotion, et les réactions physiques qui en sont l'expression. Pour le comprendre il faut faire appel à certaines lois psycho-physiologiques que j'ai à dessein ajourné d'exposer et qui doivent trouver place ici.

Mais auparavant il me semble nécessaire de nous débarrasser de cette question du *plaisir* et de la *douleur* qui, je le répète, ne sont pas des émotions d'un ordre spécial, comme certains ont l'air de le croire, mais ne sont que des qualités surajoutées aux diverses émotions. Pour s'en convaincre, il suffit de remarquer que certaines émotions, agréables au début, peuvent devenir pénibles à la longue, que, d'autre part, certaines douleurs produisent une véritable jouissance chez certains individus, et qu'enfin telle émotion peut être agréable ou pénible suivant les circonstances dans lesquelles on l'éprouve.

Je n'ai pas besoin de rappeler ici les modifications organiques qui caractérisent la douleur, et qui peuvent tenir dans une formule unique : diminution ou désorganisation des fonctions vitales. La douleur psychique n'est que la conscience de ces modifications, qui se produisent, — sous l'influence des excitations portées, soit sur les sens externes, soit dans le milieu intérieur sur les organes —, de la même façon, lorsque les animaux sont décérébrés que lorsqu'ils sont intacts (Mantegazza), et qui cessent, par contre, par l'anesthésie chloroformique (François Franck).

On voit que si le cerveau n'intervient pas, la douleur n'existe pas, bien que les réactions qui accompagnent ordinairement les excitations douloureuses se produisent. La douleur est donc un épiphénomène et tient à un processus cérébral, les réactions aux excitations étant purement réflexes et ne s'accompagnant par elles-mêmes d'aucun caractère affectif.

La douleur serait le résultat d'une sommation, et, sous ce rapport, on a émis deux théories. Pour les uns la douleur serait une sensation, pour les autres ce ne serait qu'une qualité de la sensation. La douleur n'est certainement pas une sensation spéciale. Il n'y a pas de nerfs spéciaux de la douleur, quoi qu'on en ait dit, et elle n'a aucun des caractères de la sensation en général. Elle accompagne ou n'accompagne pas des sensations ; elle n'est pas elle-même une sensation.

La douleur, considérée comme une qualité de la sensation, se confond souvent avec l'intensité de l'excitation. Mais l'intensité n'est pas suffisante, et la douleur dépend souvent plus de l'excitabilité du sujet que de l'excitation elle-même. Nous avons fait la même remarque à propos de l'excitation et de l'émotion ; c'est l'émotivité du sujet qu'il faut surtout considérer.

On a attribué la douleur à des phénomènes chimiques dans les tissus et dans les nerfs. Mais ce sont là les causes et non le mécanisme de la douleur, ni sa nature.

« La douleur, dit Oppenheimer, n'est pas le plus haut degré de la sensation qui se produit dans les organes des sens spéciaux, mais la sensation la plus intense qui se produit dans les nerfs vaso-moteurs sous l'influence d'une violente excitation. » Remarquons que la sensation ne se produit pas plus dans les organes des sens spéciaux que dans les nerfs vaso-moteurs ; elle se produit dans le cerveau, c'est là seulement qu'elle est perçue en tant que phénomène affectif.

Quand à attribuer la douleur à une violente excitation, ou à la sommation de petites excitations, cela ne me paraît guère soutenable. Une légère excitation peut produire une vive douleur, alors qu'une très violente peut être presque indolore. Une névralgie dentaire peut être insupportable, alors que le broiement d'un membre, une blessure grave à la guerre, peuvent passer presque inaperçus pendant quelque temps, suivant le degré d'attention du sujet.

Si l'attention du sujet peut ainsi modifier la douleur, cela prouve qu'elle est bien un phénomène cérébral, un phénomène de conscience. Mais conscience de quoi? Des altérations organiques provoquées par l'excitation ; des excitations elles-mêmes ; des effets de ces excitations sur le cerveau lui-même ?

On a dit que la douleur tenait à une désorganisation vitale. Désorganisation des nerfs ou des tissus ? Pas des tissus assurément, car nous voyons les altérations les plus destructives des tissus, comme le cancer, évoluer sans donner lieu à des douleurs, tant que les filets nerveux ne sont pas atteints. Désorganisation des nerfs, certainement. Mais ce n'est pas une condition nécessaire. S'il est vrai qu'une excitation assez violente pour désorganiser un nerf cause de la douleur, nous voyons la dégénérescence de ce même nerf, produite par une névrite par exemple, n'entraîner parfois que des douleurs peu intenses.

Il faut, au contraire, que le nerf soit dans les meilleures conditions de fonctionnement possible. Si ce fonctionnement est troublé, il peut en résulter une hyperesthésie qui rend toute excitation douloureuse. Ce n'est plus alors que l'excitabilité du nerf qu'il faille envisager, et non pas l'intensité de l'excitation, ni son pouvoir désorganisateur.

Nous voici donc arrivés à éliminer successivement comme cause du sentiment de douleur, la désorganisation vitale des tissus, et même des nerfs, et l'intensité de l'excitation, et à regarder comme essentielle l'excitabilité nerveuse.

Mais est-ce là qu'il faut s'arrêter ? Si le nerf est indemne d'altération, mais a simplement une excitabilité trop grande, qu'en résulte-t-il ? C'est que le cerveau est lui-même impressionné d'une façon excessive, et qu'une excitation qui, en se propageant dans un nerf normal, ne déterminerait qu'une sensation parfaitement tolérée, en produit une au contraire très douloureuse, comme s'il s'agissait d'une excitation violente. C'est le sentiment, non de ce qui se passe dans le nerf centripète, mais dans le cerveau lui-même, qui est douloureux.

Est-il besoin pour cela qu'il y ait désorganisation du cerveau ? S'il en était ainsi, les cerveaux soumis à des violentes excitations douloureuses plus ou moins répétées ne résisteraient pas longtemps. Mais ce qui prouve que le phénomène douleur tient à autre chose, c'est que, lorsque le fonctionnement du cerveau reparaît après avoir été suspendu, inhibé, ce retour de fonction s'accompagne toujours de douleur. J'ai signalé le fait chez les hystériques, où on peut l'observer d'une façon constante et remarquable, en particulier au moment de la restauration de la mémoire chez les sujets frappés d'amnésie rétrograde. La douleur peut donc accompagner, non pas un processus de désorganisation, mais au contraire un processus de réorganisation fonctionnelle.

Comment donc la douleur peut-elle se produire dans ce cas, et aussi dans celui où une excitation intense agit sur le cerveau ? Je crois que cela tient uniquement à la difficulté qu'opposent les éléments nerveux à réagir à l'excitation. Les deux cas, en apparence dissemblables, se ramènent en réalité à une seule et même chose. Prenons un centre cérébral inhibé. Sous l'influence d'une excitation forte, il va se produire dans les cellules de ce centre un ébranlement moléculaire qui va lui permettre de se remettre dans son état de fonctionnement normal. Mais ce n'est pas sans opposer à l'excitation une force d'inertie proportionnelle à son degré d'inhibition. C'est la difficulté qu'éprouve la force vive de l'excitation à vaincre cette force d'inertie du centre inhibé, que le centre psychique perçoit d'une façon qu'on qualifie de douloureuse. Si, au lieu d'être dans un état de fonctionnement amoindri, le centre est dans son état normal, l'excitation, quand elle est forte, rencontre la même résistance, la même force d'inertie, pour le mettre dans un état d'activité supérieur, non pas seulement à sa moyenne normale, mais à son maximum normal.

La douleur résulterait donc de la conscience que nous avons de la difficulté qu'éprouve le courant nerveux à déterminer dans l'écorce cérébrale des changements moléculaires; que ce courant se propage de la périphérie vers le cerveau, ou d'un centre cérébral à un autre.

La douleur physique et la douleur morale sont identiques, d'après Ribot et la plupart des auteurs avec lui. La seule différence est que l'une est due à une sensation, l'autre à une représentation. Mais comme, selon moi, les centres de perception et de représentation sont les mêmes, on voit qu'en somme le fait qu'ils sont ébranlés par une excitation périphérique — sensation, perception, — ou par une excitation centrale — représentation —, ne modifie pas la conception générale de la douleur.

La douleur morale se manifeste d'ailleurs extérieurement de la même façon que la douleur physique. Pourquoi, cette identité étant admise, certaines représentations ont-elles le privilège de susciter la douleur? Parce qu'elles sont un commencement de désorganisation mentale comme la douleur physique est un commencement de désorganisation physique, dit Ribot. Mais on ne saurait assimiler la désorganisation mentale à la désorganisation physique. La désorganisation mentale ne peut tenir, comme les représentations qui se dissocient, qu'à l'altération de leur substratum physiologique, à savoir les centres corticaux. Or, nous voyons des cas dans lesquels cette désorganisation réelle de l'écorce cérébrale, en même temps que se produit la désorganisation mentale, s'accomplit non seulement sans douleur, mais avec satisfaction. Tel est le cas de la paralysie générale. Cette explication paraît donc au moins insuffisante. Il me semble que le sentiment de la difficulté de fonctionnement est seul en cause, comme je l'ai dit tout à l'heure. Quand le fonctionnement cesse complètement il ne se produit plus de douleur.

Les variations qu'on observe dans la douleur chez les hystériques sont intéressantes à cet égard. Quand un organe commence à diminuer dans son fonctionnement — et n'oublions pas que ce n'est pas l'organe qui est en cause, mais son centre cortical — il y a de la douleur. Lorsque le fonctionnement est complètement arrêté, que l'inhibition du centre correspondant est absolue, que l'anesthésie est au maximum, il n'y a plus de douleur. Quand enfin le centre recouvre son activité et l'organe sa fonction, il se produit de la douleur. Il s'agit là de douleur physique.

Chez les mélancoliques, la douleur morale résulte du sentiment qu'ils ont de la difficulté qu'ont les impressions à pénétrer dans leur cerveau, les associations d'idées à se faire, les volitions à se traduire en actes, et de la difficulté en somme qu'a le cerveau à réagir et à agir normalement.

Chez les obsédés, les douteurs, les phobiques, les impulsifs, on observe également une douleur morale qui va jusqu'à l'angoisse la plus vive, et même l'agitation. Elle tient à ce que deux représentations contradictoires se produisent simultanément et qu'aucune n'est suffisante pour entraîner ses conséquences normales, l'énergie cérébrale se trouvant partagée dans deux directions divergentes, s'appliquant sur des points différents, et étant par suite insuffisante à déterminer des réactions complètes, d'une part, et, d'autre part, le cerveau de ces malades présentant ordinairement une atonie, une inertie particulière.

La douleur nous apparaît donc comme la conscience que nous avons de la difficulté avec laquelle se propage l'énergie à travers le cerveau, soit que l'excitation soit normale et que la force d'inertie du cerveau soit trop grande, soit que l'excitation soit trop forte et que le maximum de l'élasticité fonctionnelle du cerveau soit dépassé.

Le *plaisir* a été beaucoup moins étudié que la douleur. Sont-ce deux phénomènes en opposition ou n'est-ce qu'un seul phénomène de même nature, mais avec des différences de degrés, comme le pense Beaunis? Faut-il y voir le caractère des actions ayant une fin utile à l'individu? Herbert Spencer en fait l'accompagnement des actions modérées, et Wundt pense que la gamme du plaisir est moins étendue que celle de la douleur. On connaît peu les conditions anatomiques et physiologiques de la genèse et de la transmission du plaisir. On a soutenu enfin que le plaisir n'est qu'une sensation, comme on l'a fait pour la douleur, et qu'il serait comme elle un sens fondamental. Mais il n'y a pas d'organe spécial pour cette sensation, pas de nerfs spéciaux.

Au point de vue des conditions intérieures du plaisir, tout se résume dans un état de conscience dit agréable. Quant aux conditions extérieures, elles s'opposent à celles de la douleur et se caractérisent par une augmentation de la circulation, surtout au cerveau, de la respiration et par conséquent de la température du corps, avec échanges nutritifs plus rapides et augmentation des sécrétions, enfin exagération de la motricité allant quelquefois jusqu'à l'ivresse émotionnelle. Münsterberg a montré que les mouvements sont centrifuges dans la joie et augmentés, centripètes dans la douleur et diminués. On connaît la limitation des mouvements, la concentration des mélancoliques. La graphologie révèle aussi le parallélisme de l'expansion morale et motrice ou de sa concentration. Il y a en somme dynamogénie dans les états agréables.

Pour Ribot, le plaisir comme la douleur est un phénomène surajouté. Comme pour la douleur, la question d'intensité n'est pas suffisante, et celle de qualité importe beaucoup. Il n'y a pas de formule unique vraisemblablement en tous cas. Quant aux plaisirs intellectuels, ils se confondent avec les plaisirs sensoriels et ont les mêmes réactions organiques. Peut-il y avoir transformation du plaisir en douleur, ou, du moins, comment s'opère la succession en sens contraire? Y a-t il antinomie, opposition entre les deux? Y a-t-il différence de degré seulement, avec un processus identique? Ribot pense que dans la plupart des cas, sinon dans tous, il se passe simultanément deux processus contraires, l'un dans le sens de l'augmentation, l'autre dans le sens de la diminution. Ce qui tombe dans la conscience n'est que le résultat d'une différence. La transformation de la douleur en plaisir et réciproquement n'est alors que le résultat du rythme fondamental de la vie. Ribot compare cela à ce qui se passe dans le travail musculaire, où il y a d'abord refroidissement puis échauffement, ou dans le travail cérébral, où Tanzi a montré les oscillations de la température pendant l'élaboration des idées. L'un masque l'autre. Dans le plaisir il y aurait donc excès en faveur de l'état d'augmentation sur celui de diminution.

Tels sont en peu de mots les principaux points à retenir dans l'histoire du sentiment de plaisir.

Je crois qu'il faut considérer encore autre chose : l'atténuation rapide du plaisir, qui contraste singulièrement avec la tendance à la persistance de la douleur. A quoi tient-elle? Tout acte difficile à exécuter, demandant un effort, est pénible. Au moment où les associations dynamiques se font facilement, c'est-à-dire où l'énergie libérée dans un point s'écoule facilement vers les autres points qui doivent être mis en jeu, lorsque nous sentons la disparition de l'effort, c'est-à-dire la diminution de la résistance au passage du courant nerveux, nous avons du plaisir, nous avons un sentiment agréable. Quand enfin ce passage se fait avec une grande facilité, automatiquement, et trop rapidement pour que nous en ayons même conscience, nous cessons d'en éprouver du plaisir.

N'est-ce donc pas à un certain degré de facilité du passage du courant nerveux, à un certain degré de résistance au passage de ce courant, et par conséquent à un sentiment de cénesthésie cérébrale que nous devons le plaisir comme la douleur ?

On dira que les douleurs s'atténuent aussi. Mais par un autre mécanisme, à mon avis. La résistance qui apparaît dans un processus ordinairement facile, par suite d'un trouble survenu dans le fonctionnement cérébral, nous cause de la peine. Quand l'arrêt est complet il n'y a plus de résistance, ou plutôt il n'y a plus de difficulté, il n'y a plus rien. On n'éprouve plus de peine à proprement parler, ou c'est une peine toute négative, tout intellectuelle en quelque sorte. S'il y a inertie complète, stupeur, il n'y a plus de peine, ni aucune manifestation de douleur, pas plus que d'aucun sentiment affectif d'ailleurs.

Le plaisir et la peine ne sont donc que des manifestations d'un certain degré d'activité cérébrale, ou, pour mieux dire, d'un degré relatif dans le fonctionnement plus ou moins facile de cette activité. Il me semble donc qu'il n'y a ni opposition, ni double processus contraire empiétant l'un sur l'autre.

Si le plaisir s'atténue plus facilement que la douleur, et si la gamme du plaisir est moindre que celle de la douleur, la raison en est assez simple. Cela me paraît tenir à ce que le plaisir, s'accompagnant toujours d'un état dynamique supérieur à la normale, est limité par le maximum d'activité organique du cerveau. Or, la marge entre la moyenne normale et le maximum est beaucoup moins grande qu'entre cette normale et le minimum d'activité cérébrale. C'est là d'ailleurs une règle constante en biologie, et on peut en citer un exemple grossier : par engraissement intensif on peut atteindre un certain poids, mais qui, quoi qu'on fasse, ne peut aller toujours croissant au-dessus de la moyenne normale. Par l'inanition, au contraire, on peut atteindre une perte de poids beaucoup plus considérable que ce qu'on a pu gagner par l'engraissement.

D'autre part, il est toujours plus facile de retomber du maximum à une moyenne d'activité, pour un organe quelconque, que de reprendre cette moyenne quand l'activité est tombée au-dessous. L'aphorisme « qui peut le plus peut le moins » s'applique remarquablement bien à la biologie. Aucun organe ne peut se maintenir aussi longtemps à son maximum, ou même simplement au-dessus de sa moyenne d'activité qu'au-dessous de cette moyenne. Et cette considération physiologique, jointe à la précédente, me paraît suffisante à faire comprendre pourquoi la gamme du plaisir est moins étendue que celle de la douleur, et pourquoi l'atténuation du plaisir est non seulement plus rapide que celle de la douleur, mais est une nécessité pour le premier et nullement pour la seconde.

On a cru voir une contradiction dans ce qu'on a appelé la volupté de la douleur. Mais il suffit de remarquer que les individus qui l'éprouvent sont des malades : les uns sont des analgésiques, des dépersonnalisés, qui sont incapables de sentir une vraie douleur comme avant leur maladie, et qui cherchent à se faire souffrir pour éprouver, non pas tant de la douleur qu'une sensation forte ; les autres sont des mélancoliques, dans un état d'inhibition cérébrale plus ou moins marquée, et qui paraissent se complaire dans leur douleur morale, parce qu'ils sont incapables de faire un effort pour rétablir leur activité normale, effort qui leur serait d'ailleurs plus pénible que la douleur actuelle. Ce cas particulier ne fait donc que confirmer la règle précédemment établie.

Y a-t-il des états d'indifférence ? Wundt prétend que le passage de la douleur au plaisir se fait par un état neutre. Lehmann soutient que non. Ribot admet les états d'indifférence. Je crois qu'ils existent en effet, mais qu'ils ne se produisent pas au passage de l'un à l'autre état, comme à un point mort, et qu'ils résultent simplement soit de l'inhibition totale (paralysies hystériques, aboulies), soit de l'automatisme acquis. Le passage d'une sensation agréable à une sensation désagréable doit être d'ailleurs distingué du passage d'un sentiment agréable à un sentiment désagréable, ou réciproquement. Quand le passage se fait entre les deux termes extrêmes d'une sensation, il semble qu'il se fasse d'une façon assez brusque. Quand il s'agit d'un sentiment, lequel est ordinairement composé d'un nombre de représentations plus ou moins grand, dont les unes sont agréables et les autres désagréables, il semble bien au contraire qu'il se fasse toujours par des oscillations, ainsi que je l'ai dit au chapitre II.

Il y a lieu d'ailleurs de ne pas confondre le ton affectif lié à un acte ou à une sensation et l'état affectif général.

Or, nous pouvons avoir une sensation visuelle, par exemple, sans ton affectif, et éprouver cependant un sentiment agréable ou désagréable. Je lis, et le fait de lire ne m'est ni agréable ni désagréable, mais je ne puis lire sans que ce que je lis éveille en moi un sentiment quelconque.

En résumé, le plaisir a pour condition un accroissement, une facilité plus grande, la douleur une diminution, une difficulté plus grande, d'activité. Mais sur quoi porte cet accroissement ou cette diminution? Sur l'organisme ou sur le cerveau? Nous nous trouvons ainsi ramenés à l'opposition entre la théorie périphérique et la théorie cérébrale de l'émotion.

Est-ce sur l'organisme? Mais nous voyons des augmentations d'activité qui ne sont pas agréables (la fièvre, la digestion, le travail musculaire intense); par contre, le repos, c'est-à-dire la cessation d'activité, est un plaisir, quoique ce soit une diminution d'activité; mais nous y rencontrons autre chose: le retour à l'état normal moyen.

Est-ce sur le cerveau? Sans aucun doute, je crois. Les intellectualistes disent que le plaisir et la douleur sont des jugements confus de perfection et d'imperfection. Mais qui nous donne ces sentiments, base de jugements, sinon la cénesthésie cérébrale?

D'après Féré, les sensations de plaisir se réduisent dans une sensation de puissance, les sensations de déplaisir dans une sensation d'impuissance, autrement dit, dans une augmentation ou une diminution d'énergie.

Je crois que dans ce cas ce n'est pas du plaisir ou de la douleur, mais de la joie ou de la tristesse que nous éprouvons, et nous allons tout à l'heure examiner rapidement les conditions de ces deux dernières qui doivent être distinguées à part.

Léon Dumont fait remarquer que si le plaisir correspond à un accroissement d'activité, c'est-à-dire à une plus grande quantité de travail produit, le plaisir résulterait d'une diminution d'énergie potentielle de l'organisme (est-ce bien de l'organisme qu'il faut dire ou du cerveau). Ce n'est pas exact, et Grant Allen dit justement : « Le plaisir est l'accompagnement d'une activité saine dans la mesure où elle n'excède pas le pouvoir ordinaire de réparation que l'organisme possède. » C'est l'idée même de l'activité moyenne de Spencer.

Pour Meynert, la douleur se résume dans une action d'arrêt des réflexes moteurs et des réflexes vasculaires, et l'état pénible n'est que la traduction dans la conscience de ce mécanisme physiologique. La sensation de douleur supposerait un mouvement réflexe et un arrêt de la conduction nerveuse dans la substance grise de la moelle, où elle est douze fois plus lente que dans la substance blanche. Ce processus d'inhibition, perçu par la conscience, donne la sensation de douleur. Mais pourquoi cet arrêt de conduction nerveuse ?

Voici, selon moi, comment on peut comprendre les choses :

Le plaisir et la douleur sont distincts des émotions ; ils les accompagnent comme ils accompagnent les mouvements ou les sensations ; ils sont les phénomènes fondamentaux de l'affectivité, mais non de l'émotivité ; c'est dans l'écorce cérébrale elle-même que se produisent les processus auxquels sont liés les sentiments de plaisir ou de peine, et ils sont liés étroitement à l'état de la cénesthésie cérébrale. Ils ne sont que la sensation du degré de facilité ou de difficulté relatives avec lesquelles se fait le passage du courant nerveux dans le cerveau, c'est-à-dire de la résistance qu'il rencontre, sans que la quantité ou l'intensité de ce courant soient en cause ; ils ne tiennent pas à l'augmentation ou à la diminution de l'activité organique périphérique, mais à celles de l'activité cérébrale, en prenant pour point de repère la moyenne normale de cette activité ; ils tiennent, enfin, essentiellement à un état dynamique, actuel, et non à un état statique, potentiel; ils sont indépendants de la nature de l'excitation.

Je ne veux pas m'étendre longuement sur la *joie* et la *tristesse*, auxquelles Georges Dumas a consacré un ouvrage plein d'un grand sens critique, d'observations et de vues nouvelles, et qui n'a peut-être qu'un défaut, témoignant à la vérité de l'impartialité et de la modestie de son auteur, celui de ne pas poser des conclusions assez fermes. Il distingue très justement une joie et une tristesse aiguës, une joie et une tristesse passives. Il semble bien que les deux premières soient le plaisir et la douleur tels que nous venons de les considérer, et que les secondes soient la joie et la tristesse telles qu'on les comprend ordinairement, c'est-à-dire des états plus ou moins statiques, par opposition à des états dynamiques. Pour lui, les expressions réactionnelles de la douleur et de la joie ne sont pas seulement liées à la cause du plaisir et de la douleur, mais au plaisir et à la douleur eux-mêmes, c'est-à-dire aux états psychiques de ce nom. Il arrive à montrer que les phénomènes de la joie et de la tristesse active sont les mêmes, quoique, dans un cas, il y ait sentiment agréable, et, dans l'autre, sentiment pénible. Cette seule constatation me paraît suffisante pour juger la valeur des théories qui rapportent au sentiment conscient des variations de la périphérie, lesquelles sont semblables dans deux états affectifs opposés, l'origine de nos émotions et de nos sentiments. Enfin, il rejette, en divers endroits, le rôle de l'excitabilité du système nerveux, et du cerveau en particulier, différente chez les différents individus, rôle sur lequel insiste, au contraire, avec raison, Ribot. Paulhan fait aussi appel à cette notion, quand il regarde la douleur comme résultant d'une adaptation trop difficile de l'organisme à des conditions nouvelles, et exigeant, par conséquent, un effort trop considérable. Il est évident, en effet, que cette facilité d'adaptation plus ou moins grande dépend de l'excitabilité du système nerveux et de sa plus ou moins grande facilité de réaction. Mon opinion se rapproche de celle de Paulhan, comme on le voit, puisque je fais reposer aussi la douleur sur la difficulté avec laquelle se propage le courant nerveux pour s'adapter précisément aux conditions demandées à l'organisme et, par conséquent, au cerveau qui lui commande.

G. Dumas, cependant, est le premier à reconnaître que la tristesse et la joie dépendent d'une adaptation plus ou moins facile, et il dit expressément : « Il faudra chercher dans les seuls processus individuels d'association ou de dissociation, dans l'arrêt des tendances ou dans leur libre jeu, toute l'explication originelle de la tristesse et de la joie. » « La fatigue nerveuse et l'épuisement que nous percevons sous forme de tristesse, dit-il encore, auraient leur origine dans une désadaptation et une réadaptation nouvelles, non pas réelles et immédiates, mais senties par anticipation dans l'ordre de nos tendances. Ceci fait rentrer la tristesse dans les mêmes lois que la douleur physique : même cause objective, excitation excessive, même désorganisation consécutive, ici, des tissus cutanés, là, de nos habitudes et de nos instincts, enfin, le phénomène de fatigue et d'épuisement, ici, dans le nerf, là, dans l'organe central de la perception. »

Qu'est-ce donc que cette désadaptation et cette réadaptation senties par anticipation dans l'ordre de nos tendances, sinon un sentiment de notre état potentiel? Et s'il faut chercher dans l'arrêt des tendances ou dans leur libre jeu la cause originelle de la tristesse et de la joie, cela ne revient-il pas à dire qu'elles dépendent, comme je le soutiens, de la facilité ou de la difficulté avec laquelle le courant nerveux se propage pour réaliser précisément les actes que comportent les tendances.

La tendance est à l'acte ce que l'énergie potentielle est à la force vive. C'est pourquoi je disais tout à l'heure que les sentiments de puissance ou d'impuissance, dans lesquels Féré faisait résider le plaisir ou la peine, représentaient plutôt la joie ou la tristesse. De même que nous avons du plaisir ou de la douleur, lorsque nous avons le sentiment que l'acte qui réalise un désir ou une tendance se fait avec facilité ou difficulté, de même nous avons de la joie ou de la tristesse, si nous sentons que nous possédons ou que nous ne possédons pas la force suffisante pour les réaliser si besoin était. Le plaisir que nous éprouvons à agir suivant notre désir se distingue de la joie que nous avons à sentir que nous pouvons agir. Et cela est si vrai qu'il nous suffit souvent de savoir que nous pouvons faire une chose pour en être joyeux, alors même que pour une raison quelconque nous en ajournons la réalisation.

Je me résumerai, sans vouloir entrer dans une discussion approfondie de cette question, dans les considérations suivantes au sujet de la nature de la joie et de la tristesse, par opposition au plaisir et à la douleur : *Elles constituent des émotions générales fondamentales ; elles sont la conséquence et non de simples accompagnements de mouvements ou de sensations, ou d'émotions ; leurs processus d'origine se passent au niveau de l'écorce cérébrale, et elles reposent, comme toutes les émotions, sur le sentiment conscient de ces processus. Elles sònt constituées pàr le sentiment que nous avons de la quantité d'énergie potentielle que nous avons à notre disposition, soit avant d'agir, soit au cours de l'acte même ; et aussi de l'intensité du courant nerveux dans ce dernier cas ; elles tiennent, non à l'état dynamique du cerveau, mais à son état statique, à la quantité d'énergie disponible, supérieure ou inférieure à la moyenne normale ; elles dépendent enfin de la nature des excitations, soit inhibitrices, soit dynamogènes.*

Si le plaisir et la douleur nous apparaissent donc comme le sentiment de la *qualité du courant nerveux* au point de vue de sa propagation à travers la substance cérébrale, la joie et la tristesse nous apparaissent comme le sentiment de la *quantité* disponible, soit en puissance, soit actuellement, d'*énergie cérébrale*, en prenant dans les deux cas pour terme de comparaison la moyenne normale, laquelle ne s'accompagne, et c'est peut-être là sa caractéristique, d'aucun sentiment agréable ni désagréable.

Nous en arrivons maintenant au nœud même de la question, à savoir pourquoi et comment telle perception, telle représentation, telle idée, provoque dans certains cas l'ébranlement cérébral qui constitue l'émotion, et les réactions physiques et psychiques qui en sont l'expression. Ni la théorie intellectualiste, ni la théorie physiologique (vaso-motrice de Lange ou périphérique de W. James), ni la théorie mixte de G. Dumas, ne sont suffisantes pour l'expliquer, sauf peut-être cette dernière en partie, à la condition toutefois d'admettre la cénesthésie cérébrale, qu'il entrevoit sans l'affirmer et sans en faire état en tout cas.

Toute la discussion a porté sur l'ordre des trois termes qui constituent le phénomène émotion : perception, émotion morale, expression physique. On a cru faire quelque chose de nouveau en intervertissant les deux derniers facteurs, sans se demander même s'ils n'étaient pas tout simplement concomitants, ce qui supprimait toute question d'antériorité et de subordination.

Je me suis efforcé de montrer que l'émotion n'est en réalité formée que de deux éléments : une perception (ou une représentation) excitante, et des phénomènes d'expression, à la fois physiques et psychiques, de l'ébranlement cérébral produit par cette excitation. Ces phénomènes physiques et psychiques sont simultanés, mais il existe toutefois entre eux cette différence que, si les premiers, pour une cause ou une autre troublant la transmission centrifuge de l'énergie cérébrale à travers le système nerveux périphérique, sont supprimés, l'émotion n'en existe pas moins, tandis que si les seconds ne se produisent pas, les premiers ont beau exister, l'émotion n'a pas lieu. Des deux phénomènes, psychique et physique, le premier seul est donc nécessaire et suffisant ; le second ne fait que renforcer son effet. L'un est un phénomène de sensibilité, l'autre un phénomène de mouvement.

On a attaché une importance beaucoup trop considérable, et même quelquefois exclusive, aux phénomènes moteurs dans l'expression des émotions. Si l'on entend par expression simplement le fait que l'émotion apparaît à d'autres personnes que le sujet qui l'éprouve, il est évident que ce sont les phénomènes moteurs qui tiennent la première place. Mais si l'on entend par expression tous les phénomènes par lesquels une émotion se traduit dans le sujet, alors ces phénomènes moteurs ne tiennent qu'une place très relative. N'avons-nous pas des sensations, des troubles vaso-moteurs, sécrétoires, viscéraux, des modifications intellectuelles et morales? Pour ces dernières le défaut d'association des idées, l'amnésie, l'aboulie ou l'impulsivité, etc. ne sont-elles pas des indices révélateurs d'une émotion au même titre qu'un geste ou une mimique quelconques !

Et tout cela s'explique très facilement, ainsi que je l'ai déjà montré. Sous l'influence d'une excitation forte, ou complexe, ou d'une émotivité spéciale du cerveau, il se produit un ébranlement cérébral diffus, sinon total et répandu dans toute l'écorce cérébrale, du moins envahissant un nombre de territoires beaucoup plus considérable que ceux qui devraient être mis en jeu pour répondre normalement et d'une façon adéquate à l'excitation. Par suite de cette diffusion d'énergie dans des directions quelconques, il se produit forcément des manifestations extrêmement variées, et qui se produisent toujours quand les centres corticaux ainsi atteints sont mis en branle. Dès lors, on doit tout naturellement s'attendre à voir survenir des réactions motrices, sensitives, sensorielles, vaso-motrices, viscérales, en même temps que la perception de cet ébranlement diffus donne dans le centre psychique le sentiment qu'on appelle émotion.

Jusque-là rien que de très simple. Où le problème devient beaucoup plus obscur, c'est quand il s'agit de savoir, non plus *comment* une excitation venue soit du dehors — et amenant une perception, soit du dedans — et amenant une représentation, — peut déterminer un ébranlement général et diffus du cerveau avec toutes ses réactions habituelles, mais pourquoi telle excitation détermine cet ébranlement dans certains cas et pas dans d'autres, pourquoi certaines excitations ont le privilège de le provoquer, et comment enfin certaines excitations se propagent d'une façon diffuse dans certaines directions plutôt que dans d'autres, amenant ainsi des réactions, correspondant aux centres ébranlés, et qui sont caractéristiques de certaines émotions.

Pour résoudre ces différentes questions il nous faut commencer par la dernière. Chacune d'elle comporte certains principes nécessaires, dont l'ensemble peut être désigné sous le nom de *loi de diffusion de l'émotion*.

1° *Pourquoi la diffusion se fait-elle dans certaines directions?* — J'ai dit tout à l'heure que l'émotion consistait dans un ébranlement général du cerveau, par une diffusion dans des directions *quelconques* de l'énergie cérébrale, libérée sous l'influence d'une excitation, soit externe, soit interne. Si, dans certains cas, l'ébranlement est absolument général, il s'en faut qu'il en soit toujours ainsi, et, alors même qu'il est général, il y a toujours prédominance sur telle ou telle région de l'écorce, donc prédominance de telles ou telles manifestations. Si, théoriquement, la diffusion peut se faire dans des directions quelconques, — et c'est à dessein que j'ai employé ce qualificatif —, en réalité et en pratique ces directions ne sont jamais quelconques.

Quelles sont donc les conditions qui président à la diffusion de l'énergie dans certaines directions plutôt que dans d'autres ? C'est toute la question de l'expression des émotions, au sens où on l'entend ordinairement, qui se pose là. Je ne rappellerai pas les différentes lois énoncées par Darwin, par Spencer et par Wundt, en particulier sur ce point spécial. On les connaît trop pour que j'aie besoin d'y revenir. D'après la conception que j'ai formulée sur la constitution du phénomène-émotion il est évident que le principe de l'action directe du système nerveux, adopté d'ailleurs par la majorité des psychologues, est le vrai et le seul admissible. Tout mode d'expression d'une émotion ne peut dépendre que du centre cortical sous la dépendance duquel se trouve placée la fonction, motrice ou autre, qui présente une modification dite émotionnelle. Je n'insiste pas.

Mais cela est insuffisant. Pour essayer de comprendre pourquoi la diffusion se fait dans certaines directions de préférence à d'autres, il faut recourir à d'autres principes, basés sur certaines constatations psycho-physiologiques.

Il y a lieu de considérer deux ordres de conditions déterminantes : les unes tiennent à l'origine et au genre de l'excitation, les autres à la constitution individuelle. J'ai déjà montré (ch. I) que l'émotivité était plus particulièrement mise en jeu par certaines excitations que par d'autres, suivant leur origine sensorielle, sensitive, viscérale, ou psychique, comment l'énergie libérée par ces diverses excitations avait plus ou moins de tendance à diffuser et par conséquent à provoquer le phénomène-émotion. Je n'y reviens pas.

J'insisterai plus spécialement sur les conditions dépendant de la constitution des individus. Nous savons déjà que la plupart des gens ont tendance à présenter une réaction spéciale, en quelque sorte fondamentale, toujours la même, quelle que soit la variété de l'émotion. J'ai rencontré des personnes, chez qui toutes les émotions se traduisent d'abord par des troubles intestinaux, ou des troubles cardiaques, ou circulatoires, ou sécrétoires, autour desquels viennent se greffer un certain nombre de manifestations qui donnent son caractère à l'émotion spéciale en question. J'ai déjà relevé le fait précédemment. Mais il est intéressant d'ajouter qu'il n'est pas rare de voir certaines de ces manifestations disparaître au bout d'un certain temps pour faire place à d'autres. Cela se rencontre en particulier chez les phobiques, chez les malades atteints de délire émotif. Pendant une certaine période, toutes leurs émotions se traduisent immédiatement par un trouble prédominant toujours le même ; puis un beau jour il disparaît, et il en survient un autre pour le remplacer également en toutes circonstances. C'est ordinairement sous l'influence d'une association d'idées que cette substitution se produit, et ce fait montre bien que c'est l'émotivité qui est vraiment le substratum fondamental de l'émotion.

Il suffit donc, dans certains cas, qu'il se soit créé, sous une influence particulière momentanée, une voie spéciale à l'énergie cérébrale, pour qu'en toute occasion elle la suive par la suite, comme certains courants le font en physique quand ils ont une fois passé par une route nouvelle. Certaines conditions individuelles, acquises ou natives, déterminent donc l'orientation de la diffusion de l'énergie. Voici un premier point qui prouve que les lois d'expression des émotions sont loin d'être précises, et que les relations entre l'expression et telle ou telle émotion ne sont rien moins que déterminées, non seulement chez les divers individus, mais chez le même individu à des époques différentes de sa vie. Ne voyons-nous pas toutes les émotions amener de la rougeur chez de jeunes sujets, qui plus tard n'en manifestent plus qu'à certaines occasions ou même plus du tout. Je me rappelle d'autre part une malade que j'ai vue autrefois dans le service de Charcot, et qui présentait une réaction primitive à toutes les émotions, non seulement identique mais encore contradictoire. Elle ne pouvait s'empêcher de rire sous l'influence de n'importe quelle impression capable de l'émouvoir, et elle y pouvait d'autant moins résister que les circonstances étaient plus tristes. C'est ainsi qu'aux enterrements, où quand elle aurait dû montrer un visage attristé, elle riait sans pouvoir se modérer, en même temps qu'elle exprimait ses sentiments de condoléance. Elle avait dû cesser de voir ses amis, qui, ne pouvant comprendre son état, lui en voulaient et se brouillaient avec elle. Elle racontait en riant combien elle en était malheureuse.

Cependant on doit reconnaître que, d'une façon générale, les émotions se traduisent d'une façon, sinon identique, du moins analogue chez les divers individus à l'état normal. Spencer a dit que la décharge restreinte qui caractérise, suivant lui, chaque émotion — la décharge diffuse indiquant simplement l'existence d'une émotion — affecte les muscles en raison de leur propre poids et des poids qu'ils ont à mouvoir. Soit, mais, comme je l'ai dit, l'expression motrice d'une émotion n'est qu'une partie de l'expression générale par laquelle elle se révèle. Le principe mécanique de Spencer ne présente donc aucun caractère général. Il n'explique d'ailleurs pas pourquoi se produit cette décharge restreinte surajoutée à la décharge diffuse, ni pourquoi cette décharge restreinte se fait sur tel groupe musculaire plutôt que sur tel autre, car le facteur poids est vraiment insuffisant à considérer dans la contraction musculaire.

Wundt a mieux précisé les choses en établissant le principe de l'association des sensations analogues, d'après lequel les dispositions d'esprit ayant une analogie avec certaines impressions sensorielles se traduisent de même. Mais le problème n'est que déplacé, et il reste toujours à montrer pourquoi certaines impressions sensorielles se traduisent de certaine façon.

Le second principe qu'il nous donne, celui du rapport des mouvements avec les représentations sensorielles, d'après lequel les mouvements musculaires d'expression se rapportent à des objets imaginaires, ne nous renseigne pas mieux à cet égard, et n'a que l'avantage de faire entrer en ligne de compte les représentations, dont l'importance, comme nous le verrons, est considérable.

Nous avons déjà parlé des émotions suggérées par les attitudes émotionnelles chez les hystériques en état de catalepsie provoquée. Si elles ne démontrent pas la subordination de l'émotion au mouvement, c'est-à-dire aux modifications périphériques, elles mettent en évidence le rapport étroit qui relie le centre cérébral et la périphérie. Ce rapport, qui se manifeste par une systématisation absolue, un enchaînement réciproque complet chez certains sujets, de telle sorte que tout état périphérique primitif de l'organisme met les centres cérébraux dans l'état où les mettrait une excitation quelconque déterminant ce même état périphérique d'une façon secondaire, on le retrouve d'une façon moins intense, mais tout aussi déterminé à l'état normal.

Ce rapport repose sur une loi physiologique que j'appelle la *loi de localisation des émotions*. On a trop négligé, comme je le disais, les réactions sensitives des émotions pour ne voir que leur expression motrice. Or, dans cette expression motrice il y a lieu de distinguer deux choses, les mouvements directement produits sous l'influence de l'excitation provocatrice de l'émotion, et les mouvements qui dépendent des représentations évoquées en même temps que les premiers. Les mouvements directement provoqués sont, en général, très peu caractéristiques, car ils peuvent être absolument opposés chez deux individus frappés de la même émotion : la peur fait courir ou paralyse les jambes ; une insulte fait rougir ou pâlir, etc. Ils sont une réaction presque quelconque de l'ébranlement général du cerveau, de la décharge diffuse de Spencer. Les mouvements indirectement provoqués par la soi-disant décharge restreinte de Spencer le sont, en réalité, par des représentations, représentations contenues ou associées à la représentation primitive si l'excitation émotionnelle est psychique, ou à la représentation liée à la perception s'il s'agit d'une excitation externe. Dès lors, il s'agit de se demander comment une représentation est associée à un mouvement ou à une modification périphérique quelconque.

Une représentation n'est que la reproduction d'une perception ancienne. C'est dans le même centre qu'elle se produit ; c'est un état semblable du centre qui amène les deux phénomènes. Chaque fois qu'un centre est excité par une impression périphérique, il se produit un certain état moléculaire déterminé toujours le même. S'il n'en était pas ainsi, si les objets qui nous impressionnent ne produisaient pas toujours le même état moléculaire des centres auxquels aboutit l'impression, nous ne reconnaîtrions jamais les objets, qui nous apparaîtraient toujours d'une façon nouvelle et différente. Par contre, chaque fois qu'un centre se trouve remis dans un état moléculaire donné, sans qu'un objet extérieur amène cet état, nous avons la même impression — avec certaines différences sur lesquelles je n'ai pas à m'étendre en ce moment — que si l'objet lui-même existait. Nous en avons la représentation. Ainsi s'établit un rapport extrêmement étroit entre une représentation et une impression périphérique. Or, nos impressions périphériques suivent des voies très déterminées pour aboutir au cerveau. La représentation va donc évoquer en nous la localisation habituelle à l'impression périphérique. Nous projetons ainsi nos représentations à la périphérie, sous forme de mouvements ou sous forme de sensations. Or, je crois que les mouvements qu'on rencontre dans les émotions délicates, où un grand nombre de représentations sont en jeu, ne sont, en réalité, que les mouvements réflexes provoqués par ces sensations objectivées, qu'on a presque complètement laissées de côté dans l'étude de l'émotion et sa conception théorique.

C'est ce que j'ai étudié sous le nom d'*émotions localisées*[1].

On ne décrit guère que des manifestations générales des émotions, troubles vaso-moteurs ou moteurs, affectant un plus ou moins grand nombre de points de l'or-

1. *Congrès de psychologie*. Paris, F. Alcan, 1900, p. 560.

ganisme. Il existe, cependant, des cas assez nombreux où l'émotion peut revêtir un aspect en quelque sorte local. Ces cas ne rentrent pas dans le cadre des manifestations émotionnelles auxquelles s'applique le principe des habitudes utiles de Darwin ; le principe de Wundt, à savoir celui du rapport des mouvements musculaires d'expression avec les représentations sensorielles, non plus, car, s'il s'agit bien de représentations, elles sont plutôt sensitives et cénesthésiques que sensorielles, et, surtout, ce ne sont pas des mouvements d'expression qui sont en rapport avec elles.

Voici de quoi il s'agit. Chez un assez grand nombre de personnes à imagination vive, impressionnables et nerveuses, on remarque que certaines idées, certaines représentations provoquent des phénomènes sensitifs plus ou moins pénibles, exactement limités à la partie du corps dont il est question dans ces idées ou ces représentations, et cela dans certaines conditions qu'on peut faire varier.

Ce n'est pas d'aujourd'hui, d'ailleurs, que le fait a été observé, et Malebranche[1] paraît être le premier à l'avoir nettement signalé et même remarquablement décrit : « Il faut donc savoir que non seulement les esprits animaux se portent naturellement dans les parties de notre corps pour faire les mêmes actions et les mêmes mouvements que nous voyons faire aux autres, mais encore pour recevoir en quelque manière leurs blessures et pour prendre part à leurs misères. Car l'expérience nous apprend que, lorsque nous considérons, avec beaucoup d'attention quelqu'un que l'on frappe rudement, ou qui a quelque grande plaie, les

1. Livre II. *De l'imagination,* 1re partie, chap. VII.

esprits se transportent avec effort dans les parties de notre corps qui répondent à celles que l'on voit blesser dans un autre, pourvu que l'on ne détourne point ailleurs le cours des esprits, en se chatouillant volontairement avec quelque force une autre partie que celle que l'on voit blesser, ou que le cours naturel des esprits vers le cœur et les viscères, qui est ordinaire aux émotions subites, n'entraîne ou ne change point celui dont nous parlons, ou, enfin, que quelque liaison extraordinaire des traces du cerveau et des mouvements des esprits ne fasse pas le même effet. Ce transport des esprits dans les parties de notre corps qui répondent à celles que l'on voit blesser dans les autres se fait bien sentir dans les personnes délicates, qui ont l'imagination vive et les chairs fort tendres et fort molles. Car ils ressentent fort souvent comme une espèce de frémissement dans leurs jambes : par exemple, s'ils regardent attentivement quelqu'un qui y ait un ulcère ou qui y reçoive actuellement quelque coup. Voici ce qu'un de mes amis m'écrit, qui pourra confirmer ma pensée : « Un homme d'âge, qui demeure chez une de mes « sœurs, étant malade, une jeune servante de la maison « tenait la chandelle comme on le saigna au pied. Quand « elle lui vit donner le coup de lancette, elle fut saisie « d'une telle appréhension qu'elle sentit, trois ou quatre « jours ensuite, une douleur si vive au même endroit du « pied, qu'elle fut obligée de garder le lit pendant ce « temps. » La raison de cet accident est donc, selon mon principe, que les esprits se répandent avec force dans les parties de notre corps qui répondent à celles que nous voyons blesser dans les autres ; et cela, afin que les tenant plus bandées, ils les rendent plus sensibles à notre âme, et qu'elle soit sur ses gardes pour éviter les maux que nous voyons arriver aux autres. Cette compassion dans les corps produit la compassion dans les esprits. »

On ne saurait mieux dire, et il suffit de remplacer les esprits animaux par l'énergie nerveuse pour que rien ne soit à changer à cette description exacte, où le rôle de l'attention, le rapport entre la périphérie et l'organe central de la représentation, la dérivation de l'émotion, les rapports acquis entre les images ou représentations et les mouvements d'expression, tout est signalé.

Jules Soury[1], à qui je dois d'avoir connu ce passage de Malebranche, après avoir publié mon travail sur les « émotions localisées », cite encore d'autres exemples. — Éloi Muriset raconte ce qui suit : « Je connais une dame qui prit une part si profonde aux souffrances de son fils, qui s'était cassé la jambe, que, durant six semaines, temps qui fut nécessaire à la guérison de son fils, elle ressentit une vive douleur à la jambe, précisément au point correspondant à celui de la fracture de son fils. » C'est là, quoique d'une manière moins accusée, un phénomène que Goldscheider atteste être « très fréquent ».

Il est en effet non seulement très fréquent, mais constant, et ne présente d'un individu à l'autre que des différences de degré. En voici quelques exemples personnels.

Une dame, très nerveuse et remarquablement intelligente, chez laquelle n'existe aucune crainte des maladies, ne peut entendre parler d'opérations utérines ou d'accouchements sans éprouver immédiatement une sensation de constriction dans le bas-ventre, de spasmes extrêmement douloureux quelquefois, dans les parties génitales. Elle n'a jamais eu cependant à appréhender

1. *Le système nerveux central*, p. 13 sq.

d'opération de ce genre, n'a été témoin d'aucun cas tragique, et, ayant dû pour des calculs être sondée, n'en a éprouvé aucune appréhension, ni émotion. Elle est d'ailleurs incapable de s'expliquer à elle-même ce qui se passe en elle : l'effet est instantané et persiste plus ou moins longtemps. C'est une réaction toute physique en quelque sorte et qui lui cause un sentiment très pénible, comme si elle était atteinte elle-même de quelque affection gênante de l'utérus ou de ses annexes. J'ai observé le même phénomène chez diverses autres personnes dans des conditions presque identiques.

Chez certains hypocondriaques on observe la même chose. Non seulement ils interprètent toutes leurs sensations internes, tous leurs troubles circulatoires, toutes les particularités qu'ils peuvent rencontrer à la surface de leur corps, mais il leur suffit d'entendre parler d'une maladie pour en ressentir les symptômes, principalement quand il s'agit d'une lésion locale. Leurs craintes, dans ce cas, ne sont pas purement imaginaires, comme on a souvent l'habitude de le dire, mais sont basées sur des troubles de la sensibilité générale ou de la cénesthésie. En voici un cas qui montre que la manifestation de l'émotion par représentation se localise de la même façon que le trouble réel capable de la provoquer : Une vieille fille de trente-cinq ans, après avoir soigné d'une façon constante une de ses parentes atteintes d'un cancer du sein, éprouva dans le sein et dans le bras des douleurs analogues, et se crut atteinte de la même façon, d'où état hypocondriaque, avec angoisse, assez sérieux. Or, tout le sein et le bras étaient analgésiques, mais la sensibilité tactile était conservée. En même temps il y avait tous les troubles de la sensibilité profonde qu'on rencontre dans ces cas de diminution de la sensibilité: fourmillements, picotements, quelquefois élancements. Sous l'influence du traitement elle recouvra sa sensibilité normale, et toute idée hypocondriaque disparut.

J'insiste sur ce fait de l'analgésie, dont j'ai déjà longuement parlé plus haut, analgésie qui n'est pas seulement physique mais morale. Aussi voit-on ces sujets inquiets de leur état et absolument indifférents à la douleur d'autrui.

L'histoire de l'hystérie traumatique nous fournit de nombreux exemples d'émotions localisées. Un homme croit que sa main est frappée, et il reste paralysé de cette main, qui présente en même temps de l'analgésie et de l'anesthésie (analgésie et anesthésie qui, comme nous l'avons vu, ne sont que la traduction de l'inhibition du centre cortical correspondant à la main).

Les stigmates du Christ, que présentent certaines hystériques à la suite de la contemplation du crucifix, ne sont autre chose que des manifestations localisées d'un état émotionnel.

On connaît cette expérience qui consiste à faire le simulacre, avec un couteau, de couper le bras nu d'une personne, après y avoir préalablement placé une légère ligature. Le sujet ressent une impression très désagréable, et certains même vont jusqu'à s'évanouir. Il y a deux choses à considérer dans ce cas: l'engourdissement léger produit par la ligature, et la représentation très vive de ce qui pourrait avoir lieu si ce qui vous est annoncé était vrai. L'anesthésie produite sur la partie du bras en aval de la ligature explique que le sujet croit avoir perdu son bras, et y éprouve en même temps des sensations pénibles au moment où on fait le simulacre de le couper au niveau de cette ligature, toute diminution de sensibilité s'accompagnant toujours de sensations désagréables ou même douloureuses.

On raconte même que les choses peuvent aller beaucoup plus loin, et qu'on peut provoquer la mort par simple représentation. Tel serait le cas de ce sujet auquel on banda les yeux et à qui on annonça qu'on allait lui ouvrir les veines. On se contenta de lui faire couler un filet d'eau chaude sur le bras après l'avoir légèrement piqué. Il s'évanouit et mourut.

Nous avons tous pu faire l'expérience suivante : lorsque nous voyons qu'un coup va atteindre un individu, nous retirons instinctivement soit le pied, soit la main, ou nous rejetons tout le corps en arrière. comme si c'était nous qui allions être atteints, et quelquefois même, ainsi que le dit Malebranche, nous éprouvons dans la partie que nous croyons voir atteindre chez la personne que nous regardons une certaine sensation de gêne plus ou moins désagréable. Il en est de même quand on nous décrit d'une façon facile à se représenter un accident arrivé à une autre personne.

Il ne saurait être question d'imitation dans ces cas. Lorsque je retire mon doigt parce que je vois quelqu'un qui va frapper le sien avec un marteau, je fais le mouvement avant que le sujet frappé ait fait le sien sous l'influence de la douleur. Si, d'autre part, je le vois seulement au moment où il manifeste sa douleur, ce ne sont pas les mouvements que je ferai moi-même en copiant les siens qui pourront me causer une image de sa douleur dans la partie atteinte. Comme je le disais, ces phénomènes ne rentrent pas dans les mouvements d'expression, et la représentation que j'ai n'est pas une représentation sensorielle.

Il y a là un phénomène qu'il importe d'analyser. Il

se résume en ceci : sous l'influence de la perception ou de la représentation d'un phénomène douloureux, localisé le plus souvent, mais qui peut aussi être généralisé, et survenu chez autrui, nous éprouvons à des degrés divers, depuis l'état normal jusqu'à celui de maladie, des troubles ayant la même localisation que si ce phénomène douloureux nous avait atteints nous-mêmes, et portant à la fois sur le mouvement et principalement sur la sensibilité. Le caractère essentiel de ces derniers consiste dans une diminution qui porte d'abord sur la sensibilité douloureuse, mais peut atteindre tous les autres modes de la sensibilité générale, superficielle et profonde.

Ces manifestations localisées peuvent se produire d'une façon instantanée, sans que le sujet ait conscience d'avoir une émotion quelconque. Ils semblent donc au premier abord confirmer la théorie de James-Lange, puisque les phénomènes sensitivo-moteurs paraissent survenir les premiers, et que ce n'est qu'ensuite que les sujets s'émeuvent en les constatant et les interprétant.

W. James n'a pas manqué de le remarquer quand il dit[1] : « Figurez-vous deux lames de couteau en acier, dont les côtés tranchants se croiseraient à angles droits, et qui se balanceraient de côté et d'autre. Toute notre organisation nerveuse est sur le qui-vive à cette idée ; pourtant quelle émotion peut-il y avoir là, sauf une sensation nerveuse désagréable ou la crainte de ce qui pourrait arriver ? Le fonds et le capital entier de l'émotion est ici l'effet corporel dépourvu de sens que les lames de couteaux produisent immédiatement ? » Ces

1. *Théorie de l'émotion*, trad. Dumas. Paris, F. Alcan, p. 76.

deux phrases se contredisent absolument. Dans l'une W. James avoue que l'émotion ne peut être attribuée qu'à *la crainte de ce qui pourrait arriver* ; c'est donc à une représentation des effets possibles de l'objet sur le sujet, et non à l'effet direct de l'objet sur le système nerveux du sujet, comme cela ressort de la seconde phrase où les lames de couteaux produiraient immédiatement un *effet corporel dépourvu de sens*. Mais s'il n'a pas de sens, il ne peut déterminer d'émotion. Les lames de couteaux par elles-mêmes ne produiront aucun effet corporel sur un sujet qui ne connaîtrait pas les effets qu'elles peuvent donner.

Du reste, il continue en se contredisant lui-même : « Ce cas représente une classe tout entière : lorsqu'une émotion idéale semble précéder les symptômes corporels, elle n'est souvent rien d'autre qu'une représentation anticipée des symptômes eux-mêmes. Celui qui s'est une fois évanoui à la vue du sang pourra n'assister aux préparatifs d'une opération chirurgicale qu'avec un serrement de cœur et une anxiété irrésistibles. Il anticipe sur certaines sensations et l'anticipation en hâte l'arrivée. Dans les cas de terreur morbide les sujets avouent fréquemment que ce qui les possède paraît être, plus que tout le reste, la peur de la peur elle-même. » « Dans de pareils cas, dit-il encore, l'émotion n'a pas de *status* mental, sauf en tant qu'elle est une sensation vive ou bien une idée des manifestations ; celles-ci constituent tout son matériel, sa somme totale et sa substance. Ces cas devraient nous faire voir que la sensation des manifestations peut toujours jouer un rôle beaucoup plus considérable dans la formation de l'émotion que nous ne le supposons d'ordinaire. »

Comment soutenir que l'émotion n'a pas de *status*

mental et admettre en même temps qu'une *idée des manifestations* l'accompagne, et même la précède? Mais cette idée des manifestations, cette sensation vive, c'est déjà l'émotion, toute l'émotion, et les manifestations n'en sont que la traduction ou la conséquence. Je suis tout à fait d'accord avec W. James pour reconnaître que la sensation des manifestations joue un rôle important dans la genèse de l'émotion, mais ces cas montrent précisément que cette sensation se produit, non pas à la périphérie, mais dans les centres de représentation eux-mêmes de l'écorce cérébrale, et que les manifestations périphériques ne sont que secondaires, puisque cette représentation corticale suffit pour produire l'émotion.

La théorie périphérique ne peut expliquer comment un individu qui ne connaît pas les effets d'un pistolet chargé dirigé sur lui n'a pas peur, alors qu'il a peur dès qu'il les connaît. Les modifications périphériques ne sont pas produites par la vue du pistolet, qui est la même dans les deux cas, mais par la représentation que le sujet a ou n'a pas de ses effets. Pour comprendre comment une perception peut entraîner des réactions émotionnelles, et non pas seulement une réaction motrice ou sensitivo-sensorielle, il faut qu'il y ait entre les deux un intermédiaire, et cet intermédiaire c'est la représentation des effets possibles de l'objet, perçu ou représenté, sur le sujet lui-même.

Aussi voit-on que les enfants, dont l'imagination est pourtant si vive, mais où les représentations sont très faibles, en raison même de leur ignorance du monde extérieur, ont beaucoup moins d'émotions que les adultes. Les manifestations de la douleur chez autrui les laissent indifférents parce qu'ils ne l'ont pas éprouvée. Ils connaissent les expressions de la douleur morale avant celles de la douleur physique, et celle-ci dans ses manifestations générales avant ses manifestations locales. C'est par l'expérience et l'éducation qu'ils arrivent à comprendre la mimique des émotions comme le langage parlé.

Chez les adultes, les manifestations localisées des émotions se produisent au contraire très facilement à l'occasion de phénomènes bien connus d'eux, qui leur sont familiers, dont la représentation leur est, par conséquent, facile. J'avais même pensé qu'il fallait toujours que le sujet sût en quoi consistent les effets de l'objet qu'il se représente ou perçoit, pour que l'émotion se produisît, et qu'ainsi entre le phénomène perceptif ou représentatif, sensitif par conséquent, et le phénomène émotionnel proprement dit, il y eût un fait de connaissance, un processus intellectuel.

Mais en réalité il n'en est rien, et si cela se rencontre en effet dans le plus grand nombre de cas, il en est d'autres où aucune représentation n'intervient entre la perception et la réaction émotionnelle.

Il y a lieu en effet de distinguer dans les émotions localisées deux ordres de faits. Dans les uns il est nécessaire que le sujet ait vu une première fois les effets d'un objet sur un autre sujet ou sur lui-même. La répétition de la même perception évoquera donc tout naturellement par un processus de mémoire les impressions ressenties antérieurement. Car, quoi qu'on ait discuté sur l'existence de la mémoire affective et sensorielle, les faits qui la démontrent sont tellement nombreux que je n'ai jamais pu comprendre qu'elle fût seulement mise en question. Rien n'est plus naturel que de voir la représentation d'un fait, dans lequel la sensation ou l'émotion tenaient la plus grande place quand il fut perçu, amener les mêmes sensations et les mêmes impressions. Le souvenir n'en est complet qu'à cette condition.

Les émotions localisées de cette catégorie n'ont qu'un intérêt secondaire au point de vue de la loi de localisation des émotions, et n'ont de valeur que contre la théorie périphérique de l'émotion, en venant, au contraire, à l'appui de la théorie cérébrale que je soutiens ici.

Les émotions localisées du second genre sont, au contraire, extrêmement intéressantes à considérer, car elles permettent de comprendre les cas dans lesquels il n'y a aucune représentation intercalée entre la perception et les manifestations d'une émotion. Il ne s'agit plus ici de phénomènes déjà perçus, et, par conséquent, connus dans leurs effets. Dès la première fois que le sujet a une perception d'un objet donné il ressent une émotion dans une certaine partie du corps. C'est ce qui se passe, par exemple, à la vue d'une plaie, à la vue de certains animaux venimeux. Je connais un médecin qui reste absolument insensible devant n'importe quelle opération grave et sanglante, et qui ne peut supporter qu'avec peine la vue d'une opération sur les yeux, encore qu'il sache que le sujet est anesthésié. Il ne peut donc se représenter une douleur qu'il n'a pas éprouvée, et qu'il sait d'ailleurs ne pas exister actuellement chez le sujet.

La peur qui se produit chez les enfants devant quelque chose de nouveau, d'inconnu, ne s'accompagne d'aucune représentation des effets possibles de l'objet. On pourrait multiplier les exemples.

En analysant les faits, on s'aperçoit que certains rentrent dans la première catégorie d'émotions localisées, car ils s'accompagnent de représentations inconscientes, et qui, par cela même, passent inaperçues au premier abord. Ce n'est qu'en cherchant à se rendre compte après coup de son émotion que le sujet les retrouve parfois.

Mais il en est d'autres dans lesquels il n'y a même pas de représentations inconscientes. L'émotion localisée se produit alors en vertu des associations physiologiques, non plus acquises, mais préétablies, constitutionnelles, qui existent entre les centres et la périphérie. J'en ai observé des exemples très nets chez des hystériques, où le phénomène singulièrement grossi permet de mieux saisir son mécanisme.

Il s'agissait, dans un cas, d'une jeune fille de 19 ans qui présentait de nombreux phénomènes d'hystérie et, en particulier, une idée fixe depuis l'âge de 13 ans. Elle s'était éprise à ce moment d'un jeune homme bien plus âgé qu'elle et, quoique ne sachant en aucune façon en quoi consistaient les rapports sexuels, ni la constitution des organes génitaux de la femme, elle avait éprouvé brusquement, en se trouvant à son contact, une sensation voluptueuse parfaitement localisée, et une sensation de constriction presque douloureuse au niveau de l'ovaire gauche. Peu à peu cet état s'est installé et s'est compliqué de rêves d'abord, puis d'hallucinations. Chaque fois qu'elle pense à ce jeune homme elle ressent la même impression dans le bas-ventre, et particulièrement au moment de ses époques. A la suite de diverses autres émotions elle tombe dans un état de vigilambulisme hystérique complet, avec une série d'accidents viscéraux, de crises, et une anesthésie généralisée. Mais l'idée dominante est toujours celle de ce jeune homme, Charles, qu'elle aime. Réveillée de son vigilambulisme par mon procédé ordinaire, elle fait une régression de la personnalité jusqu'à son bas âge. Je peux donc l'observer à l'époque même où elle a eu son sentiment d'amour pour Charles, et je constate qu'elle souffre du ventre, à l'ovaire gauche surtout, et que tout l'abdomen est anesthésié, alors que la sensibilité est normale sur le reste du corps. Il y a donc eu à ce moment du côté des organes génitaux, et de l'abdomen en général, des modifications fonctionnelles sous l'influence de son émotion amoureuse, modifications qui se sont produites d'une façon directe et inconsciente. En procédant plus tard à la restauration de la sensibilité abdominale, cette jeune malade éprouve dans le bas-ventre des sensations de tiraillements, comme des nœuds qui se font et se défont, toutes sensations habituelles dans ce cas. « Depuis quand avez-vous cela, lui dis-je? — Oh! je crois bien que je l'ai depuis l'âge de 13 ans... Ça me fait mal quand je suis indisposée..., et puis... et puis quand j'ai vu... M. Charles. C'était là que cela me faisait le plus mal. Maintenant, je crois que je pourrai ne plus penser à M. Charles... Mais dès que j'y pense ça me fait mal là... Mais, maintenant, je peux lutter et penser à autre chose; quand l'idée me vient de lui... ça me tire, et puis ça me chatouille entre les jambes (elle s'arrête n'osant dire ce qu'elle ressent, et je n'insiste pas). »

Ainsi, bien nettement, chez cette jeune fille, l'idée seule d'un jeune homme qu'elle aime provoque la sensation voluptueuse et, en même temps, des modifications, des phénomènes d'arrêt, dans les organes génitaux. L'idée, la représentation du jeune homme évoque immédiatement ces phénomènes. Mais l'inverse se produit. En effet, quand elle eut recouvré sa sensibilité normale, et que toutes ces sensations douloureuses du bas-ventre, tenant à un trouble du fonctionnement des organes génitaux, eurent disparu, elle cessa de penser à M. Charles. Mais sous l'influence d'une perte de sensibilité du bas-ventre, par fatigue en marchant, ou par l'effet des règles, elle sentait aussitôt son ventre redevenir tendu, des nœuds se former à l'intérieur d'une façon douloureuse. Et, en même temps, l'idée de Charles reparaissait avec intensité. Il lui semblait le voir et l'aimer mieux que jamais. Sitôt donc que reparaît l'arrêt du centre cortical des organes génitaux et des parties annexes du bas-ventre, l'idée, la représentation qui l'a provoqué autrefois, reparaît.

De même, aussi, à la mort de sa mère, cette jeune fille avait eu une violente émotion avec suffocation, toux, hoquet et, ensuite, hallucinations de sa mère, comme elle en avait de Charles. Or, un jour, à la suite d'une fatigue, elle retombe un peu dans le vigilambulisme et présente surtout de l'anesthésie de la poitrine, avec toux, sifflement laryngé, oppression. Je la réveille, et au cours du réveil elle me dit d'elle-même : « C'est drôle, quand j'ai mal au ventre je pense à Charles, et quand je souffre de la poitrine je pense à maman. »

La liaison entre la perception et la localisation de l'émotion est bien nette chez cette jeune fille. Je l'ai observée d'une façon presque identique chez une autre qui avait failli être victime d'une tentative de viol. Elle était toute jeune et éprouvait près d'un jeune homme de sa connaissance une impression agréable dont elle ne se rendait pas bien compte elle-même. Il l'attira un jour sans qu'elle se méfiât et chercha à la renverser. Elle se sauva en criant, et à partir de ce moment éprouva dans le bas-ventre une sensation de constriction très douloureuse. Il lui semblait que le bas-ventre était comme serré et tordu. A partir de ce moment elle présenta un grand changement moral. Elle aimait beaucoup lire, mais elle ne put plus supporter tout ce qui se rapportait à l'amour, cela lui faisait horreur et lui faisait mal dans le bas-ventre. Réveillée du vigilambulisme profond dans lequel elle avait fini par tomber à la suite de cet incident, elle put, au cours de la régression de sa personnalité, me reproduire les phénomènes tels qu'ils s'étaient déroulés, et c'est ainsi que j'en eus connaissance. Le souvenir de cet homme, qui avait persisté tant que l'anesthésie abdominale et génitale avait existé, disparut avec le retour de la sensibilité et le réveil cérébral.

Dans ces cas il n'y a aucune représentation en cause. La manifestation la plus intense de l'émotion se localise au niveau même de l'organe, c'est-à-dire du centre cortical de l'organe, qui habituellement est intéressé, et entre en jeu dans le sentiment et l'acte à l'état normal. Et cela par suite des dispositions physiologiques naturelles.

Il est peu de cas où le sentiment et la fonction organique soient dans un rapport aussi étroit que dans l'émotion amoureuse. Cependant ce n'est pas le seul, et on peut observer des phénomènes analogues à propos de la faim et de la fonction digestive. Les belles recherches de Pawlow[1] sont très instructives à cet égard. Il a montré, en effet, par des expériences très précises, que la seule vue de la viande, ou du pain, ou de certains aliments, suffit à déterminer la sécrétion des sucs précisément les plus appropriés au point de vue

1. *Le travail des glandes digestives*. Trad. Pachon et Sabrazès. Paris, Masson et Cie, 1901.

chimique à la digestion de chacun d'eux. Ses expériences montrent en outre que le *primum movens* qui, dans les conditions normales, met en branle l'appareil neuro-glandulaire de l'estomac, c'est l'appétit, et comme il le dit dans un langage très imagé et pittoresque, *l'appétit c'est du suc,* suc qu'il appelle *psychique*, par opposition à celui qui se décharge des glandes sous l'influence du contact des aliments avec la paroi gastrique.

Ainsi, la vue d'un aliment suffit chez un animal à provoquer la sécrétion du suc digestif approprié à sa meilleure digestion. On ne peut invoquer ici qu'on se représente les effets que doit produire cet aliment, tant sur la sécrétion que sur la composition des sucs sécrétés. Il y a là un phénomène physiologique, un rapport préétabli entre les centres corticaux de l'estomac[1], dont je crois avoir démontré l'existence, et les autres centres de perception ou de représentation d'objets ayant une action directe sur l'estomac, ou destinés à sa fonction.

L'étude des émotions localisées nous amène donc aux deux importantes conclusions, je dirai presque aux deux lois suivantes :

A. *La perception (ou la représentation) dans des centres corticaux quelconques,* d'objets destinés à une fonction spéciale, *détermine dans le centre cortical de cette fonction un état particulier, qui se traduit à la périphérie sur l'organe même de cette fonction, par des réactions spéciales, soit d'activité, soit d'arrêt. L'émotion (ou le sentiment) qui accompagne la perception (ou la*

1. *Le centre cortical de l'estomac* (en collab. avec H. Delagenière). Revue neurologique, 1902.

représentation) se produit directement sans représentation intermédiaire.

B. *La perception (ou la représentation) d'un objet quelconque*, non destiné à une fonction spéciale, *capable de produire des effets agréables ou désagréables sur un sujet, ne peut déterminer d'émotion que si le sujet connaît et peut se représenter ces effets. Cette représentation sert d'intermédiaire entre la perception et les manifestations émotionnelles. Ces dernières ne sont que la traduction périphérique de l'état des centres corticaux mis en jeu dans les diverses représentations (imagination ou mémoire) des effets connus de l'objet perçu.*

Dans les deux cas, c'est donc toujours le cerveau qui est le premier en cause et qui agit directement sur la périphérie.

Mais il nous reste un dernier point à examiner, à savoir les conditions individuelles permettant les émotions localisées, qui nous conduira à une troisième conclusion ou loi que je formulerai immédiatement ainsi :

C. *Pour se représenter une sensation (ou un sentiment, ou une émotion) agréable ou désagréable, il faut, non seulement savoir en quoi elle consiste, soit par ouï-dire, soit pour l'avoir éprouvée soi-même, mais encore être capable de la ressentir* actuellement.

Contrairement à la seconde loi énoncée tout à l'heure, on rencontre, en effet, des cas dans lesquels le sujet, quoique ayant une connaissance parfaite des effets que peut produire sur lui un objet qu'il perçoit, n'en éprouve cependant aucune émotion. Nous avons déjà observé le fait dans les expériences où je supprimais chez un sujet la sensibilité viscérale et lui montrais une souris qui lui faisait horreur habituellement. Il ne se produisait plus d'émotion quoiqu'il perçût parfaitement la souris et se souvînt qu'autrefois elle lui causait une émotion. Mais il ne pouvait plus se représenter cette émotion et ne la ressentait plus.

On observe des phénomènes analogues chez les analgésiques. Ils sont indifférents à la douleur, parce qu'ils sont incapables de la ressentir et de se la représenter. Les criminalistes ont montré qu'un grand nombre de criminels particulièrement cruels sont analgésiques. Il devient donc compréhensible qu'ils infligent des douleurs dont ils sont incapables de se représenter l'intensité. On sait aussi que les Chinois, dont le raffinement en matière de supplices est si développé, ont une sensibilité à la douleur très affaiblie. Ils proportionnent donc la douleur qu'ils veulent imposer à celle qu'ils sont capables de ressentir et de se représenter. Il en est de même chez les enfants.

On sait combien il est impossible de se représenter un sentiment qu'on n'est plus capable de ressentir. On en a un exemple très caractéristique dans la passion de l'amour. On peut se rappeler tous les faits survenus au cours de sa passion disparue, on ne peut plus se représenter les sentiments qui vous ont fait agir, et c'est de là que viennent la cruauté, l'indifférence absolue, qui succèdent si souvent à la passion la plus violente, quand celle-ci est éteinte.

La haine, la jalousie, toutes les passions présentent le même caractère, et sont incapables d'être évoquées, représentées, quand on se trouve dans un état où on ne les ressentirait plus si l'occasion se présentait de les manifester.

En voici un exemple pathologique : Chez une jeune hystérique, complètement anesthésique et à manifestations viscérales multiples, plongée depuis près de cinq ans dans un vigilambulisme de plus en plus profond, tous les sentiments s'étaient abolis, sauf pour sa sœur. Elle n'aimait plus personne d'autre, même sa mère et ses frères, et était devenue parfaitement insensible à tous les maux d'autrui. Réveillée de son vigilambulisme, elle recouvre d'abord toutes ses fonctions physiques, puis sa mémoire et enfin ses sentiments affectifs. Et spontanément elle me dit : « Comme j'ai dû faire de la peine à ma mère ! Et pourtant ce n'est pas ma faute. Je ne pouvais pas me le représenter, ni le mal que d'autres se faisaient. Quand on me parlait de quelqu'un qui était malade ou blessé, j'avais l'air de le plaindre pour faire comme tout le monde, mais au fond cela ne me faisait rien et je me demandais si je n'avais plus de cœur. Mais maintenant je les comprends. Quand je pense à la souffrance de certains êtres, je la ressens là (elle me montre sa poitrine) et je voudrais pouvoir les soulager. Il faudra que je me dévoue aux malheureux pour soigner les malades. Je comprends maintenant ce que c'est. » Toujours exaltée de caractère, cette jeune fille montre là au maximun ce qu'on rencontre maintes fois chez des hystériques ou des mélancoliques ayant perdu leur affectivité, leur sensibilité à la douleur, et qui se reprochent de manquer de cœur parce qu'elles ne peuvent plus compatir à la souffrance d'autrui. Janet a cité le cas d'une femme qui perdait le sentiment de la pudeur qnand elle avait de l'anesthésie génitale, et le recouvrait quand celle-ci disparaissait.

Il est assez intéressant de voir confirmer cette loi normale par ce qui se produit dans certains cas de déformations morales. J'ai observé, par exemple, une jeune femme, d'imagination très vive et de tempérament très ardent, atteinte de scrupules, de doutes, et d'inversion sexuelle, chez laquelle la description de supplices, au lieu de provoquer un sentiment de pitié, amenait au contraire des sensations génésiques allant quelquefois jusqu'à l'orgasme. Chez cette femme, dont toute l'affectivité était pervertie, la représentation de la douleur devait amener en effet logiquement une représentation de plaisir. Les cruautés des sadiques, pervertis ou invertis sexuels, sont vraisemblablement explicables de la même manière.

J'ai institué quelques expériences chez des hystériques pour mettre ce fait en évidence. Elles m'ont été suggérées par une remarque que j'avais faite maintes fois en examinant l'état de la sensibilité chez ces sujets. Lorsqu'on s'approche avec une épingle pour les piquer, on peut facilement savoir avant de les avoir touchées, si elles sentent ou ne sentent pas. Lorsqu'on fait mine de piquer une région insensible, elles se laissent parfaitement faire en regardant avec impassibilité ; si, au contraire, on s'approche d'une partie sensible on constate un mouvement de recul instinctif. Or, elles sont incapables de vous indiquer d'elles-mêmes si elles sont ou non anesthésiques, et dans quelles parties du corps elles le sont. La représentation de la douleur se fait donc d'une façon inconsciente et provoque dans un cas le geste de défense, dans l'autre rien, car elle ne se produit pas.

On observe cela d'une façon très nette, surtout quand les sujets recouvrent leur sensibilité. Telle hystérique, que vous avez maintes fois piquée pour vous assurer de son anesthésie sans provoquer chez elle la moindre appréhension, se recule un beau jour quand vous faites le geste de la piquer. C'est que sa sensibilité tactile est revenue, quoique, interrogée quand elle fait ce mouvement de défense, elle soit incapable de vous dire pourquoi elle le fait. Et, si l'anesthésie n'existe que d'un côté, elle le fait du côté sensible, et non du côté insensible.

J'ai observé ce phénomène d'une façon très nette chez une jeune malade qui, à la suite d'une secousse électrique, avait eu une anesthésie localisée à la face du côté droit, et comprenant la joue et les paupières jusqu'au sourcil. La vue n'était pas du tout intéressée. En faisant le geste de piquer l'œil droit avec une aiguille, elle ne faisait aucun mouvement de recul et ne manifestait aucune appréhension. En répétant la même chose du côté gauche, quoiqu'elle sût que je n'allais certainement pas la piquer davantage que tout à l'heure, elle se rejetait instinctivement en arrière avec une appréhension qu'elle ne pouvait maîtriser. En répétant plusieurs fois l'expérience d'un côté et de l'autre, le résultat était toujours le même.

Voici alors l'expérience que je fis. Chez une hystérique parfaitement sensible et guérie, mais facilement hypnotisable et suggestible, je fais le geste de lui frapper sur les doigts avec une règle. Elle retire vivement la main en se récriant que je vais lui faire mal, et prend instinctivement cette main avec l'autre comme pour la protéger. Je l'endors et lui anesthésie une des mains. Je la réveille et je refais le même geste sur la main sensible. Même retrait de la main. Je recommence avec la main anesthésiée : aucune réaction, aucune appréhension. Cette expérience et ces faits pathologiques, qui constituent eux-mêmes de véritables expériences naturelles, montrent que non seulement il faut, pour se représenter une douleur, pouvoir sentir la douleur en général, mais encore pouvoir la sentir *ac-*

tuellement dans le point du corps atteint ou visé par l'objet capable de la produire. Dans tous ces cas il s'agit en réalité, non pas d'anesthésies périphériques, mais d'anesthésies cérébrales, d'inhibition des centres corticaux en rapport avec les régions périphériques où l'on constate l'anesthésie.

La représentation de la douleur nous apparaît donc, non comme un phénomène psychologique général, comme un phénomène d'aperception, mais comme un phénomène psycho-physiologique local, tenant à l'état de chaque centre cortical, phénomène de sensibilité cérébrale, de cénesthésie locale, se produisant au niveau même des centres de perception et de représentation.

Ce qui montre bien que la représentation de la douleur est d'origine essentiellement cérébrale et non périphérique, ce sont les illusions bien connues des amputés. Chez eux l'absence d'un membre n'empêche pas la représentation d'une douleur dans ce membre, ni la production d'une émotion localisée dans une partie qui n'existe plus. C'est que le centre cortical de représentation n'est pas atteint. Ce fait vient à l'encontre de la théorie périphérique, et l'on ne saurait dire, en effet, dans ce cas, avec W. James, que lorsqu'une émotion idéale semble précéder les symptômes corporels, elle n'est qu'une représentation anticipée des symptômes eux-mêmes. Il est évident que l'émotion localisée dans un membre amputé ne peut être due à la représentation de symptômes qui matériellement ne peuvent se produire. Mais ce qui persiste, c'est la modification du centre cortical, et c'est d'elle seulement que dépend la représentation de l'émotion, et l'émotion elle-même. Elle ne se traduit plus extérieurement, voilà tout, et cela ne change rien à son intensité, ni à sa forme. Au contraire, si le centre cortical de représentation est atteint, l'état des organes périphériques a beau être absolument normal et prêt à fonctionner, aucune émotion, aucune représentation émotionnelle ne surgit. Ce fait confirme l'existence de la douleur centrale, de la cénesthésie cérébrale par conséquent. On a érigé en loi, dite de *perception excentrique*, ce fait de la localisation à la périphérie de la douleur centrale.

L'étude des émotions localisées me semble jeter un jour tout particulier sur le mécanisme des émotions, et faire comprendre, d'une part comment, dans la majorité des cas, c'est par des représentations intercalées que la perception aboutit à des réactions périphériques émotionnelles, comment, d'autre part, ces représentations, conscientes ou inconscientes, provoquent directement, par les rapports acquis ou préétablis constitutionnellement entre les centres corticaux et la périphérie, les réactions émotionnelles périphériques, plus ou moins nombreuses suivant le nombre des représentations associées à la perception d'un objet ; et comment enfin, en vertu de ces rapports physiologiques, une perception peut directement entraîner des réactions émotionnelles locales, plus ou moins intenses suivant le degré d'émotivité du sujet.

Les émotions, si générales qu'elles nous paraissent, présentent toujours des réactions périphériques prédominantes sur certains points du corps, et en nombre variable suivant les sujets. On comprend ces différences individuelles en considérant que, d'après ce que nous venons de voir, ces émotions en apparence générales ne sont en réalité pour la plupart qu'une agglomération d'un nombre plus ou moins considérable d'émotions localisées, surajoutées à l'ébranlement général qui constitue essentiellement l'émotion, et qui dépend uniquement de l'intensité et de la diffusion de la décharge cérébrale.

Les émotions localisées nous permettent aussi de comprendre certains sentiments sociaux. Je ne veux que les signaler ici. On peut tout d'abord s'expliquer comment se développe la pitié chez l'homme. La compassion dans les corps produit la compassion dans les esprits, disait Malebranche. Si la vue d'un phénomène douloureux est en effet capable de développer chez autrui des réactions analogues et localisées de la même manière que chez le sujet sentant, il devient évident que le spectateur cherche à soulager ce dernier pour supprimer chez lui-même le malaise que cette vue provoque. Supposez que ce spectateur, atteint de la même façon que le sujet qu'il regarde, soit insensible à sa propre douleur, il est évident qu'il ne pourra s'apitoyer sur celle dont il est témoin, puisque la même cause ne produirait pas chez lui le même effet. S'il s'apitoie et s'il vient en aide à autrui, c'est en réalité sur lui-même qu'il s'apitoie à son insu, et c'est à lui-même qu'il apporte du soulagement. On ne comprend, en fait de sensations, que celles qu'on est capable d'éprouver soi-même, même sans les avoir éprouvées.

Si l'on veut bien remarquer que la charité, la solidarité, et peut-être aussi la justice, au moins dans une grande mesure, ne sont que des dérivés de ce sentiment fondamental de la pitié — ne fais pas à autrui ce que tu ne voudrais pas qui te fût fait —, et que celle-ci repose sur une réaction d'ordre psycho-physiologique, on verra que ces faits peuvent avoir une certaine importance également pour l'étude de la subordination des sentiments et l'établissement d'une morale physiologique.

2° *Pourquoi certaines excitations ont-elles le privilège de déterminer des émotions ?* — Nous venons de voir que si, dans un certain nombre de cas, l'émotion peut se produire sous l'influence directe et immédiate d'une perception, ce n'est que lorsque l'excitation provient d'objets destinés à une fonction spéciale, comme celles de l'appareil génital ou de l'appareil digestif, c'est-à-dire ayant une action directe sur les conditions d'existence naturelles de l'individu. Plus une excitation sera donc capable d'intéresser une fonction générale de l'organisme, plus elle sera capable d'évoquer un sentiment ou une émotion. C'est à cette conclusion que nous sommes déjà arrivés par d'autres voies, quand nous avons montré que c'étaient les excitations d'ordre viscéral et vaso-moteur qui étaient les plus aptes à provoquer une décharge diffuse d'énergie cérébrale, et que la suppression de la sensibilité viscérale — c'est-à-dire l'inhibition des centres corticaux viscéraux — entraînait dans de plus grandes proportions que la suppression de la sensibilité périphérique, — par inhibition centrale bien entendu — la perte de l'émotivité et de l'affectivité.

Nous avons reconnu ensuite que, dans la majorité des cas, il s'intercalait entre la perception de l'objet et la réaction émotionnelle un certain nombre de représentations des effets de cet objet sur nous, et qu'ainsi c'étaient les conséquences représentées d'un fait, plutôt que le fait lui-même, qui amenaient l'émotion. Ces conséquences étant représentées dans divers centres, on comprend ainsi la diffusion des réactions périphériques, et, grâce à cette diffusion, la production de l'état d'émotion. C'est le rapport des représentations, disent les intellectualistes, qui amène l'émotion. On voit comment il faut l'entendre physiologiquement, mais du moins ont-ils eu le mérite de montrer l'importance des représentations dans la constitution des émotions.

C'est ainsi qu'une perception, qui par elle-même ne renferme aucun élément émotionnel, peut déterminer une émotion. Je suppose que j'ignore complètement ce que c'est qu'un pistolet. On en braque un sur moi, je n'ai aucune peur. J'apprends ce que c'est et quels sont ses effets possibles sur moi ; j'ai peur. La perception est identique dans les deux cas. Ce qui diffère, c'est que dans le premier je n'ai que la perception de l'objet, et dans le second la représentation non seulement de ses effets, mais de *ses effets sur moi*.

Nous arrivons à cette double constatation : 1° que les objets et les perceptions que nous en avons sont incapables par eux-mêmes de nous donner des émotions, et que les représentations seules des effets de ces objets en sont capables, et 2° que parmi ces effets ce sont seulement ceux qui agissent sur nous qui sont susceptibles de nous émouvoir.

Ribot[1] avait bien vu que dans les faits ce sont surtout leurs conséquences qui nous impressionnent. Il a également mis en évidence un fait qui a une importance considérable, c'est que l'*état intellectuel s'accompagne d'un état affectif toutes les fois qu'il a un rapport direct avec les conditions d'existence naturelles ou sociales de l'individu*. « La sensation, l'image, l'idée, dit-il, ne sont que des causes occasionnelles, incapables par elles-mêmes d'engendrer aucune émotion ; elle jaillit du fond intime de l'individu, de son organisation, l'exprime directement, participe à sa stabilité et à son instabilité. » C'est là, en effet, que réside la cause pour laquelle cer-

1. *Psychologie des sentiments*. Paris, F. Alcan.

taines excitations, certaines impressions, ont le privilège de déterminer des émotions. C'est qu'elles intéressent le fonctionnement même de l'individu, soit pour l'activer, soit pour l'enrayer. Dans le premier cas il y a sentiment général agréable, dans le second sentiment désagréable, joie ou tristesse. Mais les manifestations, l'expression de l'émotion, sont commandées, déterminées par les lois de localisation que nous avons établies tout à l'heure.

Ont seules le privilège de déterminer des émotions les perceptions ou les représentations d'objets capables de modifier les conditions vitales du sujet, et plus les centres corticaux mis en jeu seront destinés à des fonctions plus générales, plus essentielles à l'existence de l'individu, plus facilement se produira l'émotion. C'est ainsi que les excitations qui atteignent directement ou indirectement, par diffusion de l'énergie cérébrale, les centres viscéraux, et parmi ceux-ci les centres respiratoire, ou cardiaque, ou gastrique, déterminent des états émotionnels très intenses, alors que celles qui frappent les centres moteurs ou sensoriels n'en provoquent guère. La personnalité, comme j'y ai insisté précédemment, n'est que peu intéressée dans les modifications des organes moteurs ou sensoriels. Elle l'est, au contraire, considérablement par les troubles de la sensibilité générale, des viscères et des vaso-moteurs.

De sorte qu'en résumé, nous arrivons actuellement, par l'examen des conditions requises pour que les excitations déterminent des émotions, à la conclusion à laquelle nous étions arrivés en montrant le rôle de la personnalité dans la genèse des émotions. Elle se trouve donc renforcée et contrôlée en quelque sorte par ces deux méthodes, ces deux voies aboutissant au même résultat, au même point de vue.

3° *Conditions déterminant l'émotion dans certains cas et pas dans d'autres.* — Ce troisième point n'a presque plus lieu d'être examiné après tout ce que nous venons de voir précédemment.

Nous comprenons, en effet, pourquoi une perception produit, tantôt un mouvement adapté à un but, tantôt une émotion, c'est-à-dire des manifestations diffuses, motrices et autres. Cela dépend, d'une part, de l'émotivité du sujet, de la facilité avec laquelle l'énergie cérébrale diffuse sous l'influence d'une excitation, d'autre part, de l'intensité de l'excitation et de la décharge nerveuse qui la suit; ensuite, des représentations provoquées par association avec la perception excitatrice; enfin, de la nature et du siège de ces représentations, suivant qu'elles se rapportent aux fonctions motrices, sensorielles ou sensitives, viscérales, vaso-motrices, qu'elles intéressent la personnalité externe ou la personnalité interne, si je puis m'exprimer ainsi, c'est-à-dire la personnalité dans ses manifestations extérieures ou dans ses manifestations intérieures.

Une dernière remarque sur le *rôle des émotions.* On a dit qu'elles dissociaient, qu'elles désagrégeaient l'esprit. Si cela est vrai dans certains cas, c'est absolument faux dans d'autres. L'émotion au moment d'un examen fera perdre la mémoire, affaiblira les associations d'idées, les raisonnements chez l'un, et exaltera au contraire, tendra tous les ressorts de l'esprit chez un autre. La peur paralysera l'un et donnera des ailes à un autre. On a distingué des émotions dynamogènes et inhibitrices. A la vérité, la même émotion peut être dynamogène chez un individu et inhibitrice chez un autre, et se présenter même avec ces caractères opposés chez le même individu à des moments différents. Mais si cette distinction ne peut pas servir, pour ces raisons, de base à une classification des émotions, du moins, montre-t-elle que les émotions ne sont pas plus des agents de synthèse psychologique que de désagrégation.

En réalité, elles ne sont ni l'un ni l'autre. Elles sont autre chose. Par suite de la diffusion de l'énergie dans toutes les directions, nous voyons se produire des réactions de tous ordres, physiques et psychiques. Le résultat dépend, et de l'émotivité du sujet d'une façon générale et locale, et de la prédominance de telles ou telles tendances naturelles ou acquises, et de la prédominance de telles ou telles représentations associées à la perception ou à la représentation initiales. Il peut arriver, par exemple, qu'une émotion produise d'abord, par le trouble qu'elle apporte dans tout le fonctionnement cérébral — et c'est ce trouble même qui la constitue — une incapacité d'agir, soit physiquement, soit psychiquement, l'énergie diffusée dans toutes les directions n'étant suffisante sur aucun point pour amener un acte. Mais, par suite des représentations de même genre associées à la perception ou à la représentation initiales, il peut s'établir un système qui dérive dans une direction déterminée la plus grande partie de l'énergie et provoque ainsi un acte. Et cet acte, en vertu de la grande quantité d'énergie libérée, pourra être aussi complet que s'il s'était produit directement sous l'influence de l'excitation causale, sans diffusion, sans perte d'énergie sur d'autres points du cerveau, sans émotion surajoutée, en un mot.

L'émotion n'est pas une entité abstraite. Elle est un phénomène physiologique, mécanique. Autant vaut en revenir aux esprits animaux par lesquels l'esprit agit sur le corps que de parler de l'émotion qui désagrège l'esprit. Elle ne désagrège pas plus l'esprit que la motricité ou la sensibilité. Du fait même de sa constitution, c'est-à-dire de la diffusion de l'énergie cérébrale sur tous les points du cerveau, dans tous les centres corticaux, au lieu de s'appliquer sur un seul d'entre eux ou sur un groupe d'entre eux associés pour un même but, il résulte, en effet, qu'aucun n'est capable d'agir comme il le ferait normalement et, en outre, que son action se trouve contrariée par celle des autres centres antagonistes ébranlés en même temps. Tout se réduit donc à un problème de mécanique, pour lequel il n'est pas besoin d'invoquer des abstractions qui ne sont que des mots, en oubliant les réalités qu'ils recouvrent et qui leur servent de base.

On est arrivé ainsi, depuis quelques années, à restaurer en France, d'une façon insidieuse et sous une apparence de méthode rigoureusement scientifique, expérimentale, et d'analyse psycho-pathologique, un dualisme que les spiritualistes les plus convaincus n'osent plus soutenir aujourd'hui. On le masque d'ailleurs à l'aide d'un vocabulaire ingénieux et de formules pittoresques qui empêchent de voir à quelles notions scientifiques et à quels principes philosophiques contradictoires il fait appel. Et cela est d'autant plus dangereux qu'au milieu de l'amas de théories, d'observations et de généralisations auxquelles ce nouveau dualisme a déjà donné le jour, il devient difficile de relever toutes les contradictions, toutes les oppositions qui existent entre elles, et que, grâce à l'adaptation qu'on peut faire de ces théories à n'importe quel cas, il en résulte l'illusion d'un corps de doctrine doué d'une grande force et d'une belle unité.

Il est possible qu'au point de vue de la psychologie descriptive cela n'ait pas grand inconvénient de laisser complètement de côté les bases physiologiques et biologiques du fonctionnement cérébral. Mais le but de la psychologie doit être plus haut qu'une simple description, si poussée qu'elle soit dans son analyse, des phénomènes psychologiques. Il me semble qu'elle doit aspirer, si elle veut véritablement constituer une science, à rentrer dans la biologie, et s'efforcer de soumettre les faits qu'elle étudie aux lois générales qui gouvernent tous les autres phénomènes biologiques et physiques. Si on avait procédé ainsi dans l'étude des phénomènes physiques, nous en serions encore aux théories qui expliquaient les phénomènes de la pression atmosphérique par l'horreur de la nature pour le vide. Cette explication était évidemment beaucoup plus simple à émettre que de faire comprendre l'existence et les lois de la pression atmosphérique. On aura beau multiplier les faits, si on s'en tient en psychologie au dualisme spiritualiste, que certains psychologues soutiennent aujourd'hui sans l'avouer ouvertement, nous en resterons en psychologie où on en était à ce moment en physique. Il est bien plus facile de parler d'automatisme psychologique, de synthèse mentale, de désagrégation du moi, de subconscience et de pluralité des personnalités, etc., en personnifiant la mémoire, la volonté, la conscience, l'attention, que d'expliquer ces divers phénomènes, ces diverses fonctions psychiques, en s'appuyant sur les lois biologiques et sur la connaissance que nous avons de la structure et du fonctionnement de l'organe de la pensée, le cerveau, et du système nerveux qui en est l'épanouissement.

Il n'est pas douteux que l'interprétation du mécanisme par lequel la pensée procède du fonctionnement cérébral à la lumière des lois générales de la biologie et de la physique ne peut se faire qu'à pas lents, qu'elle présente actuellement, et présentera longtemps encore sans doute, de nombreuses et importantes lacunes. Mais, en présence de l'impuissance où se trouve la philosophie spiritualiste, — dont les plus importants progrès consistent à donner aux choses des appellations différentes suivant les époques, — de nous fournir cette interprétation, de quel droit empêcherait-elle de la chercher par d'autres méthodes et suivant d'autres principes? On a reproché aux monistes de faire appel à l'analogie et de confondre des choses analogues avec des choses identiques. Mais quelle est la science qui ne procède pas par analogie ; n'est-ce pas le procédé par excellence de toutes les sciences inductives, et n'est-ce pas grâce à l'analogie qui existe entre les diverses formes de l'énergie qu'on est arrivé à la conception générale de l'énergie, au principe si fécond de sa conservation? Ce reproche m'a été fait en particulier à propos des analogies que j'avais établies entre les phénomènes de mémoire et certains phénomènes physiques, électriques surtout, et on a cru voir dans ma théorie de la mémoire une théorie électrique, une identification de l'énergie nerveuse et de l'énergie électrique. Je saisis cette occasion pour protester contre cette interprétation qui n'a jamais été dans ma pensée, et qu'aucune de mes paroles ne permet de supposer.

CONCLUSION

Il me paraît inutile de revenir ici sur les différentes conclusions que j'ai été amené à formuler, chemin faisant. Il en ressort d'une façon générale que la théorie périphérique de l'émotion est inacceptable, de même que la théorie intellectualiste. L'ordre des termes — perception, émotion, expression — subsiste donc, sans qu'on ait à intervertir les deux derniers, comme l'a fait la théorie physiologique ou périphérique. C'est à une théorie purement cérébrale qu'on se trouve conduit, si l'on veut tenir compte des aspects si divers, et des particularités si nombreuses que présente le phénomène de l'émotion. Elle repose sur la propriété même du cerveau de réagir d'une façon plus ou moins diffuse aux excitations — émotivité — ; sur les conditions de conservation, de libération et de diffusion de l'énergie cérébrale, — mécanisme et dynamisme, émotion proprement dite — ; sur la possibilité, enfin, pour le sujet, de percevoir les modifications fonctionnelles produites dans le cerveau par l'énergie cérébrale mise en liberté, — cénesthésie cérébrale. L'émotivité conditionne l'émotion, et l'émotion entraîne les réactions connues sous le nom d'expression des émotions. Ces dernières, auxquelles on a accordé une trop grande place dans l'étude des émotions, sont en réalité secondaires et presque accessoires. C'est le phénomène cérébral qui est tout.

CHARTRES. — IMPRIMERIE DURAND, RUE FULBERT.

FÉLIX ALCAN, Éditeur
ANCIENNE LIBRAIRIE GERMER BAILLIÈRE ET Cie

PHILOSOPHIE — HISTOIRE

CATALOGUE DES Livres de Fonds

	Pages.
BIBLIOTHÈQUE DE PHILOSOPHIE CONTEMPORAINE.	
Format in-12	2
Format in-8	5
COLLECTION HISTORIQUE DES GRANDS PHILOSOPHES	11
Philosophie ancienne	11
Philosophie moderne	11
Philosophie anglaise	12
Philosophie allemande	12
Philosophie anglaise contemporaine	13
Philosophie allemande contemporaine	13
Philosophie italienne contemporaine	13
LES GRANDS PHILOSOPHES	13
MINISTRES ET HOMMES D'ÉTAT	13
BIBLIOTHÈQUE GÉNÉRALE DES SCIENCES SOCIALES	14
BIBLIOTHÈQUE D'HISTOIRE CONTEMPORAINE	15
PUBLICATIONS HISTORIQUES ILLUSTRÉES	17
BIBLIOTHÈQUE DE LA FACULTÉ DES LETTRES DE PARIS	18
TRAVAUX DE L'UNIVERSITÉ DE LILLE	18
ANNALES DE L'UNIVERSITÉ DE LYON	19
RECUEIL DES INSTRUCTIONS DIPLOMATIQUES	19
INVENTAIRE ANALYTIQUE DES ARCHIVES DU MINISTÈRE DES AFFAIRES ÉTRANGÈRES	19
REVUE PHILOSOPHIQUE	20
REVUE GERMANIQUE	20
JOURNAL DE PSYCHOLOGIE	20
REVUE HISTORIQUE	20
ANNALES DES SCIENCES POLITIQUES	20
REVUE DE L'ÉCOLE D'ANTHROPOLOGIE	20
ANNALES DES SCIENCES PSYCHIQUES	20
REVUE ÉCONOMIQUE INTERNATIONALE	20
SOCIÉTÉ POUR L'ÉTUDE PSYCHOLOGIQUE DE L'ENFANT	20
BIBLIOTHÈQUE SCIENTIFIQUE INTERNATIONALE	21
Par ordre d'apparition	21
Par ordre de matières	24
RÉCENTES PUBLICATIONS NE SE TROUVANT PAS DANS LES COLLECTIONS PRÉCÉDENTES	25
BIBLIOTHÈQUE UTILE	30
TABLE DES AUTEURS	31
TABLE DES AUTEURS ÉTUDIÉS	32

On peut se procurer tous les ouvrages qui se trouvent dans ce Catalogue par l'intermédiaire des libraires de France et de l'Étranger.

On peut également les recevoir franco par la poste, sans augmentation des prix désignés, en joignant à la demande des TIMBRES-POSTE FRANÇAIS *ou un* MANDAT *sur Paris.*

108, BOULEVARD SAINT-GERMAIN, 108
Au coin de la rue Hautefeuille
PARIS, 6e

DÉCEMBRE 1904

Les titres précédés d'un *astérisque* sont recommandés par le Ministère de l'Instruction publique pour les Bibliothèques des élèves et des professeurs et pour les distributions de prix des lycées et collèges.

BIBLIOTHÈQUE DE PHILOSOPHIE CONTEMPORAINE

Volumes in-12, brochés, à 2 fr. 50.

Cartonnés toile, 3 francs. — En demi-reliure, plats papier, 4 francs.

La *psychologie*, avec ses auxiliaires indispensables, l'*anatomie* et la *physiologie du système nerveux*, la *pathologie mentale*, la *psychologie des races inférieures et des animaux*, les *recherches expérimentales des laboratoires*; — la *logique*; — les *théories générales fondées sur les découvertes scientifiques*; — l'*esthétique*; — les *hypothèses métaphysiques*; — la *criminologie* et la *sociologie*; — l'*histoire des principales théories philosophiques*; tels sont les principaux sujets traités dans cette Bibliothèque.

ALAUX, professeur à la Faculté des lettres d'Alger. **Philosophie de V. Cousin.**
ALLIER (R.). ***La Philosophie d'Ernest Renan.** 2e édit. 1903.
ARRÉAT (L.). *** La Morale dans le drame, l'épopée et le roman.** 2e édition.
— ***Mémoire et imagination** (Peintres, Musiciens, Poètes, Orateurs). 2e édit.
— **Les Croyances de demain.** 1898.
— **Dix ans de philosophie.** 1900.
— **Le Sentiment religieux en France.** 1903.
BALLET (G.). **Le Langage intérieur et les diverses formes de l'aphasie.** 2e édit.
BAYET (A.). La morale scientifique. 1905.
BEAUSSIRE, de l'Institut. *** Antécédents de l'hégél. dans la philos. française.**
BERGSON (H.), de l'Institut, professeur au Collège de France. ***Le Rire.** Essai sur la signification du comique. 3e édition. 1904.
BERSOT (Ernest), de l'Institut. *** Libre philosophie.**
BERTAULD. **De la Philosophie sociale.**
BINET (A.), directeur du lab. de psych. physiol. de la Sorbonne. **La Psychologie du raisonnement**, expériences par l'hypnotisme. 3e édit.
BLONDEL. **Les Approximations de la vérité.** 1900.
BOS (C.), docteur en philosophie. *** Psychologie de la croyance.** 2e édit. 1905.
BOUCHER (M.). **L'hyperespace, le temps, la matière et l'énergie.** 1903.
BOUGLÉ, prof. à l'Univ. de Toulouse. **Les Sciences sociales en Allemagne.** 2e éd. 1902.
BOURDEAU (J.). **Les Maîtres de la pensée contemporaine.** 3e édit. 1904.
BOUTROUX, de l'Institut. *** De la contingence des lois de la nature.** 4e éd. 1902.
BRUNSCHVICG, professeur au lycée Henri IV, docteur ès lettres. ***Introduction à la vie de l'esprit.** 1900.
CARUS (P.). *** Le Problème de la conscience du moi**, trad. par M. A. MONOD.
COQUEREL FILS (Ath.). **Transformations historiques du christianisme.**
COSTE (Ad.). **Dieu et l'âme.** 2e édit. précédée d'une préface par R. Worms. 1903.
CRESSON (A.), docteur ès lettres. **La Morale de Kant.** 2e édit. (Cour. par l'Institut.)
DANVILLE (Gaston). **Psychologie de l'amour.** 3e édit. 1903.
DAURIAC (L.). **La Psychologie dans l'Opéra français** (Auber, Rossini, Meyerbeer).
DUGAS, docteur ès lettres. *** Le Psittacisme et la pensée symbolique.** 1896.
— **La Timidité.** 3e éd. 1903.
— **Psychologie du rire.** 1902.
— **L'absolu.** 1904.
DUNAN, docteur ès lettres. **La théorie psychologique de l'Espace.**
DUPRAT (G.-L.), docteur ès lettres. **Les Causes sociales de la Folie.** 1900.
— **Le Mensonge**, *Etude psychologique*. 1903.
DURAND (de Gros). *** Questions de philosophie morale et sociale.** 1902.
DURKHEIM (Émile), chargé du cours de pédagogie à la Sorbonne. *** Les règles de la méthode sociologique.** 3e édit. 1904.
D'EICHTHAL (Eug.). **Les Problèmes sociaux et le Socialisme.** 1899.

Suite de la *Bibliothèque de philosophie contemporaine*, format in-12, à 2 fr. 50 le vol.

ENCAUSSE (Papus). **L'occultisme et le spiritualisme.** 2e édit. 1903.
ESPINAS (A.), prof. à la Sorbonne. * **La Philosophie expérimentale en Italie.**
FAIVRE (E.). **De la Variabilité des espèces.**
FÉRÉ (Ch.). **Sensation et Mouvement.** Étude de psycho-mécanique, avec fig. 2e éd.
— **Dégénérescence et Criminalité,** avec figures. 3e édit.
FERRI (E.). ***Les Criminels dans l'Art et la Littérature.** 2e édit. 1902.
FIERENS-GEVAERT. **Essai sur l'Art contemporain.** 2e éd. 1903. (Cour. par l'Ac. fr.).
— **La Tristesse contemporaine,** essai sur les grands courants moraux et intellectuels du XIXe siècle. 4e édit. 1904. (Couronné par l'Institut.)
— * **Psychologie d'une ville.** *Essai sur Bruges.* 2e édit. 1902.
— **Nouveaux essais sur l'Art contemporain.** 1903.
FLEURY (Maurice de). **L'Ame du criminel.** 1898.
FONSEGRIVE, professeur au lycée Buffon. **La Causalité efficiente.** 1893.
FOUILLÉE (A.), de l'Institut. **La propriété sociale et la démocratie.** 4e éd. 1904.
FOURNIÈRE (E.). **Essai sur l'individualisme.** 1901.
FRANCK (Ad.), de l'Institut. * **Philosophie du droit pénal.** 5e édit.
— **Philosophie du droit ecclésiastique.** (*Rapports de la religion et de l'État.*)
GAUCKLER. **Le Beau et son histoire.**
GOBLOT (E.), professeur à l'Université de Caen. **Justice et liberté.** 1902.
GRASSET (J.), professeur à la Faculté de médecine de Montpellier. **Les limites de la biologie.** 2e édit. 1903.
GREEF (de). **Les Lois sociologiques.** 3e édit.
GUYAU. * **La Genèse de l'idée de temps.** 2e édit.
HARTMANN (E. de). **La Religion de l'avenir.** 5e édit.
— **Le Darwinisme,** ce qu'il y a de vrai et de faux dans cette doctrine. 6e édit.
HERBERT SPENCER. * **Classification des sciences.** 6e édit.
— **L'Individu contre l'État.** 5e édit.
HERCKENRATH. (C.-R.-C.) **Problèmes d'Esthétique et de Morale.** 1897.
JAELL (Mme). * **La Musique et la psycho-physiologie.** 1895.
— **L'intelligence et le rythme dans les mouvements artistiques,** avec fig. 1904.
JAMES (W.). **La théorie de l'émotion,** préf. de G. DUMAS, chargé de cours à la Sorbonne. Traduit de l'anglais. 1902.
JANET (Paul), de l'Institut. * **La Philosophie de Lamennais.**
LACHELIER, de l'Institut. **Du fondement de l'induction,** suivi de **psychologie et métaphysique.** 4e édit. 1902.
LAISANT (C.). **L'Éducation fondée sur la science.** Préface de A. NAQUET. 2e éd. 1905.
LAMPÉRIÈRE (Mme A.). * **Rôle social de la femme,** son éducation. 1898.
LANDRY (A.), agrégé de philos., docteur ès lettres. **La responsabilité pénale.** 1902.
LANESSAN (J.-L. de). **La Morale des philosophes chinois.** 1896.
LANGE, professeur à l'Université de Copenhague. * **Les Émotions,** étude psycho-physiologique, traduit par G. Dumas. 2e édit. 1902.
LAPIE, maître de conf. à l'Univ. de Bordeaux. **La Justice par l'État.** 1899.
LAUGEL (Auguste). **L'Optique et les Arts.**
LE BON (Dr Gustave). * **Lois psychologiques de l'évolution des peuples.** 7e édit.
— * **Psychologie des foules.** 9e édit.
LÉCHALAS. * **Etude sur l'espace et le temps.** 1895.
LE DANTEC, chargé du cours d'Embryologie générale à la Sorbonne. **Le Déterminisme biologique et la Personnalité consciente.** 2e édit.
— * **L'Individualité et l'Erreur individualiste.** 1898.
— **Lamarckiens et Darwiniens.** 2e édit. 1904.
LEFÈVRE (G.), prof. à l'Univ. de Lille. **Obligation morale et idéalisme.** 1895.
LEVALLOIS (Jules). **Déisme et Christianisme.**
LIARD, de l'Institut, vice-recteur de l'Académie de Paris. * **Les Logiciens anglais contemporains.** 4e édit.
— **Des définitions géométriques et des définitions empiriques.** 3e édit.
LICHTENBERGER (Henri), professeur à l'Université de Nancy. * **La philosophie de Nietzsche.** 8e édit. 1904.
— * **Friedrich Nietzsche. Aphorismes et fragments choisis.** 3e édit. 1905.

Suite de la *Bibliothèque de philosophie contemporaine*, format in-12, à 2 fr. 50 le vol.

LOMBROSO. **L'Anthropologie criminelle** et ses récents progrès. 4ᵉ édit. 1901.
— **Nouvelles recherches d'anthropologie criminelle et de psychiatrie.** 1892.
— **Les Applications de l'anthropologie criminelle.** 1892.
LUBBOCK (Sir John). * **Le Bonheur de vivre.** 2 volumes. 5ᵉ édit.
— * **L'Emploi de la vie.** 3ᵉ éd. 1901.
LYON (Georges), recteur de l'Académie de Lille. * **La Philosophie de Hobbes.**
MARGUERY (E.). **L'Œuvre d'art et l'évolution.** 2ᵉ édit. 1905.
MARIANO. **La Philosophie contemporaine en Italie.**
MARION, professeur à la Sorbonne. * **J. Locke, sa vie, son œuvre.** 2ᵉ édit.
MAUXION, professeur à l'Université de Poitiers. * **L'éducation par l'instruction** *et les Théories pédagogiques de Herbart.* 1900.
— **Essai sur les éléments et l'évolution de la moralité.** 1904.
MILHAUD (G.), professeur à l'Université de Montpellier. * **Le Rationnel.** 1898.
— * **Essai sur les conditions et les limites de la Certitude logique.** 2ᵉ édit. 1898.
MOSSO. * **La Peur.** Étude psycho-physiologique (avec figures). 2ᵉ édit.
— * **La Fatigue intellectuelle et physique**, trad. Langlois. 3ᵉ édit.
MURISIER (E.), professeur à la Faculté des lettres de Neuchâtel (Suisse). **Les Maladies du sentiment religieux.** 2ᵉ édit. 1903.
NAVILLE (E.), doyen de la Faculté des lettres et sciences sociales de l'Université de Genève. **Nouvelle classification des sciences.** 2ᵉ édit. 1901.
NORDAU (Max). * **Paradoxes psychologiques**, trad. Dietrich. 5ᵉ édit. 1904.
— **Paradoxes sociologiques**, trad. Dietrich. 4ᵉ édit. 1904.
— * **Psycho-physiologie du Génie et du Talent**, trad. Dietrich. 3ᵉ édit. 1902.
NOVICOW (J.). **L'Avenir de la Race blanche.** 2ᵉ édit. 1903.
OSSIP-LOURIÉ, lauréat de l'Institut. **Pensées de Tolstoï.** 2ᵉ édit. 1902.
— * **Nouvelles Pensées de Tolstoï.** 1903.
— * **La Philosophie de Tolstoï.** 2ᵉ édit. 1903.
— * **La Philosophie sociale dans le théâtre d'Ibsen.** 1900.
— **Le Bonheur et l'Intelligence.** 1904.
PALANTE (G.), agrégé de l'Université. **Précis de sociologie.** 2ᵉ édit. 1903.
PAULHAN (Fr.). **Les Phénomènes affectifs et les lois de leur apparition.** 2ᵉ éd. 1901.
— * **Joseph de Maistre et sa philosophie.** 1893.
— * **Psychologie de l'invention.** 1900.
— * **Analystes et esprits synthétiques.** 1903.
— **La fonction de la mémoire et le souvenir affectif.** 1904.
PHILIPPE (J.). **L'Image mentale**, avec fig. 1903.
PILLON (F.). * **La Philosophie de Ch. Secrétan.** 1898.
PILO (Mario). * **La psychologie du Beau et de l'Art**, trad. Aug. Dietrich.
PIOGER (Dʳ Julien). **Le Monde physique**, essai de conception expérimentale. 1893.
QUEYRAT, prof. de l'Univ. * **L'Imagination et ses variétés chez l'enfant.** 2ᵉ édit.
— * **L'Abstraction**, son rôle dans l'éducation intellectuelle. 1894.
— * **Les Caractères et l'éducation morale.** 2ᵉ éd. 1901.
— * **La logique chez l'enfant et sa culture.** 1902.
— **Les jeux des enfants.** 1905.
REGNAUD (P.), professeur à l'Université de Lyon. **Logique évolutionniste.** *L'Entendement dans ses rapports avec le langage.* 1897.
— **Comment naissent les mythes.** 1897.
RÉMUSAT (Charles de), de l'Académie française. * **Philosophie religieuse.**
RENARD (Georges), professeur au Conservatoire des arts et métiers. **Le régime socialiste**, *son organisation politique et économique.* 4ᵉ édit. 1903.
RÉVILLE (A.), professeur au Collège de France. **Histoire du dogme de la Divinité de Jésus-Christ.** 3ᵉ édit.
RIBOT (Th.), de l'Institut, professeur honoraire au Collège de France, directeur de la *Revue philosophique*. **La Philosophie de Schopenhauer.** 9ᵉ édition.
— * **Les Maladies de la mémoire.** 16ᵉ édit.
— * **Les Maladies de la volonté.** 19ᵉ édit.
— * **Les Maladies de la personnalité.** 9ᵉ édit.
— * **La Psychologie de l'attention.** 5ᵉ édit.

Suite de la *Bibliothèque de philosophie contemporaine*, format in-12 à 2 fr. 50 le vol.

RICHARD (G.), chargé du cours de sociologie à l'Université de Bordeaux. * **Socialisme et Science sociale.** 2e édit.
RICHET (Ch.). **Essai de psychologie générale.** 5e édit. 1903.
ROBERTY (E. de). **L'Inconnaissable, sa métaphysique, sa psychologie.**
— **L'Agnosticisme.** Essai sur quelques théories pessim. de la connaissance. 2e édit.
— **La Recherche de l'Unité.** 1893.
— **Auguste Comte et Herbert Spencer.** 2e édit.
— * **Le Bien et le Mal.** 1896.
— **Le Psychisme social.** 1897.
— **Les Fondements de l'Ethique.** 1898.
— **Constitution de l'Éthique.** 1901.
ROISEL. **De la Substance.**
— **L'Idée spiritualiste.** 2e éd. 1901.
ROUSSEL-DESPIERRES. **L'Idéal esthétique.** *Philosophie de la beauté.* 1904.
SAISSET (Émile), de l'Institut. * **L'Ame et la Vie.**
SCHOPENHAUER. * **Le Fondement de la morale**, trad. par M. A. Burdeau. 7e édit.
— * **Le Libre arbitre**, trad. par M. Salomon Reinach, de l'Institut. 8e éd.
— **Pensées et Fragments**, avec intr. par M. J. Bourdeau. 18e édit.
SELDEN (Camille). **La Musique en Allemagne**, étude sur Mendelssohn.
SOLLIER (Dr P.). **Les Phénomènes d'autoscopie**, avec fig. 1903.
STUART MILL. * **Auguste Comte et la Philosophie positive.** 6e édit.
— * **L'Utilitarisme.** 3e édit.
— **Correspondance inédite avec Gust. d'Eichthal** (1828-1842)—(1864-1871). 1898. Avant-propos et trad. par Eug. d'Eichthal.
SULLY PRUDHOMME, de l'Académie française, et Ch. RICHET, professeur à l'Université de Paris. **Le problème des causes finales.** 2e édit. 1904.
SWIFT. **L'Éternel conflit.** 1904.
TANON (L.). * **L'Évolution du droit et la Conscience sociale.** 1900.
TARDE, de l'Institut. **La Criminalité comparée.** 5e édit. 1902.
— * **Les Transformations du Droit.** 2e édit. 1899.
— * **Les Lois sociales.** 4e édit. 1904.
THAMIN (R.), recteur de l'Acad. de Bordeaux. * **Éducation et Positivisme** 2e édit.
THOMAS (P. Félix). * **La suggestion, son rôle dans l'éducation.** 2e édit. 1898.
— * **Morale et éducation**, 1899.
TISSIÉ. * **Les Rêves**, avec préface du professeur Azam. 2e éd. 1898.
VIANNA DE LIMA. **L'Homme selon le transformisme.**
WECHNIAKOFF. **Savants, penseurs et artistes**, publié par Raphael Petrucci.
WUNDT. **Hypnotisme et Suggestion.** Étude critique, traduit par M. Keller. 2e édit. 1902.
ZELLER. **Christian Baur et l'École de Tubingue**, traduit par M. Ritter.
ZIEGLER. **La Question sociale est une Question morale**, trad. Palante. 3e édit.

BIBLIOTHÈQUE DE PHILOSOPHIE CONTEMPORAINE

Volumes in-8.

Br. à 3 fr. 75, 5 fr., 7 fr. 50, 10 fr., 12 fr. 50 et 15 fr.; Cart. angl., 1 fr. en plus par vol.; Demi-rel. en plus 2 fr. par vol.

ADAM (Ch.), recteur de l'Académie de Nancy. * **La Philosophie en France** (première moitié du XIXe siècle). 7 fr. 50
AGASSIZ. * **De l'Espèce et des Classifications.** 5 fr.
ALENGRY (Franck), docteur ès lettres, inspecteur d'académie. * **Essai historique et critique sur la Sociologie chez Aug. Comte.** 1900. 10 fr.
ARNOLD (Matthew). **La Crise religieuse.** 7 fr. 50
ARRÉAT. * **Psychologie du peintre.** 5 fr.
AUBRY (Dr P.). **La Contagion du meurtre.** 1896. 3e édit. 5 fr.
BAIN (Alex.). **La Logique inductive et déductive.** Trad. Compayré. 2 vol. 3e éd. 20 fr.
— * **Les Sens et l'Intelligence.** 1 vol. Trad. Cazelles. 3e édit. 10 fr.
BALDWIN (Mark), professeur à l'Université de Princeton (États-Unis). **Le Développement mental chez l'enfant et dans la race.** Trad. Nourry. 1897. 7 fr. 50

Suite de la *Bibliothèque de philosophie contemporaine*, format in-8.

BARTHÉLEMY-SAINT-HILAIRE, de l'Institut. **La Philosophie dans ses rapports avec les sciences et la religion.** 5 fr.
BARZELOTTI, prof. à l'Univ. de Rome. ***La Philosophie de H. Taine.** 1900. 7 fr. 50
BERGSON (H.), de l'Institut, professeur au Collège de France. * **Matière et mémoire,** essai sur les relations du corps à l'esprit. 2e édit. 1900. 5 fr.
— **Essai sur les données immédiates de la conscience.** 4e édit. 1904. 3 fr. 75
BERTRAND, prof. à l'Université de Lyon. * **L'Enseignement intégral.** 1898. 5 fr.
— **Les Études dans la démocratie.** 1900. 5 fr.
BOIRAC (Émile), recteur de l'Académie de Dijon. * **L'Idée du Phénomène.** 5 fr.
BOUGLÉ, prof. à l'Univ. de Toulouse. * **Les Idées égalitaires.** 1899. 3 fr. 75
BOURDEAU (L.). **Le Problème de la mort.** 4e édition. 1904. 5 fr.
— **Le Problème de la vie.** 1 vol. in-8. 1901. 7 fr. 50
BOURDON, professeur à l'Université de Rennes. ***L'Expression des émotions et des tendances dans le langage.** 7 fr. 50
BOUTROUX (Em.), de l'Institut. **Études d'histoire de la philosophie.** 2e édition. 1901. 7 fr. 50
BRAY (L.). **Du beau.** 1902. 5 fr.
BROCHARD (V.), de l'Institut. **De l'Erreur.** 1 vol. 2e édit. 1897. 5 fr.
BRUNSCHVICG (E.), prof. au lycée Henri IV, docteur ès lettres. * **Spinoza.** 3 fr. 75
— **La Modalité du jugement.** 5 fr.
CARRAU (Ludovic), professeur à la Sorbonne. **La Philosophie religieuse en Angleterre,** depuis Locke jusqu'à nos jours. 5 fr.
CHABOT (Ch.), prof. à l'Univ. de Lyon. ***Nature et Moralité.** 1897. 5 fr.
CLAY (R.). * **L'Alternative,** *Contribution à la Psychologie.* 2e édit. 10 fr.
COLLINS (Howard). ***La Philosophie de Herbert Spencer,** avec préface de Herbert Spencer, traduit par H. de Varigny. 4e édit. 1904. 10 fr.
COMTE (Aug.). **La Sociologie,** résumé par E. RIGOLAGE. 1897. 7 fr. 50
CONTA (B.). **Théorie de l'ondulation universelle.** 1894. 3 fr. 75
COSTE. **Les Principes d'une sociologie objective.** 3 fr. 75
— **L'Expérience des peuples et les prévisions qu'elle autorise.** 1900. 10 fr.
CRÉPIEUX-JAMIN. **L'Écriture et le Caractère.** 4e édit. 1897. 7 fr. 50
CRESSON, doct. ès lettres. **La Morale de la raison théorique.** 1903. 5 fr.
DAURIAC (L.). **Essai sur l'esprit musical.** 1904. 5 fr.
DE LA GRASSERIE (R.), lauréat de l'Institut. **Psychologie des religions.** 1899. 5 fr.
DEWAULE, docteur ès lettres. * **Condillac et la Psychol. anglaise contemp.** 5 fr.
DRAGHICESCO. **L'Individu dans le déterminisme social.** 1904. 7 fr. 50
DUMAS (G.), chargé de cours à la Sorbonne. ***La Tristesse et la Joie.** 1900. 7 fr. 50
DUPRAT (G. L.), docteur ès lettres. **L'Instabilité mentale.** 1899. 5 fr.
DUPROIX (P.), professeur à l'Université de Genève. * **Kant et Fichte et le problème de l'éducation.** 2e édit. 1897. (Ouvrage couronné par l'Académie française.) 5 fr.
DURAND (DE GROS). **Aperçus de taxinomie générale.** 1898. 5 fr.
— **Nouvelles recherches sur l'esthétique et la morale.** 1 vol. in-8. 1899. 5 fr.
— **Variétés philosophiques.** 2e édit. revue et augmentée. 1900. 5 fr.
DURKHEIM, chargé du cours de pédagogie à la Sorbonne. * **De la division du travail social** 2e édit. 1901. 7 fr. 50
— **Le Suicide,** *étude sociologique.* 1897. 7 fr. 50
— * **L'année sociologique** : 7 années parues.
1re Année (1896-1897). — DURKHEIM : La prohibition de l'inceste et ses origines. — G. SIMMEL : Comment les formes sociales se maintiennent. — *Analyses* des travaux de sociologie publiés du 1er Juillet 1896 au 30 Juin 1897. 1 v. in-8. 10 fr.
2e Année (1897-1898). — DURKHEIM : De la définition des phénomènes religieux. — HUBERT et MAUSS : Essai sur la nature et la fonction du sacrifice. — *Analyses.* 1 vol. in-8. 10 fr.
3e Année (1898-1899). — RATZEL : Le sol, la société, l'État. — RICHARD : Les crises sociales et la criminalité. — STEINMETZ : Classification des types sociaux. — *Analyses.* 1 vol. in-8. 10 fr.
4e Année (1899-1900). — BOUGLÉ : Remarques sur le régime des castes. — DURKHEIM : Deux lois de l'évolution pénale. — CHARMONT : Notes sur les causes d'extinction de la propriété corporative. *Analyses.* 1 vol. in-8. 10 fr.
5e Année (1900-1901). — F. SIMIAND : Remarques sur les variations du prix du charbon

Suite de la *Bibliothèque de philosophie contemporaine*, format in-8.

au XIXe siècle. — DURKHEIM : Sur le Totémisme. — *Analyses*, 1 vol. in-8. 10 fr.
6e Année (1901-1902). — DURKHEIM et MAUSS : De quelques formes primitives de classification. Contribution à l'étude des représentations collectives. — BOUGLÉ : Revue générale des théories récentes sur la division du travail. — *Analyses*. 1 vol. in-8. 12 fr. 50
7e Année (1902-1903). — H. HUBERT et M. MAUSS : Esquisse d'une théorie générale de la magie. — *Analyses*. 1 vol. in-8. 12 fr. 50

EGGER (V.), professeur à la Faculté des lettres de Paris. **La parole intérieure.** *Essai de psychologie descriptive*. 2e édit. 1904. 5 fr.
ESPINAS (A.), professeur à la Sorbonne. ***La Philosophie sociale du XVIIIe siècle et la Révolution française.** 1898. 7 fr. 50
FERRERO (G.). **Les Lois psychologiques du symbolisme.** 1895. 5 fr.
FERRI (Louis). **La Psychologie de l'association, depuis Hobbes.** 7 fr. 50
FLINT, prof. à l'Univ. d'Edimbourg. *** La Philos. de l'histoire en Allemagne.** 7 fr. 50
FONSEGRIVE, prof. au lycée Buffon. ***Essai sur le libre arbitre.** 2e édit. 1895. 10 fr.
FOUCAULT, docteur ès lettres. La psychophysique. 1903. 1 vol. in-8. 7 fr. 50
FOUILLÉE (Alf.), de l'Institut. ***La Liberté et le Déterminisme.** 5e édit. 7 fr. 50
— **Critique des systèmes de morale contemporains.** 4e édit. 7 fr. 50
— ***La Morale, l'Art, la Religion,** d'après GUYAU. 4e édit. augm. 3 fr. 75
— **L'Avenir de la Métaphysique fondée sur l'expérience.** 2e édit. 5 fr.
— *** L'Évolutionnisme des idées-forces.** 3e édit. 7 fr. 50
— *** La Psychologie des idées-forces.** 2 vol. 2e édit. 15 fr.
— *** Tempérament et caractère.** 3e édit. 7 fr. 50
— **Le Mouvement positiviste et la conception sociol. du monde.** 2e édit. 7 fr. 50
— **Le Mouvement idéaliste et la réaction contre la science posit.** 2e édit. 7 fr. 50
— *** Psychologie du peuple français.** 3e édit. 7 fr. 50
— *** La France au point de vue moral.** 2e édit. 7 fr. 50
— **Esquisse psychologique des peuples européens.** 2e édit. 1903. 10 fr.
— **Nietzsche et l'immoralisme.** 2e édit. 1903. 5 fr.
FOURNIÈRE (E.). **Les théories socialistes au XIXe siècle.** De BABEUF à PROUDHON. 1904. 1 vol. in-8. 7 fr. 50
FULLIQUET. **Essai sur l'Obligation morale.** 1898. 7 fr. 50
GAROFALO, prof. à l'Université de Naples. **La Criminologie.** 5e édit. refondue. 7 fr. 50
— **La Superstition socialiste.** 1895. 5 fr.
GÉRARD-VARET, prof. à l'Univ. de Dijon. **L'Ignorance et l'Irréflexion.** 1899. 5 fr.
GLEY (Dr E.), professeur agrégé à la Faculté de médecine de Paris. **Etudes de psychologie physiologique et pathologique,** avec fig. 1903. 5 fr.
GOBLOT (E.), Prof. à l'Université de Caen. ***Classification des sciences.** 1898. 5 fr.
GODFERNAUX (A.), docteur ès lettres. *** Le Sentiment et la pensée.** 2e édit. 1905. 5 fr.
GORY (G.). **L'Immanence de la raison dans la connaissance sensible.** 5 fr.
GREEF (de), prof. à la nouvelle Université libre de Bruxelles. **Le Transformisme social.** Essai sur le progrès et le regrès des sociétés. 2e éd. 1901. 7 fr. 50
— **La sociologie économique.** 1904. 1 vol. in-8. 3 fr. 75
GROOS (K.), prof. à l'Université de Bâle. ***Les jeux des animaux.** 1902. 7 fr. 50
GURNEY, MYERS et PODMORE. **Les Hallucinations télépathiques,** traduit et abrégé des « *Phantasms of The Living* » par L. MARILLIER, préf. de CH. RICHET. 3e éd. 7 fr. 50
GUYAU (M.). *** La Morale anglaise contemporaine.** 6e édit. 7 fr. 50
— **Les Problèmes de l'esthétique contemporaine.** 6e édit. 5 fr.
— **Esquisse d'une morale sans obligation ni sanction.** 5e édit. 5 fr.
— **L'Irréligion de l'avenir,** étude de sociologie. 7e édit. 7 fr. 50
— *** L'Art au point de vue sociologique.** 5e édit. 7 fr. 50
— ***Education et Hérédité,** étude sociologique. 5e édit. 5 fr.
HALÉVY (Élie), docteur ès lettres, professeur à l'École des sciences politiques. ***La Formation du radicalisme philosophique,** 3 vol., chacun 7 fr. 50
HANNEQUIN, prof. à l'Univ. de Lyon. **L'hypothèse des atomes.** 2e édit. 1899. 7 fr. 50
HARTENBERG (Dr Paul). **Les Timides et la Timidité.** 2e édit. 1904. 5 fr.
HERBERT SPENCER. ***Les premiers Principes.** Traduc. Cazelles. 9e éd. 10 fr.
— *** Principes de biologie.** Traduct. Cazelles. 4e édit. 2 vol. 20 fr.
— *** Principes de psychologie.** Trad. par MM. Ribot et Espinas. 2 vol. 20 fr.

Suite de la *Bibliothèque de philosophie contemporaine*, format in-8.

HERBERT SPENCER. ***Principes de sociologie.** 4 vol., traduits par MM. Cazelles et Gerschel : Tome I. 10 fr. — Tome II. 7 fr. 50. — Tome III. 15 fr. — Tome IV. 3 fr. 75
— * **Essais sur le progrès.** Trad. A. Burdeau. 5e édit. 7 fr. 50
— **Essais de politique.** Trad. A. Burdeau. 4e édit. 7 fr. 50
— **Essais scientifiques.** Trad. A. Burdeau. 3e édit. 7 fr. 50
— * **De l'Education physique, intellectuelle et morale.** 10e édit. (Voy. p. 3, 20, 21 et 32.) 5 fr.
HIRTH (G.). ***Physiologie de l'Art.** Trad. et introd. de L. Arréat. 5 fr.
HOFFDING, prof. à l'Univ. de Copenhague. **Esquisse d'une psychologie fondée sur l'expérience.** Trad. L. POITEVIN. Préf. de Pierre JANET. 2e éd. 1903. 7 fr. 50
IZOULET (J.), prof. au Coll. de France. * **La Cité moderne.** (*nouv. éd. sous presse*).
JACOBY (Dr P.). **Études sur la sélection chez l'homme.** 2e édition. Préface de G. TARDE, de l'Institut, avec planches en couleurs hors texte. 1904. 10 fr.
JANET (Paul), de l'Institut. * **Les Causes finales.** 4e édit. 10 fr.
— * **Œuvres philosophiques de Leibniz.** 2e édit. 2 vol. 1900. 20 fr.
JANET (Pierre), professeur au Collège de France. * **L'Automatisme psychologique,** essai sur les formes inférieures de l'activité mentale. 4e édit. 7 fr. 50
JAURÈS (J.), docteur ès lettres. **De la réalité du monde sensible.** 2e éd. 1902. 7 fr. 50
KARPPE (S.), docteur ès lettres. **Essais de critique d'histoire et de philosophie.** 1902. 3 fr. 75
LALANDE (A.), docteur ès lettres, ***La Dissolution opposée à l'évolution,** dans les sciences physiques et morales. 1 vol. in-8. 1899. 7 fr. 50
LANG (A.). ***Mythes, Cultes et Religion.** Traduit par MM. Marillier et Dirr, introduction de Léon Marillier. 1896. 10 fr.
LAPIE (P.), maît. de conf. à l'Univ. de Bordeaux. **Logique de la volonté** 1902. 7 fr. 50
LAUVRIÈRE, docteur ès lettres, prof. au lycée Charlemagne. **Edgar Poë.** *Sa vie et son œuvre. Essai de psychologie pathologique.* 1904. 10 fr.
LAVELEYE (de). ***De la Propriété et de ses formes primitives.** 5e édit. 10 fr.
— * **Le Gouvernement dans la démocratie.** 2 vol. 3e édit. 1896. 15 fr.
LE BON (Dr Gustave). ***Psychologie du socialisme.** 3e éd. refondue. 1902. 7 fr. 50
LECHALAS (G.). **Études esthétiques.** 1902. 5 fr.
LECHARTIER (G.). **David Hume, moraliste et sociologue.** 1900. 5 fr.
LECLÈRE (A.), docteur ès lettres. **Essai critique sur le droit d'affirmer.** 1901. 5 fr.
LE DANTEC (F.), chargé de cours à la Sorbonne. **L'unité dans l'être vivant.** 1902. 7 fr. 50
— **Les Limites du connaissable,** *la vie et les phénom. naturels.* 2e éd. 1904. 3 fr. 75
LÉON (Xavier). ***La philosophie de Fichte,** *ses rapports avec la conscience contemporaine*, Préface de E. BOUTROUX, de l'Institut. 1902. (Couronné par l'Institut.) 10 fr.
LÉVY (A.), docteur ès lettres. **La philosophie de Feuerbach.** 1904. 10 fr.
LÉVY-BRUHL (L.), chargé de cours à la Sorbonne. ***La Philosophie de Jacobi.** 1894. 5 fr.
— ***Lettres inédites de J.-S. Mill à Auguste Comte,** *publiées avec les réponses de Comte et une introduction.* 1899. 10 fr.
— ***La Philosophie d'Auguste Comte.** 2e édit. 1905. 7 fr. 50
— **La Morale et la Science des mœurs.** 2e édit. 1905. 5 fr.
LIARD, de l'Institut, vice-recteur de l'Acad. de Paris. ***Descartes,** 2e éd. 1903. 5 fr.
— * **La Science positive et la Métaphysique,** 5e édit. 7 fr. 50
LICHTENBERGER (H.), professeur à l'Université de Nancy. **Richard Wagner, poète et penseur.** 3e édit. 1902. (Couronné par l'Académie française.) 10 fr.
LOMBROSO. * **L'Homme criminel** (criminel-né, fou-moral, épileptique), précédé d'une préface de M. le docteur LETOURNEAU. 3e éd. 2 vol. et atlas. 1895. 36 fr.
LOMBROSO ET FERRERO. **La Femme criminelle et la prostituée.** 15 fr.
LOMBROSO et LASCHI. **Le Crime politique et les Révolutions.** 2 vol. 15 fr.
LUBAC, prof. au lycée de Constantine. **Esquisse d'un système de psychologie rationnelle.** Préface de H. BERGSON. 1904. 3 fr. 75
LYON (Georges), recteur de l'Académie de Lille. * **L'Idéalisme en Angleterre au XVIIIe siècle.** 7 fr. 50
MALAPERT (P.), docteur ès lettres, prof. au lycée Louis-le-Grand. * **Les Eléments du caractère et leurs lois de combinaison.** 1897. 5 fr.
MARION (H.), prof. à la Sorbonne. ***De la Solidarité morale.** 6e édit. 1897. 5 fr.
MARTIN (Fr.), docteur ès lettres, prof. au lycée Saint-Louis. * **La Perception extérieure et la Science positive,** essai de philosophie des sciences. 1894. 5 fr.

Suite de la *Bibliothèque de philosophie contemporaine*, format in-8.

MAX MULLER, prof. à l'Université d'Oxford. * **Nouvelles études de mythologie**, trad. de l'anglais par L. JOB, docteur ès lettres. 1898. 12 fr. 50
MAXWELL (J.), docteur en médecine, avocat général près la Cour d'appel de Bordeaux. **Les Phénomènes psychiques.** Recherches, Observations, Méthodes. Préface de Ch. RICHET. 2e édit. 1904. 5 fr.
MYERS. **La personnalité humaine.** *Sa survivance après la mort, ses manifestations supra-normales.* Traduit par le docteur JANKÉLIVITCH. 1905. 7 fr. 50
NAVILLE (E.), correspondant de l'Institut. **La Physique moderne.** 2e édit. 5 fr.
— * **La Logique de l'hypothèse.** 2e édit. 5 fr.
— * **La Définition de la philosophie.** 1894. 5 fr.
— **Le libre Arbitre.** 2e édit. 1898. 5 fr.
— **Les Philosophies négatives.** 1899. 5 fr.
NORDAU (Max). * **Dégénérescence.** Tome I. 7 fr. 50. Tome II. 7e éd. 1904. 2 vol. 10 fr.
— **Les Mensonges conventionnels de notre civilisation.** 7e édit. 1904. 5 fr.
— * **Vus du dehors.** *Essais de critique sur quelques auteurs français contemporains.* 1903. 5 fr.
NOVICOW. **Les Luttes entre Sociétés humaines.** 3e édit. 10 fr.
— * **Les Gaspillages des sociétés modernes.** 2e édit. 1899. 5 fr.
OLDENBERG, professeur à l'Université de Kiel. * **Le Bouddha,** *sa Vie, sa Doctrine, sa Communauté,* trad. par P. FOUCHER, maître de conférences à l'École des Hautes Études. Préf. de SYLVAIN LÉVI, prof. au Collège de France. 2e éd. 1903. 7 fr. 50
— **La religion du Véda.** Traduit par V. HENRY, prof. à la Sorbonne. 1903. 10 fr.
OSSIP-LOURIÉ. **La philosophie russe contemporaine.** 1902. 5 fr.
OUVRÉ (H.), professeur à l'Université de Bordeaux. * **Les Formes littéraires de la pensée grecque.** 1900. (Ouvrage couronné par l'Académie française et par l'Association pour l'enseignement des études grecques.) 10 fr.
PALANTE (G.). **Combat pour l'individu.** 1904. 1 vol. in-8. 3 fr. 75
PAULHAN. **L'Activité mentale et les Éléments de l'esprit.** 10 fr.
— **Les Types intellectuels : esprits logiques et esprits faux.** 1896. 7 fr. 50
— * **Les Caractères.** 2e édit. 5 fr.
PAYOT (J.), Recteur de l'Académie de Chambéry. **La croyance.** 2e édit. 1905. 5 fr.
— * **L'Éducation de la volonté.** 20e édit. 1905. 5 fr.
PÉRÈS (Jean), professeur au lycée de Toulouse. **L'Art et le Réel.** 1898. 3 fr. 75
PÉREZ (Bernard). **Les Trois premières années de l'enfant.** 5e édit. 5 fr.
— **L'Éducation morale dès le berceau.** 4e édit. 1901. 5 fr.
— * **L'Éducation intellectuelle dès le berceau.** 2e éd. 1901. 5 fr.
PIAT (C.). **La Personne humaine.** 1898. (Couronné par l'Institut). 7 fr. 50
— * **Destinée de l'homme.** 1898. 5 fr.
PICAVET (E.), maître de conférences à l'École des hautes études. * **Les Idéologues.** (Ouvr. couronné par l'Académie française.) 10 fr.
PIDERIT. **La Mimique et la Physiognomonie.** Trad. par M. Girot. 5 fr.
PILLON (F.). * **L'Année philosophique,** 12 années : 1890, 1891, 1892, 1893 (épuisée), 1894, 1895, 1896, 1897, 1898, 1899, 1900, 1901, 1902 et 1903. 13 vol. Ch. vol. sép. 5 fr.
PIOGER (J.). **La Vie et la Pensée,** essai de conception expérimentale. 1894. 5 fr.
— **La Vie sociale, la Morale et le Progrès.** 1894. 5 fr.
PREYER, prof. à l'Université de Berlin. **Éléments de physiologie.** 5 fr.
PROAL, conseiller à la Cour de Paris. * **Le Crime et la Peine.** 3e édit. (Couronné par l'Institut.) 10 fr.
— * **La Criminalité politique.** 1895. 5 fr.
— **Le Crime et le Suicide passionnels.** 1900. (Couronné par l'Ac. française.) 10 fr.
RAUH, chargé de cours à la Sorbonne. * **De la méthode dans la psychologie des sentiments.** 1899. (Couronné par l'Institut.) 5 fr.
— **L'Expérience morale.** 1903. 3 fr. 75
RÉCEJAC, doct. ès lett. **Les Fondements de la Connaissance mystique.** 1897. 5 fr.
RENARD (G.), professeur au Conservatoire des arts et métiers. * **La Méthode scientifique de l'histoire littéraire.** 1900. 10 fr.
RENOUVIER (Ch.) de l'Institut. * **Les Dilemmes de la métaphysique pure.** 1900. 5 fr.
— * **Histoire et solution des problèmes métaphysiques.** 1901. 7 fr. 50
— Le personnalisme, suivi d'une étude sur la *perception externe et la force*

Suite de la *Bibliothèque de philosophie contemporaine*, format in-8.

RIBERY, docteur ès lettres. **Essai de classification naturelle des caractères.** 1903. 3 fr. 75
RIBOT (Th.), de l'Institut. * **L'Hérédité psychologique.** 5e édit. 7 fr. 50
— * **La Psychologie anglaise contemporaine.** 3e édit. 7 fr. 50
— * **La Psychologie allemande contemporaine.** 5e édit. 7 fr. 50
— **La Psychologie des sentiments.** 4e édit. 1903. 7 fr. 50
— **L'Evolution des idées générales.** 2e édit. 1903. 5 fr.
— * **Essai sur l'Imagination créatrice.** 2e édit. 1905. 5 fr.
— **La logique des sentiments.** 1905. 1 vol. in-8. 3 fr. 75
RICARDOU (A.), docteur ès lettres. * **De l'Idéal.** (Couronné par l'Institut.) 5 fr.
RICHARD (G.), chargé du cours de sociologie à l'Univ. de Bordeaux. ***L'idée d'évolution dans la nature et dans l'histoire.** 1903. (Couronné par l'Institut.) 7 fr. 50
ROBERTY (E. de). **L'Ancienne et la Nouvelle philosophie.** 7 fr. 50
— ***La Philosophie du siècle** (positivisme, criticisme, évolutionnisme). 5 fr.
— **Nouveau Programme de sociologie.** 1904. 5 fr.
ROMANES. * **L'Évolution mentale chez l'homme.** 7 fr. 50
RUYSSEN (Th.), chargé de cours à l'Université d'Aix. **Essai sur l'évolution psychologique du jugement.** 1 vol. in-8. 5 fr.
SABATIER (A.), doyen de la Faculté des sciences de Montpellier. — * **Philosophie de l'effort.** *Essais philosophiques d'un naturaliste.* 1903. 7 fr. 50
SAIGEY (E.). ***Les Sciences au XVIIIe siècle.** La Physique de Voltaire. 5 fr.
SAINT-PAUL (Dr G.). **Le Langage intérieur et les paraphasies.** 1904. 5 fr.
SANZ Y ESCARTIN. **L'Individu et la Réforme sociale,** trad. Dietrich. 7 fr. 50
SCHOPENHAUER. **Aphor. sur la sagesse dans la vie.** Trad. Cantacuzène. 7e éd. 5 fr.
— * **Le Monde comme volonté et comme représentation.** Traduit par M. A. Burdeau. 3e éd. 3 vol. Chacun séparément. 7 fr. 50
SÉAILLES (G.), prof. à la Sorbonne. **Essai sur le génie dans l'art.** 2e édit. 5 fr.
SIGHELE (Scipio). **La Foule criminelle.** 2e édit. 1901. 5 fr.
SOLLIER. **Le Problème de la mémoire.** 1900. 3 fr. 75
— **Psychologie de l'idiot et de l'imbécile,** avec 12 pl. hors texte. 2e éd. 1902. 5 fr.
SOURIAU (Paul), prof. à l'Univ. de Nancy. **L'Esthétique du mouvement.** 5 fr.
— * **La Suggestion dans l'art.** 5 fr.
— **La Beauté rationnelle.** 1904. 10 fr.
STEIN (L.), professeur à l'Université de Berne. ***La Question sociale au point de vue philosophique.** 1900. 10 fr.
STUART MILL. * **Mes Mémoires.** Histoire de ma vie et de mes idées. 3e éd. 5 fr.
— * **Système de Logique déductive et inductive.** 4e édit. 2 vol. 20 fr.
— * **Essais sur la Religion.** 3e édit. 5 fr.
— **Lettres inédites à Aug. Comte et réponses d'Aug. Comte,** 1899. 10 fr.
SULLY (James). **Le Pessimisme.** Trad. Bertrand. 2e édit. 7 fr. 50
— * **Études sur l'Enfance.** Trad. A. Monod, préface de G. Compayré. 1898. 10 fr.
— **Essai sur le rire.** Trad. Terrier. 1904. 7 fr. 50
TARDE (G.), de l'Institut, prof. au Coll. de France. ***La Logique sociale.** 3e éd. 1898. 7 fr. 50
— ***Les Lois de l'imitation.** 3e édit. 1900. 7 fr. 50
— **L'Opposition universelle.** *Essai d'une théorie des contraires.* 1897. 7 fr. 50
— ***L'Opinion et la Foule.** 2e édit. 1904. 5 fr.
— ***Psychologie économique.** 1902. 2 vol. in-8. 15 fr.
TARDIEU (E.). **L'Ennui.** *Etude psychologique.* 1903. 5 fr.
THOMAS (P.-F.), docteur ès lettres. **Pierre Leroux, sa philosophie.** 1904. 5 fr.
— ***L'Éducation des sentiments.** (Couronné par l'Institut.) 3e édit. 1904. 5 fr.
THOUVEREZ (Émile), professeur à l'Université de Toulouse. **Le Réalisme métaphysique.** 1894. (Couronné par l'Institut.) 5 fr.
VACHEROT (Et.), de l'Institut. * **Essais de philosophie critique.** 7 fr. 50
— **La Religion.** 7 fr. 50
WEBER (L.). **Vers le positivisme absolu par l'idéalisme.** 1903. 7 fr. 50

COLLECTION HISTORIQUE DES GRANDS PHILOSOPHES

PHILOSOPHIE ANCIENNE

ARISTOTE (Œuvres d'), traduction de J. Barthélemy-Saint-Hilaire, de l'Institut.

— ***Rhétorique.** 2 vol. in-8. 16 fr.

— ***Politique.** 1 vol. in-8... 10 fr.

— **Métaphysique.** 3 vol. in-8. 30 fr.

— **De la Logique d'Aristote,** par M. Barthélemy-Saint-Hilaire. 2 vol. in-8............. 10 fr.

— **Table alphabétique des matières de la traduction générale d'Aristote,** par M. Barthélemy-Saint-Hilaire, 2 forts vol. in-8. 1892............. 30 fr.

— **L'Esthétique d'Aristote,** par M. Bénard. 1 vol. in-8. 1889.. 5 fr.

— **La Poétique d'Aristote,** par Hatzfeld (A.), prof. hon. au Lycée Louis-le-Grand et M. Dufour, prof. à l'Univ. de Lille. 1 vol. in-8 1900................. 6 fr.

SOCRATE. ***La Philosophie de Socrate,** p. A. Fouillée. 2 v. in-8 16 fr.

— **Le Procès de Socrate,** par G. Sorel. 1 vol. in-8..... 3 fr. 50

PLATON. ***Platon, sa philosophie,** sa vie et de ses œuvres, par Ch. Bénard. 1 vol. in-8. 1893. 10 fr.

— **La Théorie platonicienne des Sciences,** par Élie Halévy. In-8. 1895............... 5 fr.

— **Le dieu de Platon,** par P. Bovet. 1 vol. in-8.......... 4 fr.

— **Œuvres,** traduction Victor Cousin revue par J. Barthélemy-Saint-Hilaire : *Socrate et Platon* ou *le Platonisme* — *Eutyphron* — *Apologie de Socrate* — *Criton* — *Phédon.* 1 vol. in-8. 1896. 7 fr. 50

ÉPICURE. ***La Morale d'Épicure** et ses rapports avec les doctrines contemporaines, par M. Guyau. 1 volume in-8. 5e édit...... 7 fr. 50

BÉNARD. **La Philosophie ancienne,** ses systèmes. *La Philosophie et la Sagesse orientales. — La Philosophie grecque avant Socrate. Socrate et les socratiques. — Les sophistes grecs.* 1 v. in-8... 9 fr.

FAVRE (Mme Jules), née Velten. **La Morale de Socrate.** In-18. 3 50

— **La Morale d'Aristote.** In-18. 3 fr. 50

GOMPERZ. **Les penseurs de la Grèce.** I. *La philosophie antésocratique.* Préface de A. Croiset, de l'Institut. 1 vol. in-8.... 10 fr.

OGEREAU. **Système philosophique des stoïciens.** In-8..... 5 fr.

RODIER (G.). ***La Physique de Straton de Lampsaque.** In-8. 3 fr.

TANNERY (Paul). **Pour la science hellène.** In-8......... 7 fr. 50

MILHAUD (G.). ***Les origines de la science grecque.** In-8. 1893. 5 fr.

— ***Les philosophes géomètres de la Grèce.** 1 vol. in-8. 1909. (Couronné par l'Institut.) .. 6 fr.

FABRE (J.). **La Pensée antique.** *De Moïse à Marc-Aurèle.* 2e éd. In-8. 5 f.

— **La Pensée chrétienne.** *Des Évangiles à l'Imitation de J.-C.* In-8. 10 f.

LAFONTAINE (A.). **Le Plaisir,** *d'après Platon et Aristote.* In-8. 6 fr.

PHILOSOPHIE MODERNE

* DESCARTES, par L. Liard. 1 vol. in-8.................. 5 fr.

— **Essai sur l'Esthétique de Descartes,** par E. Krantz. 1 vol. in-8. 2e éd. 1897........... 6 fr.

— **Descartes, directeur spirituel,** par V. de Swarte. Préface de E. Boutroux. 1 vol. in-16 avec pl. (*Couronné par l'Institut*).. 4 50

LEIBNIZ. ***Œuvres philosophiques,** pub. p. P. Janet. 2e éd. 2 v. in-8. 20 f.

— ***La logique de Leibniz,** par L. Couturat. 1 vol. in-8.. 12 fr.

— **Opuscules et fragments inédits de Leibniz,** par L. Couturat. 1 vol. in-8 .... 25 fr.

SPINOZA. **Benedicti de Spinoza opera,** quotquot reperta sunt, recognoverunt J. Van Vloten et J.-P.-N. Land. 2 forts vol. in-8 sur papier de Hollande........... 45 fr.

Le même en 3 volumes. 18 fr.

SPINOZA. **Inventaire des livres formant sa bibliothèque,** publié d'après un document inédit avec des notes et une introduction par A.-J. Servaas van Rooijen. 1 v. in-4 sur papier de Hollande.... 15 fr.

— **La Doctrine de Spinoza,** exposée à la lumière des faits scientifiques, par E. Ferrière. 1 vol. in-12. 3 fr. 50

— **Spinoza,** par ... [illegible]

siècle. *La Psychologie de Jean Fernel.* 1 v. in-8. 1903. 7 fr. 50
GEULINCK (Arnoldi). **Opera philosophica** recognovit J.-P.-N. LAND, 3 volumes, sur papier de Hollande, gr. in-8. Chaque vol... 17 fr. 75
GASSENDI. **La Philosophie de Gassendi,** par P.-F. THOMAS. In-8 1889 .... 6 fr.
LOCKE. * **Sa vie et ses œuvres,** par MARION. In-18. 3e éd... 2 fr. 50
MALEBRANCHE. * **La Philosophie de Malebranche,** par OLLÉ-LAPRUNE, de l'Institut. 2 v. in-8. 16 fr.
PASCAL. **Études sur le scepticisme de Pascal,** par DROZ. 1 vol. in-8.................. 6 fr.
VOLTAIRE. **Les Sciences au XVIIIe siècle.** Voltaire physicien, par Em. SAIGEY. 1 vol. in-8. 5 fr.
FRANCK (Ad.), de l'Institut. **La Philosophie mystique en France au XVIIIe siècle.** In-18. 2 fr. 50
DAMIRON. **Mémoires pour servir à l'histoire de la philosophie au XVIIIe siècle.** 3 vol. in-8. 15 fr.
J.-J. ROUSSEAU* **Du Contrat social,** édition comprenant avec le texte définitif les versions primitives de l'ouvrage d'après les manuscrits de Genève et de Neuchâtel, avec introduction par EDMOND DREYFUS-BRISAC. 1 fort volume grand in-8. 12 fr.
ERASME. **Stultitiæ laus des. Erasmi Rot. declamatio.** Publié et annoté par J.-B. KAN, avec les figures de HOLBEIN. 1 v. in-8. 6 fr. 75

PHILOSOPHIE ANGLAISE

DUGALD STEWART. * **Éléments de la philosophie de l'esprit humain.** 3 vol. in-12...... 9 fr.
BACON. **Étude sur François Bacon,** par J. BARTHÉLEMY-SAINT-HILAIRE. In-18......... 2 fr. 50
— * **Philosophie de François Bacon,** par CH. ADAM. (Couronné par l'Institut). In-8..... 7 fr. 50
BERKELEY. **Œuvres choisies.** *Essai d'une nouvelle théorie de la vision. Dialogues d'Hylas et de Philonoüs.* Trad. de l'angl. par MM. BEAULAVON (G.) et PARODI (D.). In-8. 1895. 5 fr.

PHILOSOPHIE ALLEMANDE

FEUERBACH. **Sa philosophie,** par C. LÉVY. 1 vol. in-8...... 10 fr.
KANT. **Critique de la raison pratique,** traduction nouvelle avec introduction et notes, par M. PICAVET. 2e édit. 1 vol. in-8.. 6 fr.
— **Critique de la raison pure,** trad. par MM. PACAUD et TREMESAYGUES. Préface de M. HANNEQUIN. 1 vol. in-8 (*sous presse*).
— **Éclaircissements sur la Critique de la raison pure,** trad. TISSOT. 1 vol. in-8........ 6 fr.
— **Doctrine de la vertu,** traduction BARNI. 1 vol. in-8.......... 8 fr.
— * **Mélanges de logique,** traduction TISSOT. 1 v. in-8..... 6 fr.
— * **Prolégomènes à toute métaphysique future** qui se présentera comme science, traduction TISSOT. 1 vol. in-8.......... 6 fr.
— * **Anthropologie,** suivie de divers fragments, traduction TISSOT. 1 vol. in-8............. 6 fr.
—* **Essai critique sur l'Esthétique de Kant,** par V. BASCH. 1 vol. in-8. 1896........ 10 fr.
— **Sa morale,** par CRESSON. 2e édit. 1 vol. in-8....... 6 fr.
KANT et FICHTE **et le problème de l'éducation,** par PAUL DUPROIX. 1 vol. in-8. 1897....... 5 fr.
SCHELLING. **Bruno,** ou du principe divin. 1 vol. in-8....... 3 fr. 50
HEGEL. * **Logique.** 2 vol. in-8. 14 fr.
— * **Philosophie de la nature.** 3 vol. in-8.............. 25 fr.
— * **Philosophie de l'esprit.** 2 vol. in-8................ 18 fr.
— * **Philosophie de la religion.** 2 vol. in-8.............. 20 fr.
— **La Poétique,** trad. par M. Ch. BÉNARD. Extraits de Schiller, Gœthe, Jean-Paul, etc., 2 v. in-8. 12 fr.
— **Esthétique.** 2 vol. in-8, trad. BÉNARD................ 16 fr.
— **Antécédents de l'hégélianisme dans la philosophie française,** par E. BEAUSSIRE. 1 vol. in-18........... 2 fr. 50
— **Introduction à la philosophie de Hegel,** par VÉRA. 1 vol. in-8. 2e édit.............. 6 fr. 50
—* **La logique de Hegel,** par EUG. NOEL. In-8. 1897........ 3 fr.
HERBART. * **Principales œuvres**

la critique de Kant, par M. MAUXION. 1 vol. in-8... 7 fr. 50

MAUXION (M.). **L'éducation par l'instruction** *et les théories pédagogiques de Herbart*. 1 vol. in-12. 1901............... 2 fr. 50

RICHTER (Jean-Paul-Fr.). **Poétique ou Introduction à l'Esthétique.** 2 vol. in-8. 1862....... 15 fr.

SCHILLER **Sa Poétique**, par V. BASCH. 1 vol. in-8. 1902... 4 fr.

Essai sur le mysticisme spéculatif en Allemagne au XIVe siècle, par DELACROIX (H.), Maître de conf. à l'Univ. de Montpellier. 1 vol. in-8, 1900.. 5 fr.

PHILOSOPHIE ANGLAISE CONTEMPORAINE

(Voir *Bibliothèque de philosophie contemporaine*, pages 2 à 10.)

ARNOLD (Matt.). — BAIN (Alex.). — CARRAU (Lud.). — CLAY (R.). — COLLINS (H.). — CARUS. — FERRI (L.). — FLINT. — GUYAU. — GURNEY, MYERS et PODMORE. — HALÉVY (E.). — HERBERT SPENCER. — HUXLEY. — JAMES (William). — LIARD. — LANG. — LUBBOCK (Sir John). — LYON (Georges). — MARION. — MAUDSLEY. — STUART MILL (John). — RIBOT. — ROMANES. — SULLY (James).

PHILOSOPHIE ALLEMANDE CONTEMPORAINE

(Voir *Bibliothèque de philosophie contemporaine*, pages 2 à 10.)

BOUGLÉ. — GROOS. — HARTMANN (E. de). — LÉON (Xavier). — LÉVY (A.). — LÉVY-BRUHL. — MAUXION. — NORDAU (Max). NIETZSCHE. — OLDENBERG. — PIDERIT. — PREYER. — RIBOT. — SCHMIDT (O.). — SCHOPENHAUER. — SELDEN (C.). — WUNDT. — ZELLER. — ZIEGLER.

PHILOSOPHIE ITALIENNE CONTEMPORAINE

(Voir *Bibliothèque de philosophie contemporaine*, pages 2 à 10.)

BARZELOTTI. — ESPINAS. — FERRERO. — FERRI (Enrico). — FERRI (L.). — GAROFALO. — LOMBROSO. — LOMBROSO et FERRERO. — LOMBROSO et LASCHI. — MOSSO. — PILO (Mario). — SERGI. — SIGHELE.

LES GRANDS PHILOSOPHES

Publié sous la direction de M. C. PIAT

Agrégé de philosophie, docteur ès lettres, professeur à l'École des Carmes.

Chaque étude forme un volume in-8° carré de 300 pages environ, dont le prix varie de 5 francs à 7 fr. 50.

***Kant**, par M. RUYSSEN, maître de conférences à la Faculté des lettres d'Aix. 2e édition. 1 vol. in-8. (Couronné par l'Institut.) 7 fr. 50
***Socrate**, par l'abbé C. PIAT. 1 vol. in-8. 5 fr.
***Avicenne**, par le baron CARRA DE VAUX. 1 vol. in-8. 5 fr.
***Saint Augustin**, par l'abbé JULES MARTIN. 1 vol. in-8. 5 fr.
***Malebranche**, par Henri JOLY. 1 vol. in-8. 5 fr.
***Pascal**, par A. HATZFELD. 1 vol. in-8. 5 fr.
***Saint Anselme**, par DOMET DE VORGES. 1 vol. in-8. 5 fr.
Spinoza, par P.-L. COUCHOUD, agrégé de l'Université. 1 vol. in-8 (*Couronné par l'Académie Française*). 5 fr.
Aristote, par l'abbé C. PIAT. 1 vol. in-8. 5 fr.
Gazali, par le baron CARRA DE VAUX. 1 vol. in-8. 5 fr.

MINISTRES ET HOMMES D'ÉTAT

HENRI WELSCHINGER. — ***Bismarck**. 1 vol. in-16. 1900........ 2 fr. 50
H. LÉONARDON. — ***Prim**. 1 vol. in-16. 1901.......... 2 fr. 50
M. COURCELLE. — ***Disraëli**. 1 vol. in-16. 1901......... 2 fr. 50
M. COURANT. — **Okoubo**. 1 vol. in-16, avec un portrait. 1904 .. 2 fr. 50
A. VIALLATE. — **Chamberlain**. 1 vol. in-16.......... 2 fr. 50

BIBLIOTHÈQUE GÉNÉRALE
des
SCIENCES SOCIALES

SECRÉTAIRE DE LA RÉDACTION : DICK MAY, Secrétaire général de l'École des Hautes Études sociales.

L'Individualisation de la peine, par R. SALEILLES, professeur à la Faculté de droit de l'Université de Paris. 1 vol. in-8, cart. 6 fr.

L'Idéalisme social, par Eugène FOURNIÈRE. 1 vol. in-8, cart. 6 fr.

* **Ouvriers du temps passé** (xve et xvie siècles), par H. HAUSER, professeur à l'Université de Dijon. 1 vol. in-8, cart. 6 fr.

* **Les Transformations du pouvoir**, par G. TARDE, de l'Institut, professeur au Collège de France. 1 vol. in-8, cart. 6 fr.

Morale sociale. Leçons professées au Collège libre des Sciences sociales, par MM. G. BELOT, MARCEL BERNÈS, BRUNSCHVICG, F. BUISSON, DARLU, DAURIAC, DELBET, CH. GIDE, M. KOVALEVSKY, MALAPERT, le R. P. MAUMUS, DE ROBERTY, G. SOREL, le PASTEUR WAGNER. Préface de M. EMILE BOUTROUX, de l'Institut. 1 vol. in-8, cart. 6 fr.

Les Enquêtes, pratique et théorie, par P. DU MAROUSSEM. (Ouvrage couronné par l'Institut.) 1 vol. in-8, cart. 6 fr.

* **Questions de Morale**, leçons professées à l'École de morale, par MM. BELOT, BERNÈS, F. BUISSON, A. CROISET, DARLU, DELBOS, FOURNIÈRE, MALAPERT, MOCH, PARODI, G. SOREL. 1 vol. in-8, cart. 6 fr.

Le développement du Catholicisme social depuis l'encyclique *Rerum novarum*, par Max TURMANN. 1 vol. in-8, cart. 6 fr.

* **Le Socialisme sans doctrines**. *La Question ouvrière et la Question agraire en Australie et en Nouvelle-Zélande*, par Albert MÉTIN, agrégé de l'Université, professeur à l'École Coloniale. 1 vol. in-8, cart. 6 fr.

* **Assistance sociale**. *Pauvres et mendiants*, par PAUL STRAUSS, sénateur. 1 vol. in-8, cart. 6 fr.

* **L'Éducation morale dans l'Université**. (*Enseignement secondaire*.) Conférences et discussions, sous la présid. de M. A. CROISET, doyen de la Faculté des lett. de Paris. (*Ecole des Hautes Etudes soc.*, 1900-1901). in-8, cart. 6 fr.

* **La Méthode historique appliquée aux Sciences sociales**, par Charles SEIGNOBOS, maître de conf. à l'Université de Paris. 1 vol. in-8, cart. 6 fr.

L'Hygiène sociale, par E. DUCLAUX, de l'Institut, directeur de l'institut Pasteur. 1 vol. in-8, cart. 6 fr.

Le Contrat de travail. *Le rôle des syndicats professionnels*, par P. BUREAU, prof. à la Faculté libre de droit de Paris. 1 vol. in-8, cart. 6 fr.

* **Essai d'une philosophie de la solidarité**. Conférences et discussions sous la présidence de MM. Léon BOURGEOIS, député, ancien président du Conseil des ministres, et A. CROISET, de l'Institut, doyen de la Faculté des lettres de Paris. (*Ecole des Hautes Etudes sociales*, 1901-1902.) 1 vol. in-8, cart. 6 fr.

* **L'exode rural et le retour aux champs**, par E. VANDERVELDE, professeur à l'Université nouvelle de Bruxelles. 1 vol. in-8, cart. 6 fr.

* **L'Éducation de la démocratie**. Leçons professées à l'École des Hautes Études sociales, par MM. E. LAVISSE, A. CROISET, Ch. SEIGNOBOS, P. MALAPERT, G. LANSON, J. HADAMARD. 1 vol. in-8, cart. 6 fr.

* **La Lutte pour l'existence et l'évolution des sociétés**, par J.-L. DE LANNESSAN, député, prof. agr. à la Fac. de méd. de Paris. 1 vol in-8, cart. 6 fr.

La Concurrence sociale et les devoirs sociaux, par le MÊME. 1 vol. in-8, cart. 6 fr.

L'Individualisme anarchiste, Max Stirner, par V. BASCH, professeur à l'Université de Rennes. 1 vol. in-8, cart. 6 fr.

La démocratie devant la science, par C. BOUGLÉ, prof. de philosophie sociale à l'Université de Toulouse. 1 vol. in-8, cart. 6 fr.

Les Applications sociales de la solidarité, par MM. P. BUDIN, Ch. GIDE, H. MONOD, PAULET, ROBIN, SIEGFRIED, BROUARDEL. Préface de M. Léon BOURGEOIS (*École des Hautes Etudes soc.*, 1902-1903). 1 vol. in-8, cart. 6 fr.

La Paix et l'enseignement pacifiste, par MM. Fr. PASSY, Ch. RICHET, d'ESTOURNELLES DE CONSTANT, E. BOURGEOIS, A. WEISS, H. LA FONTAINE, G. LYON (*Ecole des Hautes Etudes soc.*, 1902-1903). 1 vol. in-8, cart. 6 fr.

Etudes sur la philosophie morale au XIXe siècle, par MM. BELOT, A. DARLU, M. BERNÈS, A. LANDRY, Ch. GIDE, E. ROBERTY, R. ALLIER, H. LICHTENBERGER, L. BRUNSCHVICG (*Ecole des Hautes Etudes soc.*, 1902-1903). 1 vol. in-8, cart. 6 fr.

Enseignement et démocratie, par MM. APPELL, J. BOITEL, A. CROISET,

BIBLIOTHÈQUE D'HISTOIRE CONTEMPORAINE

Volumes in-12 brochés à 3 fr. 50. — Volumes in-8 brochés de divers prix

EUROPE

DEBIDOUR, inspecteur général de l'Instruction publique. * **Histoire diplomatique de l'Europe, de 1815 à 1878.** 2 vol. in-8. (Ouvrage couronné par l'Institut.) 18 fr.

DOELLINGER (I. de). **La papauté**, ses origines au moyen âge, son influence jusqu'en 1870. Traduit par A. GIRAUD-TEULON, 1904. 1 vol. in-8. 7 fr.

SYBEL (H. de). * **Histoire de l'Europe pendant la Révolution française,** traduit de l'allemand par Mlle DOSQUET. Ouvrage complet en 6 vol. in-8. 42 fr.

FRANCE

AULARD, professeur à la Sorbonne. * **Le Culte de la Raison et le Culte de l'Être suprême**, étude historique (1793-1794). 2e édit. 1 vol. in-12. 3 fr. 50

— * **Études et leçons sur la Révolution française.** 4 vol. in-12. Chacun. 3 fr. 50

CAHEN (L.), agrégé d'histoire, docteur ès lettres. **Condorcet et la Révolution française.** 1 vol. in-8. 10 fr.

DESPOIS (Eug.). * **Le Vandalisme révolutionnaire.** Fondations littéraires, scientifiques et artistiques de la Convention. 4e éd. 1 vol. in-12. 3 fr. 50

DEBIDOUR, inspecteur général de l'instruction publique. * **Histoire des rapports de l'Église et de l'État en France** (1789-1870). 1 fort vol. in-8. 1898. (Couronné par l'Institut.) 12 fr.

MATHIEZ (A.), agrégé d'histoire, docteur ès lettres. **La théophilanthropie et le culte décadaire**, 1796-1801. 1 vol. in-8. 12 fr.

ISAMBERT (G.). * **La vie à Paris pendant une année de la Révolution** (1791-1792). 1 vol. in-12. 1896. 3 fr. 50

MARCELLIN PELLET, ancien député. **Variétés révolutionnaires.** 3 vol. in-12 précédés d'une préface de A. RANC. Chaque vol. séparém. 3 fr. 50

DRIAULT (E.), professeur au lycée de Versailles. **La politique orientale de Napoléon.** Sébastiani et Gardane (1806-1808). 1 vol. in-8 (Récompensé par l'Institut.) 7 fr.

SILVESTRE, professeur à l'École des sciences politiques. **De Waterloo à Sainte-Hélène** (20 Juin-16 Octobre 1815). 1 vol. in-16. 3 fr. 50

BONDOIS (P.), agrégé de l'Université. * **Napoléon et la société de son temps** (1793-1821). 1 vol. in-8. 7 fr.

CARNOT (H.), sénateur. * **La Révolution française**, résumé historique. 1 volume in-12. Nouvelle édit. 3 fr. 50

ROCHAU (M. de). **Histoire de la Restauration.** 1 vol. in-12. 3 fr. 50

WEILL (G.), docteur ès lettres, agrégé de l'Université. **Histoire du parti républicain en France, de 1814 à 1870.** 1 vol. in-8. 1900. (Récompensé par l'Institut.) 10 fr.

— **Histoire du mouvement social en France** (1852-1902). 1 v. in-8. 1905. 7 fr.

BLANC (Louis). * **Histoire de Dix ans** (1830-1840). 5 vol. in-8. 25 fr.

GAFFAREL (P.), professeur à l'Université d'Aix. * **Les Colonies françaises.** 1 vol. in-8. 6e édition revue et augmentée. 5 fr.

LAUGEL (A.). * **La France politique et sociale.** 1 vol. in-8. 5 fr.

SPULLER (E.), ancien ministre de l'Instruction publique. * **Figures disparues**, portraits contemp., littér. et politiq. 3 vol. in-12. Chacun. 3 fr. 50

— **Hommes et choses de la Révolution.** 1 vol. in-12. 1896. 3 fr. 50

TAXILE DELORD. * **Histoire du second Empire** (1848-1870). 6 v. in-8. 42 fr.

POULLET. **La Campagne de l'Est** (1870-1871). In-8 avec cartes. 7 fr.

VALLAUX (C.). * **Les campagnes des armées françaises** (1792-1815). 1 vol. in-12, avec 17 cartes dans le texte. 3 fr. 50

ZEVORT (E.), recteur de l'Académie de Caen. **Histoire de la troisième République :**

Tome I. * **La présidence de M. Thiers.** 1 vol. in-8. 2e édit. 7 fr.

Tome II. * **La présidence du Maréchal.** 1 vol. in-8. 2e édit. 7 fr.

Tome III. **La présidence de Jules Grévy.** 1 vol. in-8. 2e édit. 7 fr.

Tome IV. **La présidence de Sadi Carnot.** 1 vol. in-8. 7 fr.

WAHL, inspect. général honoraire de l'Instruction publique aux colonies, et A. BERNARD, professeur à la Sorbonne. * **L'Algérie.** 1 vol. in-8. 4e édit., 1903. (Ouvrage couronné par l'Institut.) 5 fr.

LANESSAN (J.-L. de). * **L'Indo-Chine française.** Étude économique, politique et administrative. 1 vol. in-8, avec 5 cartes en couleurs hors texte. 15 fr.

PIOLET (J.-B.). La France hors de France, notre émigration, sa nécessité, ses conditions 1 vol. in-8. 1900. (Couronné par l'Institut.) 10 fr.
LAPIE (P.), chargé de cours à l'Université de Bordeaux. * Les Civilisations tunisiennes (Musulmans, Israélites, Européens). 1 vol. in-12. 1898. (Couronné par l'Académie française.) 3 fr. 50
WEILL (Georges), professeur au lycée Louis-le-Grand. L'École saint-simonienne, son histoire, son influence jusqu'à nos jours. 1 vol. in-12. 1896. 3 fr. 50
— Histoire du mouvement social en France. 1852-1902. 1 vol. in-8. 7 fr.
LEBLOND (M.-A.). La société française sous la troisième République. 1905. 1 vol. 5 fr.

ANGLETERRE

LAUGEL (Aug.). * Lord Palmerston et lord Russell. 1 vol. in-12. 3 fr. 50
SIR CORNEWAL LEWIS. * Histoire gouvernementale de l'Angleterre, depuis 1770 jusqu'à 1830. Traduit de l'anglais. 1 vol. in-8. 7 fr.
REYNALD (H.), doyen de la Faculté des lettres d'Aix. * Histoire de l'Angleterre, depuis la reine Anne jusqu'à nos jours. 1 vol. in-12. 2e éd. 3 fr. 50
MÉTIN (Albert), Prof. à l'École Coloniale. * Le Socialisme en Angleterre. 1 vol. in-12. 3 fr. 50

ALLEMAGNE

VÉRON (Eug.). * Histoire de la Prusse, depuis la mort de Frédéric II. 1 vol. in-12. 6e édit. 3 fr. 50
— * Histoire de l'Allemagne, depuis la bataille de Sadowa jusqu'à nos jours. 1 vol. in-12. 3e éd., mise au courant des événements par P. Bondois. 3 fr. 50
ANDLER (Ch.), prof. à la Sorbonne. *Les origines du socialisme d'État en Allemagne. 1 vol. in-8. 1897. 7 fr.
GUILLAND (A.), professeur d'histoire à l'École polytechnique suisse. * L'Allemagne nouvelle et ses historiens. (Niebuhr, Ranke, Mommsen, Sybel, Treitschke.) 1 vol. in-8. 1899. 5 fr.
*MILHAUD (G.), professeur à l'Université de Genève. La Démocratie socialiste allemande. 1 vol. in-8. 1903. 10 fr.
*MATTER (P.), doct. en droit, substitut au tribunal de la Seine. La Prusse et la révolution de 1848. 1 vol. in-12. 1903. 3 fr. 50

AUTRICHE-HONGRIE

BOURLIER (J.). * Les Tchèques et la Bohême contemporaine. 1 vol. in-12. 1897. 3 fr. 50
AUERBACH, professeur à l'Université de Nancy. * Les races et les nationalités en Autriche-Hongrie. In-8. 1898 5 fr.
SAYOUS (Ed.), professeur à la Faculté des lettres de Besançon. Histoire des Hongrois et de leur littérature politique, de 1790 à 1815. 1 vol. in-12. 3 fr. 50
*RECOULY (R.), agrégé de l'Univ. Le pays magyar. 1903. 1 v. in-12. 3 fr. 50

ITALIE

SORIN (Élie). * Histoire de l'Italie, depuis 1815 jusqu'à la mort de Victor-Emmanuel. 1 vol. in-12. 1888. 3 fr. 50
GAFFAREL (P.), professeur à l'Université d'Aix. * Bonaparte et les Républiques italiennes (1796-1799). 1895. 1 vol. in-8. 5 fr.
BOLTON KING (M. A.). * Histoire de l'unité italienne. Histoire politique de l'Italie, de 1814 à 1871, traduit de l'anglais par M. Macquart; introduction de M. Yves Guyot. 1900. 2 vol. in-8. 15 fr.

ESPAGNE

REYNALD (H.). * Histoire de l'Espagne, depuis la mort de Charles III 1 vol. in-12. 3 fr. 50

ROUMANIE

DAMÉ (Fr.). * Histoire de la Roumanie contemporaine, depuis l'avènement des princes indigènes jusqu'à nos jours. 1 vol. in-8. 1900. 7 fr.

SUISSE

DAENDLIKER. * Histoire du peuple suisse. Trad. de l'allem. par Mme Jules Favre et précédé d'une Introduction de Jules Favre. 1 vol. in-8. 5 fr.

SUÈDE

SCHEFER (C.). * Bernadotte roi (1810-1818-1844). 1 vol. in-8. 1899. 5 fr.

GRÈCE, TURQUIE, ÉGYPTE

BÉRARD (V.), docteur ès lettres. * La Turquie et l'Hellénisme contemporain. (Ouvrage cour. par l'Acad. française.) 1 v. in-12 5e éd. 3 fr. 50
RODOCANACHI (E.). * Bonaparte et les îles Ioniennes, (1797-1816). 1 volume in-8. 1899. 5 fr.

*MÉTIN (Albert), professeur à l'École coloniale. **La Transformation de l'Egypte.** 1 vol. in-12. 1903. (Cour. par la Soc. de géogr. comm.) 3 fr. 50

CHINE

CORDIER (H.), professeur à l'Ecole des langues orientales. ***Histoire des relations de la Chine avec les puissances occidentales** (1860-1902), avec cartes. 3 vol. in-8, chacun séparément. 10 fr.

— **L'Expédition de Chine de 1857-58.** Histoire diplomatique, notes et documents. 1905. 1 vol. in-8. 7 fr.

COURANT (M.), maître de conférences à l'Université de Lyon. **En Chine.** *Mœurs et institutions. Hommes et faits.* 1 vol. in-16. 3 fr. 50

AMÉRIQUE

DEBERLE (Alf.). * **Histoire de l'Amérique du Sud,** in-12. 3e éd. 3 fr. 50

BARNI (Jules). * **Histoire des idées morales et politiques en France au XVIIIe siècle.** 2 vol. in-12. Chaque volume. 3 fr. 50

— * **Les Moralistes français au XVIIIe siècle.** 1 vol. in-12 3 fr. 50

BEAUSSIRE (Émile), de l'Institut. **La Guerre étrangère et la Guerre civile** 1 vol. in-12. 3 fr. 50

LOUIS BLANC. **Discours politiques** (1848-1881). 1 vol. in-8. 7 fr. 50

BONET-MAURY. * **Histoire de la liberté de conscience** (1598-1870). In-8. 1900. 5 fr.

BOURDEAU (J.). * **Le Socialisme allemand et le Nihilisme russe.** 1 vol. in-12. 2e édit. 1894. 3 fr. 50

— ***L'évolution du Socialisme.** 1901. 1 vol. in-16. 3 fr. 50

D'EICHTHAL (Eug.). **Souveraineté du peuple et gouvernement.** 1 vol. in-12. 1895. 3 fr. 50

DESCHANEL (E.), sénateur, professeur au Collège de France. ***Le Peuple et la Bourgeoisie.** 1 vol. in-8. 2e édit. 5 fr.

DEPASSE (Hector). **Transformations sociales.** 1894. 1 vol. in-12. 3 fr. 50

— **Du Travail et de ses conditions** (Chambres et Conseils du travail). 1 vol. in-12. 1895. 3 fr. 50

DRIAULT (E.), prof. agr. au lycée de Versailles. ***Les problèmes politiques et sociaux à la fin du XIXe siècle.** In-8. 1900. 7 fr.

— ***La question d'Orient,** préface de G. Monod, de l'Institut. 1 vol. in-8. 3e édit. 1905. (Ouvrage couronné par l'Institut.) 7 fr.

DU CASSE. **Les Rois frères de Napoléon Ier.** 1 vol. in-8. 10 fr.

GUÉRAULT (G.). * **Le Centenaire de 1789,** 1 vol. in-12. 1889. 3 fr. 50

HENRARD (P.). **Henri IV et la princesse de Condé.** 1 vol. in-8. 6 fr.

LAVELEYE (E. de), correspondant de l'Institut. **Le Socialisme contemporain.** 1 vol. in-12. 11e édit. augmentée. 3 fr. 50

LICHTENBERGER (A.). ***Le Socialisme utopique,** *étude sur quelques précurseurs du Socialisme.* 1 vol. in-12. 1898. 3 fr. 50

— * **Le Socialisme et la Révolution française.** 1 vol. in-8. 5 fr.

MATTER (P.). **La dissolution des assemblées parlementaires,** étude de droit public et d'histoire. 1 vol. in-8. 1898. 5 fr.

NOVICOW. **La Politique internationale.** 1 vol. in-8. 7 fr.

PAUL LOUIS. **L'ouvrier devant l'Etat.** Etude de la législation ouvrière dans les deux mondes. 1904. 1 vol. in-8. 7 fr.

PHILIPPSON. **La Contre-révolution religieuse au XVIe s.** In-8. 10 fr.

REINACH (Joseph). **Pages républicaines.** 1 vol. in-12. 3 fr. 50

— ***La France et l'Italie devant l'histoire.** 1 vol. in-8. 5 fr.

SPULLER (E.).* **Éducation de la démocratie.** 1 vol. in-12. 1892. 3 fr. 50

— **L'Évolution politique et sociale de l'Église.** 1 vol. in-12 1893. 3 fr. 50

PUBLICATIONS HISTORIQUES ILLUSTRÉES

***DE SAINT-LOUIS A TRIPOLI PAR LE LAC TCHAD,** par le lieutenant-colonel Monteil. 1 beau vol. in-8 colombier, précédé d'une préface de M. de Vogüé, de l'Académie française, illustrations de Riou. 1895. *Ouvrage couronné par l'Académie française (Prix Montyon)*, broché 20 fr., relié amat., 28 fr.

***HISTOIRE ILLUSTRÉE DU SECOND EMPIRE,** par Taxile Delord. 6 vol. in-8, avec 500 gravures. Chaque vol. broché, 8 fr.

HISTOIRE POPULAIRE DE LA FRANCE, depuis les origines jusqu'en 1815. — 4 vol. in-8, avec 1323 gravures. Chacun 7 fr. 50

BIBLIOTHÈQUE DE LA FACULTÉ DES LETTRES DE L'UNIVERSITÉ DE PARIS

HISTOIRE et LITTÉRATURE ANCIENNES

***De l'authenticité des épigrammes de Simonide,** par H. HAUVETTE, maître de conférences à la Sorbonne, 1 vol. in-8. 5 fr.

***Les Satires d'Horace,** par M. le Prof. A. CARTAULT. 1 vol. in-8. 11 fr.

***De la flexion dans Lucrèce,** par M. le Prof. A. CARTAULT, 1 v. in-8. 4 fr.

***La main-d'œuvre industrielle dans l'ancienne Grèce,** par M. le Prof. GUIRAUD. 1 vol. in-8. 7 fr.

***Recherches sur le Discours aux Grecs de Tatien,** suivies d'une *traduction française du discours*, avec notes, par A. PUECH, maître de conférences à la Sorbonne. 1 vol. in-8. 1903. 6 fr.

Les « Métamorphoses » d'Ovide et leurs modèles grecs, par A. LAFAYE, maître de conférences à la Sorbonne. 1 vol. in-8. 1904. 8 fr. 50

MOYEN AGE

***Premiers mélanges d'histoire du Moyen âge,** par MM. le Prof. A. LUCHAIRE, DUPONT-FERRIER et POUPARDIN. 1 vol. in-8. 3 fr. 50

Deuxièmes mélanges d'histoire du Moyen âge, publiés sous la direct. de M. le Prof. A. LUCHAIRE, par MM. LUCHAIRE, HALPHEN et HUCKEL. 1 vol. in-8. 6 fr.

Troisièmes mélanges d'histoire du Moyen âge, par MM. LUCHAIRE, BEYSSIER, HALPHEN et CORDEY. 1 vol. in-8. 8 fr. 50

***Essai de restitution des plus anciens Mémoriaux de la Chambre des Comptes de Paris,** par MM. J. PETIT, GAVRILOVITCH, MAURY et TÉODORU, préface de M. CH.-V. LANGLOIS, prof. adjoint. 1 vol. in-8. 9 fr.

Constantin V, empereur des Romains (740-775). *Étude d'histoire byzantine*, par A. LOMBARD, licencié ès lettres. Préface de M. Ch. DIEHL, maître de conférences. 1 vol. in-8. 6 fr.

Étude sur quelques manuscrits de Rome et de Paris, par M. le Prof. A. LUCHAIRE, membre de l'Institut. 1 vol. in-8. 6 fr.

PHILOLOGIE et LINGUISTIQUE

***Le dialecte alaman de Colmar (Haute-Alsace) en 1870,** grammaire et lexique, par M. le Prof. VICTOR HENRY. 1 vol. in-8. 8 fr.

***Études linguistiques sur la Basse-Auvergne, phonétique historique du patois de Vinzelles (Puy-de-Dôme),** par ALBERT DAUZAT, préface de M. le Prof. ANT. THOMAS. 1 vol. in-8. 6 fr.

***Antinomies linguistiques,** par M. le Prof. VICTOR HENRY, 1 v. in-8. 2 fr.

Mélanges d'étymologie française, par M. le Prof. A. THOMAS. In-8. 7 fr.

PHILOSOPHIE

L'imagination et les mathématiques selon Descartes, par P. BOUTROUX, licencié ès lettres. 1 vol. in-8. 2 fr.

GÉOGRAPHIE

La rivière Vincent-Pinzon. *Étude sur la cartographie de la Guyane*, par M. le Prof. VIDAL DE LA BLACHE. In-8, avec grav. et planches hors texte. 6 fr.

HISTOIRE CONTEMPORAINE

***Le treize vendémiaire an IV,** par HENRY ZIVY. 1 vol. in-8. 4 fr.

TRAVAUX DE L'UNIVERSITÉ DE LILLE

PAUL FABRE. **La polyptyque du chanoine Benoît,** in-8. 3 fr. 50

MÉDÉRIC DUFOUR. **Sur la constitution rythmique et métrique du drame grec.** 1re série, 4 fr.; 2e série, 2 fr. 50; 3e série, 2 fr. 50.

A. PINLOCHE. * **Principales œuvres de Herbart.** 7 fr. 50

A. PENJON. **Pensée et réalité,** de A. SPIR, trad. de l'allem. in-8. 10 fr.

G. LEFÈVRE. **Les variations de Guillaume de Champeaux et la question des Universaux.** Etude suivie de documents originaux. 1898. 3 fr.

ANNALES DE L'UNIVERSITÉ DE LYON

Lettres intimes de J.-M. Alberoni adressées au comte J. Rocca, par Emile Bourgeois, 1 vol. in-8. 10 fr.
La républ. des Provinces-Unies, France et Pays-Bas espagnols, de 1630 à 1650, par A. Waddington. 2 vol. in-8. 12 fr.
Le Vivarais, essai de géographie régionale, par Burdin. 1 vol. in-8. 6 fr.

*RECUEIL DES INSTRUCTIONS

DONNÉES AUX AMBASSADEURS ET MINISTRES DE FRANCE

DEPUIS LES TRAITÉS DE WESTPHALIE JUSQU'A LA RÉVOLUTION FRANÇAISE

Publié sous les auspices de la Commission des archives diplomatiques au Ministère des Affaires étrangères.

Beaux vol. in-8 rais., imprimés sur pap. de Hollande, avec Introduction et notes.

I. — **AUTRICHE**, par M. Albert Sorel, de l'Académie française. *Épuisé.*
II. — **SUÈDE**, par M. A. Geffroy, de l'Institut. 20 fr.
III. — **PORTUGAL**, par le vicomte de Caix de Saint-Aymour. 20 fr.
IV et V. — **POLOGNE**, par M. Louis Farges. 2 vol. 30 fr.
VI. — **ROME**, par M. G. Hanotaux, de l'Académie française. 20 fr.
VII. — **BAVIÈRE, PALATINAT ET DEUX-PONTS**, par M. André Lebon. 25 fr.
VIII et IX. — **RUSSIE**, par M. Alfred Rambaud, de l'Institut. 2 vol. Le 1er vol. 20 fr. Le second vol. 25 fr.
X. — **NAPLES ET PARME**, par M. Joseph Reinach. 20 fr.
XI. — **ESPAGNE** (1649-1750), par MM. Morel-Fatio et Léonardon (t. I). 20 fr.
XII et XII *bis*. — **ESPAGNE** (1750-1789) (t. II et III), par les mêmes. 40 fr.
XIII. — **DANEMARK**, par M. A. Geffroy, de l'Institut. 14 fr.
XIV et XV. — **SAVOIE-MANTOUE**, par M. Horric de Beaucaire. 2 vol. 40 fr.
XVI. — **PRUSSE**, par M. A. Waddington. 1 vol. (Couronné par l'Institut.) 28 fr.

*INVENTAIRE ANALYTIQUE

DES ARCHIVES DU MINISTÈRE DES AFFAIRES ÉTRANGÈRES

Publié sous les auspices de la Commission des archives diplomatiques

Correspondance politique de MM. de CASTILLON et de MARILLAC, ambassadeurs de France en Angleterre (1537-1542), par M. Jean Kaulek, avec la collaboration de MM. Louis Farges et Germain Lefèvre-Pontalis. 1 vol. in-8 raisin. 15 fr.

Papiers de BARTHÉLEMY, ambassadeur de France en Suisse, de 1792 à 1797 par M. Jean Kaulek. 4 vol. in-8 raisin. I. Année 1792, 15 fr. — II. Janvier-août 1793, 15 fr. — III. Septembre 1793 à mars 1794, 18 fr. — IV. Avril 1794 à février 1795. 20 fr.

Correspondance politique de ODET DE SELVE, ambassadeur de France en Angleterre (1546-1549), par M. G. Lefèvre-Pontalis. 1 vol. in-8 raisin. 15 fr.

Correspondance politique de GUILLAUME PELLICIER, ambassadeur de France à Venise (1540-1542), par M. Alexandre Tausserat-Radel. 1 fort vol. in-8 raisin. 40 fr.

Correspondance des Deys d'Alger avec la Cour de France (1759-1833), recueillie par Eug. Plantet, attaché au Ministère des Affaires étrangères. 2 vol. in-8 raisin avec 2 planches en taille-douce hors texte. 30 fr.

Correspondance des Beys de Tunis et des Consuls de France avec la Cour (1577-1830), recueillie par Eug. Plantet, publiée sous les auspices du Ministère des Affaires étrangères. 3 vol. in-8 raisin. Tome I (1577-1700). *Épuisé.* — Tome II (1700-1770). 20 fr. — Tome III (1770-1830). 20 fr.

*REVUE PHILOSOPHIQUE
DE LA FRANCE ET DE L'ÉTRANGER

Dirigée par Th. RIBOT, Membre de l'Institut, Professeur honoraire au Collège de France.
(30e année, 1905.) — Paraît tous les mois.
Abonnement : Un an : Paris, **30** fr. — Départements et Etranger, **33** fr.
La livraison, **3** fr.
Les années écoulées, chacune **30** francs, et la livraison, **3** fr.
Tables des matières (1876-1887), in-8...... **3** fr. — (1888-1895), in-8...... **3** fr.

REVUE GERMANIQUE (ALLEMAGNE — ANGLETERRE ÉTATS-UNIS — PAYS SCANDINAVES)

Première année, 1905. — Paraît tous les deux mois (*Cinq numéros par an*).
Secrétaire général : M. H. LICHTENBERGER, professeur à l'Université de Nancy.
Secrétaire de la rédaction : M. AYNARD, agrégé d'anglais.
Abonnement : Paris, **14** fr. — Départements et Etranger, **16** fr.
La livraison, **4** fr.

Journal de Psychologie Normale et Pathologique
DIRIGÉ PAR LES DOCTEURS

Pierre JANET et **Georges DUMAS**
Professeur au Collège de France. Chargé de cours à la Sorbonne.
(2e année, 1905.) — Paraît tous les deux mois.
Abonnement : France et Étranger, **14** fr. — La livraison, **2** fr. **60**.
Le prix d'abonnement est de 12 fr. pour les abonnés de la Revue philosophique.

---

*REVUE HISTORIQUE

Dirigée par G. MONOD, Membre de l'Institut, Professeur à la Sorbonne,
Président de la section historique et philologique à l'École des hautes études.
(30e année, 1905.) — Paraît tous les deux mois.
Abonnement : Un an : Paris, **30** fr. — Départements et Etranger, **33** fr.
La livraison, **6** fr.
Les années écoulées, chacune **30** fr.; le fascicule, **6** fr. Les fascicules de la 1re année, **9** fr.

TABLES GÉNÉRALES DES MATIÈRES

I. 1876 à 1880. 3 fr.; pour les abonnés, 1 fr. 50 | III. 1886 à 1890. 5 fr.; pour les abonnés, 2 fr. 50
II. 1881 à 1885. 3 fr.; — 1 fr. 50 | IV. 1891 à 1895. 3 fr.; — 1 fr. 50
V. 1896 à 1900. 3 fr.; pour les abonnés, 1 fr. 50

ANNALES DES SCIENCES POLITIQUES

Revue bimestrielle publiée avec la collaboration des professeurs
et des anciens élèves de l'Ecole libre des Sciences politiques
(20e année, 1905.)
Rédacteur en chef : M. A. VIALLATE, Prof. à l'Ecole.
Abonnement. — Un an : Paris, **18** fr.; Départements et Etranger, **19** fr.
La livraison, **3** fr. **50**.
Les trois premières années (1886-1887-1888), *chacune* **16** *francs; les livraisons, chacune* **5** *francs; la quatrième* (1889) *et les suivantes, chacune* **18** *francs; les livraisons, chacune* **3** *fr.* **50**.

Revue de l'École d'Anthropologie de Paris

Recueil mensuel publié par les professeurs. — (15e année, 1905).
Abonnement : France et Étranger, **10** fr. — Le numéro, **1** fr.
TABLE GÉNÉRALE DES MATIÈRES, 1891-1900... **2** fr.

ANNALES DES SCIENCES PSYCHIQUES

Dirigées par le Dr DARIEX
(15e année, 1905.) — Paraissent tous les deux mois.
Abonnement : France et Etranger, **12** fr. — Le numéro, **2** fr. **50**.

REVUE ÉCONOMIQUE INTERNATIONALE

Mensuelle
Abonnement : Un an, France et Belgique, **50** fr.; autres pays, **56** fr.

Bulletin de la Société libre

BIBLIOTHÈQUE SCIENTIFIQUE
INTERNATIONALE

Publiée sous la direction de M. Émile ALGLAVE

Les titres marqués d'un astérisque * sont adoptés par le *Ministère de l'Instruction publique de France* pour les bibliothèques des lycées et des collèges.

LISTE DES OUVRAGES

103 VOLUMES IN-8, CARTONNÉS A L'ANGLAISE, OUVRAGES A 6, 9 ET 12 FR.

1. TYNDALL (J.). * **Les Glaciers et les Transformations de l'eau,** avec figures. 1 vol. in-8. 7e édition. 6 fr.
2. BAGEHOT. * **Lois scientifiques du développement des nations** dans leurs rapports avec les principes de la sélection naturelle et de l'hérédité. 1 vol. in-8. 6e édition. 6 fr.
3. MAREY. * **La Machine animale,** locomotion terrestre et aérienne, avec de nombreuses fig. 1 vol. in-8. 6e édit. augmentée. 6 fr.
4. BAIN. * **L'Esprit et le Corps.** 1 vol. in-8. 6e édition. 6 fr.
5. PETTIGREW. * **La Locomotion chez les animaux,** marche, natation et vol. 1 vol. in-8, avec figures. 2e édit. 6 fr.
6. HERBERT SPENCER. * **La Science sociale.** 1 v. in-8. 13e édit. 6 fr.
7. SCHMIDT (O.). * **La Descendance de l'homme et le Darwinisme.** 1 vol. in-8, avec fig. 6e édition. 6 fr.
8. MAUDSLEY. * **Le Crime et la Folie.** 1 vol. in-8. 7e édit. 6 fr.
9. VAN BENEDEN. * **Les Commensaux et les Parasites dans le règne animal.** 1 vol. in-8, avec figures. 4e édit. 6 fr.
10. BALFOUR STEWART. * **La Conservation de l'énergie,** suivi d'une *Étude sur la nature de la force,* par M. P. de SAINT-ROBERT, avec figures. 1 vol. in-8. 6e édition. 6 f.
11. DRAPER. **Les Conflits de la science et de la religion.** 1 vol. in-8. 10e édition. 6 fr.
12. L. DUMONT. * **Théorie scientifique de la sensibilité. Le plaisir et la douleur.** 1 vol. in-8. 4e édition. 6 fr.
13. SCHUTZENBERGER. * **Les Fermentations.** 1 vol. in-8, avec fig. 6e édit. 6 fr.
14. WHITNEY. * **La Vie du langage.** 1 vol. in-8. 4e édit. 6 fr.
15. COOKE et BERKELEY. * **Les Champignons.** 1 vol. in-8, avec figures. 4e édition. 6 fr.
16. BERNSTEIN. * **Les Sens.** 1 vol. in-8, avec 91 fig. 5e édit. 6 fr.
17. BERTHELOT. * **La Synthèse chimique.** 1 vol. in-8. 8e édit. 6 fr.
18. NIEWENGLOWSKI (H.). * **La photographie et la photochimie.** 1 vol. in-8, avec gravures et une planche hors texte. 6 fr.
19. LUYS. * **Le Cerveau et ses fonctions.** *Épuisé.*
20. STANLEY JEVONS. * **La Monnaie et le Mécanisme de l'échange.** 1 vol. in-8. 5e édition. 6 fr.
21. FUCHS. * **Les Volcans et les Tremblements de terre.** 1 vol. in-8, avec figures et une carte en couleurs. 5e édition. 6 fr.
22. GÉNÉRAL BRIALMONT. * **Les Camps retranchés et leur rôle dans la défense des États,** avec fig. dans le texte et 2 planches hors texte. 3e édit. *Épuisé.*
23. DE QUATREFAGES. * **L'Espèce humaine.** 1 v. in-8. 13e édit. 6 fr.

25. ROSENTHAL. * **Les Nerfs et les Muscles.** 1 vol. in-8, avec 75 figures. 3e édition. *Epuisé.*

26. BRUCKE et HELMHOLTZ. * **Principes scientifiques des beaux-arts.** 1 vol. in-8, avec 39 figures. 4e édition. 6 fr.

27. WURTZ. * **La Théorie atomique.** 1 vol. in-8. 8e édition. 6 fr.

28-29. SECCHI (le père). * **Les Étoiles.** 2 vol. in-8, avec 63 figures dans le texte et 17 pl. en noir et en couleurs hors texte. 3e édit. 12 fr.

30. JOLY. * **L'Homme avant les métaux.** 1 v. in-8, avec fig. 4e éd. *Épuisé.*

31. A. BAIN. * **La Science de l'éducation.** 1 vol. in-8. 9e édit. 6 fr.

32-33. THURSTON (R.). * **Histoire de la machine à vapeur,** précédée d'une Introduction par M. Hirsch. 2 vol. in-8, avec 140 figures dans le texte et 16 planches hors texte. 3e édition. 12 fr.

34. HARTMANN (R.). * **Les Peuples de l'Afrique.** 1 vol. in-8, avec figures. 2e édition. *Épuisé.*

35. HERBERT SPENCER. * **Les Bases de la morale évolutionniste.** 1 vol. in-8. 6e édition. 6 fr.

36. HUXLEY. * **L'Écrevisse,** introduction à l'étude de la zoologie. 1 vol. in-8, avec figures. 2e édition. 6 fr.

37. DE ROBERTY. * **La Sociologie.** 1 vol. in-8. 3e édition. 6 fr.

38. ROOD. * **Théorie scientifique des couleurs.** 1 vol. in-8, avec figures et une planche en couleurs hors texte. 2e édition. 6 fr.

39. DE SAPORTA et MARION. * **L'Évolution du règne végétal** (les Cryptogames). 1 vol. in-8, avec figures. 6 fr.

40-41. CHARLTON BASTIAN. * **Le Cerveau, organe de la pensée chez l'homme et chez les animaux.** 2 vol. in-8, avec figures. 2e éd. 12 fr.

42. JAMES SULLY. * **Les Illusions des sens et de l'esprit.** 1 vol. in-8, avec figures. 3e édit. 6 fr.

43. YOUNG. * **Le Soleil.** 1 vol. in-8, avec figures. *Épuisé.*

44. DE CANDOLLE. * **L'Origine des plantes cultivées.** 4e éd. 1 v in-8. 6 fr.

45-46. SIR JOHN LUBBOCK. * **Fourmis, abeilles et guêpes.** 2 vol. in-8, avec 65 figures dans le texte et 13 planches hors texte, dont 5 coloriées. *Épuisé.*

47. PERRIER (Edm.). **La Philosophie zoologique avant Darwin.** 1 vol. in-8. 3e édition. 6 fr.

48. STALLO. * **La Matière et la Physique moderne.** 1 vol. in-8. 3e éd., précédé d'une Introduction par Ch. Friedel. 6 fr.

49. MANTEGAZZA. **La Physionomie et l'Expression des sentiments.** 1 vol. in-8. 3e édit., avec huit planches hors texte. 6 fr.

50. DE MEYER. * **Les Organes de la parole et leur emploi pour la formation des sons du langage.** 1 vol. in-8, avec 51 figures, précédé d'une Introd. par M. O. Claveau. 6 fr.

51. DE LANESSAN. * **Introduction à l'Étude de la botanique** (le Sapin). 1 vol. in-8. 2e édit., avec 143 figures. 6 fr.

52-53. DE SAPORTA et MARION. * **L'Évolution du règne végétal** (les Phanérogames). 2 vol. in-8, avec 136 figures. 12 fr.

54. TROUESSART. * **Les Microbes, les Ferments et les Moisissures.** 1 vol. in-8. 2e édit., avec 107 figures. 6 fr.

55. HARTMANN (R.). * **Les Singes anthropoïdes.** *Épuisé.*

56. SCHMIDT (O.). * **Les Mammifères dans leurs rapports avec leurs ancêtres géologiques.** 1 vol. in-8, avec 51 figures. 6 fr.

57. BINET et FÉRÉ. **Le Magnétisme animal.** 1 vol. in-8. 4e édit. 6 fr.

58-59. ROMANES. * **L'Intelligence des animaux.** 2 v. in-8. 3e édit. 12 fr.

60. LAGRANGE (F.). **Physiol. des exerc. du corps.** 1 v. in-8. 7e éd. 6 fr.

61. DREYFUS. * **Évol. des mondes et des sociétés.** 1 v. in-8 3e édit. 6 fr.

62. DAUBRÉE. * **Les Régions invisibles du globe et des espaces célestes.** 1 vol. in-8, avec 85 fig. dans le texte. 2e édit. 6 fr.

65. RICHET (Ch.). **La Chaleur animale.** 1 vol. in-8, avec figures. 6 fr.
66. FALSAN (A.). ***La Période glaciaire.** 1 vol. in-8, avec 105 figures et 2 cartes. *Épuisé.*
67. BEAUNIS (H.). **Les Sensations internes.** 1 vol. in-8. 6 fr.
68. CARTAILHAC (E.). **La France préhistorique**, d'après les sépultures et les monuments. 1 vol. in-8, avec 162 figures. 2e édit. 6 fr.
69. BERTHELOT. ***La Révol. chimique, Lavoisier.** 1 vol. in-8. 2e éd. 6 fr.
70. SIR JOHN LUBBOCK. ***Les Sens et l'instinct chez les animaux**, principalement chez les insectes. 1 vol. in-8, avec 150 figures. 6 fr.
71. STARCKE. ***La Famille primitive.** 1 vol. in-8. 6 fr.
72. ARLOING. ***Les Virus.** 1 vol. in-8, avec figures. 6 fr.
73. TOPINARD. ***L'Homme dans la Nature.** 1 vol. in-8, avec fig. 6 fr.
74. BINET (Alf.). ***Les Altérations de la personnalité.** 1 vol. in-8, avec figures. 2e édit. 6 fr.
75. DE QUATREFAGES (A.). ***Darwin et ses précurseurs français.** 1 vol. in-8. 2e édition refondue. 6 fr.
76. LEFÈVRE (A.). ***Les Races et les langues.** 1 vol. in-8. 6 fr.
77-78. DE QUATREFAGES (A.). ***Les Emules de Darwin.** 2 vol. in-8, avec préfaces de MM. E. Perrier et Hamy. 12 fr.
79. BRUNACHE (P.). ***Le Centre de l'Afrique. Autour du Tchad.** 1 vol. in-8, avec figures. 6 fr.
80. ANGOT (A.). ***Les Aurores polaires.** 1 vol. in-8, avec figures. 6 fr.
81. JACCARD. ***Le pétrole, le bitume et l'asphalte** au point de vue géologique. 1 vol. in-8, avec figures. 6 fr.
82. MEUNIER (Stan.). ***La Géologie comparée.** 2e éd. In-8, avec fig. 6 fr.
83. LE DANTEC. ***Théorie nouvelle de la vie.** 3e éd. 1 v. in-8, avec fig. 6 fr.
84. DE LANESSAN. ***Principes de colonisation.** 1 vol. in-8. 6 fr.
85. DEMOOR, MASSART et VANDERVELDE. ***L'évolution régressive en biologie et en sociologie.** 1 vol. in-8, avec gravures. 6 fr.
86. MORTILLET (G. de). ***Formation de la Nation française.** 2e édit. 1 vol. in-8, avec 150 gravures et 18 cartes. 6 fr.
87. ROCHÉ (G.). ***La Culture des Mers** (piscifacture, pisciculture, ostréiculture). 1 vol. in-8, avec 81 gravures. 6 fr.
88. COSTANTIN (J.). ***Les Végétaux et les Milieux cosmiques** (adaptation, évolution). 1 vol. in-8, avec 171 gravures. 6 fr.
89. LE DANTEC. **L'évolution individuelle et l'hérédité.** 1 vol. in-8. 6 fr.
90. GUIGNET et GARNIER. ***La Céramique ancienne et moderne.** 1 vol., avec grav. 6 fr.
91. GELLÉ (E.-M.). ***L'audition et ses organes.** 1 v. in-8, avec gr. 6 fr.
92. MEUNIER (St.). ***La Géologie expérimentale.** 2e éd. In-8, av. gr. 6 fr.
93. COSTANTIN (J.). ***La Nature tropicale.** 1 vol. in-8, avec grav. 6 fr.
94. GROSSE (E.). ***Les débuts de l'art.** Introduction de L. Marillier. 1 vol in-8, avec 32 gravures dans le texte et 3 pl. hors texte. 6 fr.
95. GRASSET (J.). **Les Maladies de l'orientation et de l'équilibre.** 1 vol. in-8, avec gravures. 6 fr.
96. DEMENŸ (G.). ***Les bases scientifiques de l'éducation physique.** 1 vol. in-8, avec 198 gravures. 2e édit. 6 fr.
97. MALMÉJAC (F.). ***L'eau dans l'alimentation.** 1 v. in-8, av. grav. 6 fr.
98. MEUNIER (Stan.). ***La géologie générale.** 1 v. in-8, av. grav. 6 fr.
99. DEMENŸ (G.). **Mécanisme et éducation des mouvements.** 2e édit. 1 vol. in-8, avec 565 gravures. 9 fr.
100. BOURDEAU (L.). **Histoire de l'habillement et de la parure.** 1 vol. in-8 6 fr.
101. MOSSO (A.). **Les exercices physiques et le développement intellectuel.** 1 vol. in-8. 6 fr.
102. LE DANTEC (F.). **Les lois naturelles.** 1 vol. in-8. avec grav. 6 fr.
103. NORMAN LOCKYER. **L'évolution inorganique.** 1 vol. in-8, avec gravures. 6 fr.

LISTE PAR ORDRE DE MATIÈRES DES VOLUMES

COMPOSANT LA

BIBLIOTHÈQUE SCIENTIFIQUE INTERNATIONALE

(103 volumes parus)

PHYSIOLOGIE

LE DANTEC. Théorie nouvelle de la vie.
GELLÉ (E.-M.). L'audition et ses organes, *ill.*
BINET et FÉRÉ. Le Magnétisme animal, *illustré.*
BINET. Les Altérations de la personnalité, *illustré.*
BERNSTEIN. Les Sens, *illustré.*
MAREY. La Machine animale, *illustré.*
PETTIGREW. La Locomotion chez les animaux, *ill.*
JAMES SULLY. Les Illusions des sens et de l'esprit, *illustré.*
DE MEYER. Les Organes de la parole, *illustré.*
LAGRANGE. Physiologie des exercices du corps.
RICHET (Ch.). La Chaleur animale, *illustré.*
BEAUNIS. Les Sensations internes.
ARLOING. Les Virus, *illustré.*
DEMENY. Bases scientifiques de l'éducation physique, *illustré.* 9 fr.
DEMENY. Mécanisme et éducation des mouvements, *illustré.*

PHILOSOPHIE SCIENTIFIQUE

ROMANES. L'Intelligence des animaux. 2 vol. *illust.*
LUYS. Le Cerveau et ses fonctions, *illustré.*
CHARLTON BASTIAN. Le Cerveau et la Pensée chez l'homme et les animaux. 2 vol. *illustrés.*
BAIN. L'Esprit et le Corps.
MAUDSLEY. Le Crime et la Folie.
LÉON DUMONT. Théorie scientifique de la sensibilité.
PERRIER. La Philosophie zoologique avant Darwin.
STALLO. La Matière et la Physique moderne.
MANTEGAZZA. La Physionomie et l'Expression des sentiments, *illustré.*
DREYFUS. L'Évolution des mondes et des sociétés.
LUBBOCK. Les Sens et l'Instinct chez les animaux, *illustré.*
LE DANTEC. L'évolution individuelle et l'hérédité.
LE DANTEC. Les lois naturelles, *illustré.*
GRASSET. Les maladies de l'orientation et de l'équilibre. *illustré.*
NORMAN LOCKYER. L'évolution inorganique.

ANTHROPOLOGIE

MORTILLET (G. DE). Formation de la nation française, *illustré.*
DE QUATREFAGES. L'Espèce humaine.
LUBBOCK. L'Homme préhistorique. 2 vol. *illustrés.*
CARTAILHAC. La France préhistorique, *illustré.*
TOPINARD. L'Homme dans la nature, *illustré.*
LEFÈVRE. Les Races et les langues.
BRUNACHE. Le Centre de l'Afrique. Autour du Tchad, *illustré.*

ZOOLOGIE

ROCHÉ (G.). La Culture des mers, *illustré.*
SCHMIDT. Les Mammifères dans leurs rapports avec leurs ancêtres géologiques, *illustré.*
SCHMIDT. Descendance et Darwinisme, *illustré.*
HUXLEY. L'Écrevisse (Introduction à la zoologie), *illustré.*
VAN BENEDEN. Les Commensaux et les Parasites du règne animal, *illustré.*
LUBBOCK. Fourmis, Abeilles et Guêpes. 2 vol. *illustrés.*
TROUESSART. Les Microbes, les Ferments et les Moisissures, *illustré.*
HARTMANN. Les Singes anthropoïdes et leur organisation comparée à celle de l'homme, *illustré.*
DE QUATREFAGES. Darwin et ses précurseurs français.
DE QUATREFAGES. Les Emules de Darwin. 2 vol.

BOTANIQUE — GÉOLOGIE

DE SAPORTA et MARION. L'Évolution du règne végétal (les Cryptogames), *illustré.*
DE SAPORTA et MARION. L'Évolution du règne végétal (les Phanérogames). 2 vol. *illustrés.*
COOKE et BERKELEY. Les Champignons, *illustré.*
DE CANDOLLE. Origine des plantes cultivées.
DE LANESSAN. Le Sapin (Introduction à la botanique), *illustré.*
FUCHS. Volcans et Tremblements de terre, *illustré.*
DAUBRÉE. Les Régions invisibles du globe et des espaces célestes, *illustré.*
JACCARD. Le Pétrole, l'Asphalte et le Bitume, *ill.*
MEUNIER (St.). La Géologie comparée, *illustré.*
MEUNIER (St.). La Géologie expérimentale, *ill.*
MEUNIER (St.). La Géologie générale, *illustré.*
COSTANTIN (J.) Les Végétaux et les milieux cosmiques, *illustré.*
COSTANTIN (J.). La Nature tropicale, *illustré.*

CHIMIE

WURTZ. La Théorie atomique.
BERTHELOT. La Synthèse chimique.
BERTHELOT. La Révolution chimique : Lavoisier.
SCHUTZENBERGER. Les Fermentations, *illustré.*
MALMÉJAC. L'Eau dans l'alimentation, *illustré.*

ASTRONOMIE — MÉCANIQUE

SECCHI (le Père). Les Étoiles. 2 vol. *illustrés.*
YOUNG. Le Soleil, *illustré.*
ANGOT. Les Aurores polaires, *illustré.*
THURSTON. Histoire de la machine à vapeur. 2 v. *ill.*

PHYSIQUE

BALFOUR STEWART. La Conservation de l'énergie, *illustré.*
TYNDALL. Les Glaciers et les Transformations de l'eau, *illustré.*

THÉORIE DES BEAUX-ARTS

GROSSE. Les débuts de l'art, *illustré.*
GUIGNET et GARNIER. La Céramique ancienne et moderne, *illustré.*
BRUCKE et HELMHOLTZ. Principes scientifiques des beaux-arts, *illustré.*
ROOD. Théorie scientifique des couleurs, *illustré.*
P. BLASERNA et HELMHOLTZ. Le Son et la Musique, *illustré.*

SCIENCES SOCIALES

HERBERT SPENCER. Introduction à la science sociale.
HERBERT SPENCER. Les Bases de la morale évolutionniste.
A. BAIN. La Science de l'éducation.
DE LANESSAN. Principes de colonisation.
DEMOOR, MASSART et VANDERVELDE. L'Évolution régressive en biologie et en sociologie, *illustré.*
BAGEHOT. Lois scientifiques du développement des nations.
DE ROBERTY. La Sociologie.
DRAPER. Les Conflits de la science et de la religion.
STANLEY JEVONS. La Monnaie et le Mécanisme de l'échange.
WHITNEY. La Vie du langage.
STARCKE. La Famille primitive, ses origines, son développement.
BOURDEAU. Hist. de l'habillement et de la parure.
MOSSO (A.). Les exercices physiques et le développement intellectuel.

RÉCENTES PUBLICATIONS
HISTORIQUES, PHILOSOPHIQUES ET SCIENTIFIQUES
qui ne se trouvent pas dans les collections précédentes.

ALAUX. **Esquisse d'une philosophie de l'être.** In-8. 1 fr.
— **Les Problèmes religieux au XIXe siècle.** 1 vol. in-8. 7 fr. 50
— **Philosophie morale et politique.** In-8. 1893. 7 fr. 50
— **Théorie de l'âme humaine.** 1 vol. in-8. 1895. 10 fr. (Voy. p. 2.)
— **Dieu et le Monde.** *Essai de phil. première.* 1901. 1 vol. in-12. 2 fr. 50
ALTMEYER. **Les Précurs. de la réforme aux Pays-Bas** 2 v. in-8. 12 fr.
AMIABLE (Louis). **Une loge maçonnique d'avant 1789.** 1 v. in-8. 6 fr.
Annales de sociologie et mouvement sociologique (Première année, 1900-1901), publ. par la Soc. belge de Sociologie. 1 vol. in-8. 1903. 12 fr.
ANSIAUX (M.). **Heures de travail et salaires.** In-8. 1896. 5 fr.
ARNAUNE (A.), directeur de la Monnaie. **La monnaie, le crédit et le change,** 2e édition, revue et augmentée. 1 vol. in-8. 1902. 8 fr.
ARRÉAT. **Une Éducation intellectuelle.** 1 vol. in-18. 2 fr. 50
— **Journal d'un philosophe.** 1 vol. in-18. 3 fr. 50 (Voy. p. 2 et 5.)
Autour du monde, par les BOURSIERS DE VOYAGE DE L'UNIVERSITÉ DE PARIS. (*Fondation Albert Kahn*). 1 vol. gr. in-8. 1904. 10 fr.
AZAM. **Hypnotisme et double conscience.** 1 vol. in-8. 9 fr.
BAISSAC (J.). **Les Origines de la religion.** 2 vol. in-8. 12 fr.
BALFOUR STEWART et TAIT. **L'Univers invisible.** 1 vol. in-8. 7 fr.
BARTHÉLEMY-SAINT-HILAIRE. (Voy. pages 6 et 11, ARISTOTE.)
— ***Victor Cousin**, sa vie, sa correspondance. 3 vol. in-8. 1895. 30 fr.
BERNATH (de). **Cléopâtre.** *Sa vie, son règne.* 1 vol in-8. 1903. 8 fr.
BERTAULD (P.-A.). **Positivisme et philos. scientif.** In-12. 1899. 3 fr. 50
BERTON (H.), docteur en droit. **L'évolution constitutionnelle du second empire.** Doctrines, textes, histoire. 1 fort vol. in-8. 1900. 12 fr.
BLONDEAU (C.). **L'absolu et sa loi constitutive.** 1 vol. in-8. 1897. 6 fr.
*BLUM (E.), agrégé de philosophie. **La Déclaration des Droits de l'homme.** Texte et commentaire. Préface de M. G. COMPAYRÉ, recteur de l'Académie de Lyon. Récomp. par l'Institut. 2e édit. 1 vol. in-8. 1902. 3 fr. 75
BOILLEY (P.). **La Législation internationale du travail.** In-12. 3 fr.
— **Les trois socialismes** : anarchisme, collectivisme, réformisme. 3 fr. 50
— **De la production industrielle.** In-12. 1899. 2 fr. 50
BOURDEAU (Louis). **Théorie des sciences.** 2 vol. in-8. 20 fr.
— **La Conquête du monde animal.** In-8. 5 fr.
— **La Conquête du monde végétal.** In-8. 1893. 5 fr.
— **L'Histoire et les historiens.** 1 vol. in-8. 7 fr. 50
— ***Histoire de l'alimentation.** 1894. 1 vol. in-8. 5 fr. (V. p. 6.)
BOUTROUX (Em.). ***De l'idée de loi naturelle dans la science et la philosophie.** 1 vol. in-8. 1895. 2 fr. 50. (V. p. 2 et 6.)
BRANDON-SALVADOR (Mme). **A travers les moissons.** *Ancien Test. Talmud. Apocryphes. Poètes et moralistes juifs du moyen âge* In-16. 1903. 4 fr.
BRASSEUR. **La question sociale.** 1 vol. in-8. 1900. 7 fr. 50
BROOKS ADAMS. **Loi de la civilisat. et de la décad.** In-8. 1899. 7 fr. 50
BROUSSEAU (K.). **L'éducation des nègres aux États-Unis.** 1904. 1 vol. in-8. 7 fr. 50
BUCHER (Karl). **Études d'histoire et d'économie polit.** In-8. 1901. 6 fr.
BUNGE (N.-Ch.). **Littérature poli-économique.** 1 vol. in-8. 1898. 7 fr. 50
BUNGE (C. O.). **Psychologie individuelle et sociale.** In-16. 1904. 3 fr.
CANTON (G.). **Napoléon antimilitariste.** 1902. 1 vol. in-12. 3 fr. 50
CARDON (G.). ***Les Fondateurs de l'Université de Douai.** In-8. 10 fr.
CELS (A.). **Science de l'homme et anthropologie.** 1904. 1 vol. in-8. 7 fr. 50
CLAMAGERAN. **La Réaction économique et la démocratie.** In-18. 1 fr. 25
— **La lutte contre le mal.** 1 vol. in-18. 1897. 3 fr. 50
— **Études politiques, économiques et administratives.** Préface de M. BERTHELOT. 1 vol. in-8. 1904. 10 fr.

COMBARIEU (J.). ***Les rapports de la musique et de la poésie** considérés au point de vue de l'expression. 1 vol. in-8. 1893. 7 fr. 50
CONGRÈS :
Éducation sociale (Congrès de l'), Paris 1900. 1 vol. in-8. 1901. 10 fr.
Psychologie (IVe Congrès international), Paris 1900. 1 vol in-8. 1901. 20 fr.
Sciences sociales (Premier Congrès de l'enseignement des). Paris 1900. 1 vol. in-8. 1901. 7 fr. 50
COSTE (Ad.). **Hygiène sociale contre le paupérisme.** In-8. 6 fr.
— **Nouvel exposé d'économie politique et de physiologie sociale.** In-18. 3 fr. 50 (Voy. p. 2, 6 et 30.)
COUTURAT (Louis). ***De l'infini mathématique.** In-8. 1896. 12 fr.
DANY (G.), docteur en droit. ***Les idées politiques en Pologne à la fin du XVIIIe siècle.** *La Constit. du 3 mai 1793*, in-8, 1901. 6 fr.
DAREL (Th.). **La Folie.** *Ses causes. Sa thérapeutique.* 1901, in-12. 4 fr.
— **Le peuple-roi.** *Essai de sociologie universaliste.* In-8. 1904. 3 fr. 50
DAURIAC. **Croyance et réalité.** 1 vol. in-18. 1889. 3 fr. 50
— **Le Réalisme de Reid.** In-8. 1 fr. (V. p. 2 et 6.)
DAUZAT (A.), docteur en droit. **Du Rôle des Chambres en matière de traités internationaux.** 1 vol. grand in-8, 1899. 5 fr. (V. p. 18.)
DEFOURNY (M.). **La sociologie positiviste.** *Auguste Comte.* In-8. 1902. 6 fr.
DERAISMES (Mlle Maria). **Œuvres complètes.** 4 vol. Chacun. 3 fr. 50
DESCHAMPS. **Principes de morale sociale.** 1 vol. in-8. 1903. 3 fr. 50.
DESPAUX. **Genèse de la matière et de l'énergie.** In-8. 1900. 4 fr.
DOLLOT (R.), docteur en droit. **Les origines de la neutralité de la Belgique** (1609-1830). 1 vol. in-8. 1902. 10 fr.
DOUHÉRET. ***Idéologie,** discours sur la philos. prem. In-18. 1900. 1 fr. 25
DROZ (Numa). **Études et portraits politiques.** 1 vol. in-8. 1895. 7 fr. 50
— **Essais économiques.** 1 vol. in-8. 1896. 7 fr. 50
— **La démocratie fédérative et le socialisme d'État.** In-12. 1 fr.
DUBUC (P.). ***Essai sur la méthode en métaphysique.** 1 vol. in-8. 5 fr.
DUGAS (L.). ***L'amitié antique.** 1 vol. in-8. 1895. 7 fr. 50 (V. p. 2.)
DUNAN. ***Sur les formes à priori de la sensibilité.** 1 vol. in-8. 5 fr.
— **Zénon d'Élée et le mouvement.** In-8. 1 fr. 50 (V. p. 2.)
DUNANT (E.). **Les relations diplomatiques de la France et de la République helvétique** (1798-1803). 1 vol. in-8. 1902. 20 fr.
DU POTET. **Traité complet de magnétisme.** 5e éd. 1 vol. in-8. 8 fr.
— **Manuel de l'étudiant magnétiseur.** 6e éd., gr. in-18, avec fig. 3 fr. 50
— **Le magnétisme opposé à la médecine.** 1 vol. in-8. 6 fr.
DUPUY (Paul). **Les fondements de la morale.** In-8. 1900. 5 fr.
— **Méthodes et concepts.** 1 vol. in-8. 1903. 5 fr.
***Entre Camarades.** Ouvr. publié par la Soc. des anciens élèves de la Faculté des lettres de l'Univ. de Paris. *Histoire, littératures ancienne, française, étrangère, philologie, philosophie, journalisme.* 1901, in-8. 10 fr.
ESPINAS (A.). ***Les Origines de la technologie.** 1 vol. in-8. 1897. 5 fr.
FEDERICI. **Les Lois du progrès.** 2 vol. in-8. Chacun. 6 fr.
FERRÈRE (F.). **La situation religieuse de l'Afrique romaine** depuis la fin du IVe siècle jusqu'à l'invasion des Vandales. 1 v. in-8. 1898. 7 fr. 50
FERRIÈRE (Em.). **Les Apôtres,** essai d'histoire religieuse. 1 vol. in-12. 4 fr. 50
— **L'Ame est la fonction du cerveau.** 2 volumes in-18. 7 fr.
— **Le Paganisme des Hébreux.** 1 vol. in-18. 3 fr. 50
— **La Matière et l'Énergie.** 1 vol. in-18. 3 fr. 50
— **L'Ame et la Vie.** 1 vol. in-18. 4 fr. 50
— **Les Mythes de la Bible.** 1 vol. in-18. 1893. 3 fr. 50
— **La Cause première d'après les données expérim.** In-18. 1896. 3 fr. 50
— **Étymologie de 400 prénoms.** In-18. 1898. 1 fr. 50 (V. p. 11 et 30).
FLEURY (M. de). **Introd. à la méd. de l'Esprit.** in-8. 6e éd. 7 fr. 50 (V. p. 3).
FLOURNOY. **Des phénomènes de synopsie.** In-8. 1893. 6 fr.
— **Des Indes à la planète Mars.** 1 vol. in-8, avec grav. 3e éd. 1900. 8 fr.
— **Nouv. observ. sur un cas de somnambulisme.** In-8. 1902. 5 fr.

et tr. manuel. — J. Bardoux. *Prem. efforts et prem. année.* In-16. 1 fr. 50
GELEY (V.). **Les preuves du transformisme et les enseignements de la doctrine évolutionniste.** 1 vol. in-8. 1901. 6 fr.
GOBLET D'ALVIELLA. **L'Idée de Dieu,** d'après l'anthr. et l'histoire. In-8. 6 fr.
— **La représentation proportionnelle en Belgique,** 1900. 4 fr. 50
GOURD. **Le Phénomène.** 1 vol. in-8. 7 fr. 50
GREEF (Guillaume de). **Introduction à la Sociologie.** 2 vol. in-8. 10 fr.
— **L'évol. des croyances et des doctr. polit.** In-12. 1895. 4 fr. (V. p. 3 et 7.)
GRIMAUX (Ed.). ***Lavoisier (1748-1794),** d'après sa correspondance et divers documents inédits. 1 vol. gr. in-8, avec gravures. 3ᵉ éd. 1898. 15 fr.
GRIVEAU (M.). **Les Éléments du beau.** In-18. 4 fr. 50
— **La Sphère de beauté,** 1901. 1 vol. in-8. 10 fr.
GUYAU. **Vers d'un philosophe.** In-18. 3ᵉ édit. 3 fr. 50 (Voy. p. 3, 7 et 11.)
GYEL (Dʳ E.). **L'être subconscient.** 1 vol. in-8. 1899. 4 fr.
HALLEUX (J.). **Les principes du positivisme contemporain,** exposé et critique. (Ouvrage récompensé par l'Institut). 1 vol. in-12. 1895. 3 fr. 50
— **L'Evolutionnisme en morale** (*H. Spencer*). In-12. 1901. 3 fr. 50
HARRACA (J.-M.). **Contribution à l'étude de l'Hérédité et des principes de la formation des races.** 1 vol. in-18. 1898. 2 fr.
HENNEGUY (Félix). **Le Sphinx.** Poèmes dramatiques, 1 v. in-18. 1899. 3 fr. 50
— **Les Aïeux.** Poèmes dramatiques. 1 vol. in-18. 1901. 3 fr. 50
HIRTH (G.). **La Vue plastique, fonction de l'écorce cérébrale.** In-8. Trad. de l'allem. par L. Arréat, avec grav. et 34 pl. 8 fr. (Voy. p. 8.)
— **Pourquoi sommes-nous distraits?** 1 vol. in-8. 1895. 2 fr.
HOCQUART (E.). **L'Art de juger le caractère des hommes sur leur écriture,** préface de J. Crépieux-Jamin. Br. in-8. 1898. 1 fr.
HORVATH, KARDOS et ENDRODI. ***Histoire de la littérature hongroise,** adapté du hongrois par J. Kont. Gr. in-8, avec gr. 1900. Br. 10 fr. Rel. 15 fr.
ICARD. **Paradoxes ou vérités.** 1 vol. in-12. 1895. 3 fr. 50
JANSSENS. **Le néo-criticisme de Ch. Renouvier.** In-16. 1904. 3 fr. 50
JOURDY (Général), **L'instruction de l'armée française,** de 1815 à 1902. 1 vol. in-16. 1903. 3 fr. 50
JOYAU. **De l'Invention dans les arts et dans les sciences.** 1 v. in-8. 5 fr.
— **Essai sur la liberté morale.** 1 vol. in-18. 3 fr. 50
KARPPE (S.), docteur ès lettres. **Les origines et la nature du Zohar,** précédé d'une *Etude sur l'histoire de la Kabbale.* 1901. In-8. 7 fr. 50
KAUFMANN. **La cause finale et son importance.** In-12. 2 fr. 50
KINGSFORD (A.) et MAITLAND (E.). **La Voie parfaite ou le Christ ésotérique,** précédé d'une préface d'Edouard Schuré. 1 vol. in-8. 1892. 6 fr.
KOSTYLEFF. **L'Esquisse d'une évolution dans l'histoire de la philosophie.** 1 vol. in-16. 1903. 2 fr. 50
KUFFERATH (Maurice). **Musiciens et philosophes.** (Tolstoï, Schopenhauer, Nietzsche, Richard Wagner). 1 vol. in-12. 1899. 3 fr. 50
LAFONTAINE. **L'art de magnétiser.** 7ᵉ édit. 1 vol. in-8. 5 fr.
— **Mémoires d'un magnétiseur.** 2 vol. gr. in-18. 7 fr.
LANESSAN (de). **Le Programme maritime de 1900-1906.** In-12. 2ᵉ éd. 1903. 3 fr. 50
LAVELEYE (Em. de). **De l'avenir des peuples catholiques.** In-8. 25 c.
— **Essais et Études.** Première série (1861-1875). — Deuxième série (1875-1882). — Troisième série (1892-1894). Chaque vol. in-8. 7 fr. 50
LEMAIRE (P.). **Le cartésianisme chez les Bénédictins.** In-8. 6 fr. 50
LEMAITRE (J.), professeur au Collège de Genève. **Audition colorée et Phénomènes connexes observés chez des écoliers.** In-12. 1900. 4 fr.
LETAINTURIER (J.). **Le socialisme devant le bon sens.** In-18. 1 fr. 50
LEVI (Eliphas). **Dogme et rituel de la haute magie.** 3ᵉ édit. 2 vol. in-8, avec 24 figures. 18 fr.
— **Histoire de la magie.** Nouvelle édit. 1 vol. in-8, avec 90 fig. 12 fr.
— **La clef des grands mystères.** 1 vol. in-8, avec 22 pl. 12 fr.
— **La science des esprits.** 1 vol. 7 fr.
LÉVY (Albert). ***Psychologie du caractère.** In-8. 1896. 5 fr.

LÉVY-SCHNEIDER (L.), docteur ès lettres. **Le conventionnel Jeanbon Saint-André** (1749-1813). 1901. 2 vol. in-8. 15 fr.
LICHTENBERGER (A.). **Le socialisme au XVIIIe siècle**. In-8. 1895. 7 fr. 50
MABILLEAU (L.). ***Histoire de la philos. atomistique**. In-8. 1895. 12 fr.
MAINDRON (Ernest). ***L'Académie des sciences** (Histoire de l'Académie; fondation de l'Institut national; Bonaparte, membre de l'Institut). In-8 cavalier, 53 grav., portraits, plans, 8 pl. hors texte et 2 autographes. 12 fr.
MALCOLM MAC COLL. **Le Sultan et les grandes puissances**. In-8. 5 fr.
MANACÉINE (Marie de). **L'anarchie passive et Tolstoï**. In-18. 2 fr.
MANDOUL (J.) **Un homme d'État italien: Joseph de Maistre**. In-8. 8 fr.
MARIÉTAN (J.). **Problème de la classification des sciences, d'Aristote à saint Thomas**. 1 vol. in-8. 1901. 3 fr.
MATAGRIN **L'esthétique de Lotze**. 1 vol. in-12. 1900. 2 fr.
MATTEUZZI. **Les facteurs de l'évolution des peuples**. In-8. 1900. 6 fr.
MERCIER (Mgr). **Les origines de la psych. contemp.** In-12. 1898. 5 fr.
— **La Définition philosophique de la vie**. Broch. in-8. 1899. 1 fr. 50
MILHAUD (G.) ***Le positiv. et le progrès de l'esprit**. In-12. 1902. 2 fr. 50
MISMER (Ch.). **Principes sociologiques**. 1 vol. in-8. 2e éd. 1897. 5 fr.
MONNIER (Marcel). ***Le drame chinois**. 1 vol. in-16. 1900. 2 fr. 50
MORIAUD (P.). **La liberté et la conduite humaine** In-12. 1897. 3 fr. 50
NEPLUYEFF (N. de). **La confrérie ouvrière et ses écoles**, in-12. 2 fr.
NODET (V.). **Les agnoscies, la cécité psychique**. In-8. 1899. 4 fr.
NOVICOW (J.). **La Question d'Alsace-Lorraine**. In-8. 1 fr. (V. p. 4, 9 et 17.)
— **La Fédération de l'Europe**. 1 vol. in-18. 2e édit. 1901. 3 fr. 50
— **L'affranchissement de la femme**. 1 vol. in-16. 1903. 3 fr.
PARIS (Comte de). **Les Associations ouvrières en Angleterre** (Trades-unions). 1 vol. in-18. 7e édit. 1 fr. — Édition sur papier fort. 2 fr. 50
PAUL-BONCOUR (J.). **Le fédéralisme économique**, préf. de M. WALDECK-ROUSSEAU. 1 vol. in-8. 2e édition. 1901. 6 fr.
PAULHAN (Fr.). **Le Nouveau mysticisme**. 1 vol. in-18. 1891. 2 fr. 50
PELLETAN (Eugène). ***La Naissance d'une ville** (Royan). In-18. 2 fr.
— ***Jarousseau, le pasteur du désert**. 1 vol. in-18. 2 fr.
— ***Un Roi philosophe**, *Frédéric le Grand*. In-18. 3 fr. 50
— **Droits de l'homme**. 1 vol. in-12. 3 fr. 50
— **Profession de foi du XIXe siècle**. In-12. 3 fr. 50 (V. p. 30.)
PEREZ (Bernard). **Mes deux chats**. In-12, 2e édition. 1 fr. 50
— **Jacotot et sa Méthode d'émancipation intellect**. In-18. 3 fr.
— **Dictionnaire abrégé de philosophie**. 1893. in-12. 1 fr. 50 (V. p. 9.)
PHILBERT (Louis). **Le Rire**. In-8. (Cour. par l'Académie française.) 7 fr. 50
PHILIPPE (J.) **Lucrèce dans la théologie chrétienne**. In-8. 2 fr. 50
PIAT (C.). **L'Intellect actif**. 1 vol. in-8. 4 fr. (V. p. 9, 13.)
— **L'Idée ou critique du Kantisme**. 2e édition 1901. 1 vol. in-8. 6 fr.
PICARD (Ch.). **Sémites et Aryens** (1893). In-18. 1 fr. 50
PICARD (E.). **Le Droit pur**. 1 v. in-8. 1899. 7 fr. 50
PICAVET (F.). **La Mettrie et la crit. allem.** 1889. In-8. 1 fr. (V. p. 9, 11.)
PICTET (Raoul). **Étude critique du matérialisme et du spiritualisme par la physique expérimentale**. 1 vol. gr. in-8. 1896. 10 fr.
PINLOCHE (A.), professeur honre de l'Univ. de Lille. ***Pestalozzi et l'éducation populaire moderne**. In-12. 1902. (*Cour. par l'Institut.*) 2 fr. 50
POEY. **Littré et Auguste Comte**. 1 vol. in-18. 3 fr. 50
PORT. **La Légende de Cathelineau**. In-8. 5 fr.
* **Pour et contre l'enseignement philosophique**, par MM. VANDEREM (Fernand), RIBOT (Th.), BOUTROUX (E.), MARION (H.), JANET (P.), FOUILLÉE (A.); MONOD (G.), LYON (Georges), MARILLIER (L.), CLAMADIEU (abbé), BOURDEAU (J.), LACAZE (G.), TAINE (H.). 1894. In-18. 2 fr.
PRAT (Louis). **Le mystère de Platon** (**Aglaophamos**). 1 v. in-8. 1900. 4 fr.
— **L'Art et la beauté** (**Kalliklès**). 1 vol. in-8. 1903. 5 fr.
PRÉAUBERT. **La vie, mode de mouvement**. In-8. 1897. 5 fr.
PRINS (Ad.). **L'organisation de la liberté**. 1 vol. in-8. 1895. 4 fr.
Protection légale des travailleurs (La). 1 vol. in-12. 1904. 3 fr. 50

RATAZZI (Mme). **Emilio Castelar.** In-8, avec illustr., portr. 1899. 3 fr. 50
RAYMOND (P.). **L'arrondissement d'Uzès avant l'Histoire.** In-8. 6 fr.
REGNAUD (P.). **L'origine des idées éclairée par la science du langage.** 1904. In-12. 1 fr. 50
RENOUVIER, de l'Inst. **Uchronie.** *Utopie dans l'Histoire*. 2e éd. 1901. In-8. 7 50
RIBOT (Paul). **Spiritualisme et Matérialisme.** 2e éd. 1 vol. in-8. 6 fr.
ROBERTY (J.-E.) **Auguste Bouvier,** pasteur et théologien protestant. 1826-1893. 1 fort vol. in-12. 1901. 3 fr. 50
ROISEL. **Chronologie des temps préhistoriques.** In-12. 1900. 1 fr.
ROTT (Ed.). **La représentation diplomatique de la France auprès des cantons suisses confédérés.** T. I (1498-1559). 1 vol. gr. in-8. 1900, 12 fr. — T. II (1559-1610). 1 vol. gr. in-8. 1902. 15 fr.
RUTE (Marie-Letizia de). **Lettres d'une voyageuse.** In-8. 1896. 3 fr.
SAGE (V.). **Le Sommeil naturel et l'hypnose.** 1904. 1 vol. in-18. 3 fr. 50
SANDERVAL (O. de). **De l'Absolu.** La loi de vie. 1 vol. in-8. 2e éd. 5 fr.
— **Kahel, Le Soudan français.** In-8, avec gravures et cartes. 8 fr.
SAUSSURE (L. de). **Psychol. de la colonisation franç.** In-12. 3 fr. 50
SAYOUS (E.), ***Histoire générale des Hongrois.** 2e éd. revisée. 1 vol. grand in-8, avec grav. et pl. hors texte. 1900. Br. 15 fr. Relié. 20 fr.
SCHINZ (W.). **Problème de la tragéd. en Allemagne.** In-8. 1903. 1 fr. 25
SECRÉTAN (Ch.). **Études sociales.** 1889. 1 vol. in-18. 3 fr. 50
— **Les Droits de l'humanité.** 1 vol. in-18. 1891. 3 fr. 50
— **La Croyance et la civilisation.** 1 vol. in-18. 2e édit. 1891. 3 fr. 50
— **Mon Utopie.** 1 vol. in-18. 3 fr. 50
— **Le Principe de la morale.** 1 vol. in-8. 2e éd. 7 fr. 50
— **Essais de philosophie et de littérature.** 1 vol. in-12. 1896. 3 fr. 50
SECRÉTAN (H.). **La Société et la morale.** 1 vol. in-12. 1897. 3 fr. 50
SKARZYNSKI (L.). ***Le progrès social à la fin du XIXe siècle.** Préface de M. Léon Bourgeois. 1901. 1 vol. in-12. 4 fr. 50
SOREL (Albert), de l'Acad. franç. **Traité de Paris de 1815.** In-8. 4 fr. 50
SPIR (A.). **Esquisses de philosophie critique.** 1 vol. in-18 2 fr. 50
— **Nouvelles esquisses de philosophie critique.** In-8. 1899. 3 fr. 50
STOCQUART (Emile). **Le contrat de travail.** In-12. 1895. 3 fr.
TEMMERMAN, directeur d'École normale. **Notions de psychologie** appliquées à la pédagogie et à la didactique. In-8, avec fig. 1903. 3 fr.
TISSOT **Principes de morale.** 1 vol. in-8. 6 fr. (Voy. p. 11.)
VAN BIERVLIET (J.-J.). **Psychologie humaine.** 1 vol. in-8. 8 fr.
— **La Mémoire.** Br. in-8. 1893. 2 fr.
— **Etudes de psychologie** 1 vol. in-8. 1901. 4 fr.
— **Causeries psychologiques.** 1 vol. in-8. 1902. 3 fr.
— **Esquisse d'une éducation de la mémoire.** 1904. In-16. 2 fr.
VIALLATE (A.). **Chamberlain.** In-12, préface de E. Boutmy. 2 fr. 50
VIALLET (C.-Paul). **Je pense, donc je suis.** In-12. 1896. 2 fr. 50
VIGOUREUX (Ch.). **L'Avenir de l'Europe** au double point de vue de la politique de sentiment et de la politique d'intérêt. 1892. 1 vol. in-18. 3 fr. 50
VITALIS. **Correspondant politique de Dominique de Gabre.** 1904. 1 vol. in-8. 12 fr. 50
WEIL (Denis). **Droit d'association et Droit de réunion.** In-12. 3 fr. 50
— **Élections législatives,** législation et mœurs. 1 vol. in-18. 1895. 3 fr. 50
WULF (M. de). **Histoire de la philosophie scolastique dans les Pays-Bas et la principauté de Liège jusqu'à la Révol. franç.** In-8. 5 fr.
— **Introduction à la philosophie néo-scolastique.** 1904. 1 v. in-8. 5 fr.
— **Sur l'esthétique de saint Thomas d'Aquin.** In-8. 1 fr. 50
ZAPLETAL. **Le récit de la création dans la Genèse.** 1904. 1 vol. in-8. 3 fr. 50
ZIESING (Th.). **Érasme ou Salignac.** Étude sur la lettre de François Rabelais. 1 vol. gr. in-8. 4 fr.
ZOLLA (D.). **Les questions agricoles d'hier et d'aujourd'hui.** 1894, 1895. 2 vol. in-12. Chacun. 3 fr. 50

BIBLIOTHÈQUE UTILE

HISTOIRE. — GÉOGRAPHIE. — SCIENCES PHYSIQUES ET NATURELLES. — ENSEIGNEMENT. ÉCONOMIE POLITIQUE ET DOMESTIQUE. — ARTS. — DROIT USUEL.

125 élégants volumes in-32, de 192 pages chacun

Le volume broché, **60** centimes; en cartonnage anglais, **1** franc.

---

1. **Morand.** Introduction à l'étude des sciences physiques. 6e édit.
2. **Cruveilhier.** Hygiène générale. 9e édit.
3. **Corbon.** De l'enseignement professionnel. 4e édit.
4. **L. Pichat.** L'art et les artistes en France. 5e édit.
5. **Buchez.** Les Mérovingiens. 6e édit.
6. **Buchez.** Les Carlovingiens. 2e édit.
7. **F. Morin.** La France au moyen âge. 5e édit.
8. **Bastide.** Luttes religieuses des premiers siècles. 5e édit.
9. **Bastide.** Les guerres de la Réforme. 5e édit.
10. **Pelletan.** Décadence de la monarchie française. 5e édit.
11. **Brothier.** Histoire de la terre. 8e éd.
12. **Bouant.** Les principaux faits de la chimie (avec fig.).
13. **Turck.** Médecine populaire. 6e édit.
14. **Morin.** La loi civile en France. 5e édit.
15. **Paul Louis.** Les lois ouvrières.
16. **Ott.**
17. **Catalan.** Notions d'astronomie. 6e édit.
18. **Cristal.** Les délassements du travail. 4e édit.
19. **V. Meunier.** Philosophie zoologique. 3e édit.
20. **J. Jourdan.** La justice criminelle en France. 4e édit.
21. **Ch. Rolland.** Histoire de la maison d'Autriche. 4e édit.
22. **Eug. Despois.** Révolution d'Angleterre. 4e édit.
23. **B. Gastineau.** Les génies de la science et de l'industrie. 2e édit.
24. **Leneveux.** Le budget du foyer. Economie domestique. 3e édit.
25. **L. Combes.** La Grèce ancienne. 4e édit.
26. **F. Lock.** Histoire de la Restauration. 5e édit.
27. (*Épuisé*).
28. **Elie Margollé.** Les phénomènes de la mer. 7e édit.
29. **L. Collas.** Histoire de l'empire ottoman. 3e édit.
30. **F. Zurcher.** Les phénomènes de l'atmosphère. 7e édit.
31. **E. Raymond.** L'Espagne et le Portugal. 3e édit.
32. **Eugène Noël.** Voltaire et Rousseau. 4e édit.
33. **A. Ott.** L'Asie occidentale et l'Égypte. 3e édit.
34. (*Épuisé*).
35. **Enfantin.** La vie éternelle. 5e édit.
36. **Brothier.** Causeries sur la mécanique. 5e édit.
37. **Alfred Doneaud.** Histoire de la marine française. 4e édit.
38. **F. Lock.** Jeanne d'Arc. 3e édit.
39-40. **Carnot.** Révolution française. 2 vol. 7e édit.
41. **Zurcher et Margollé.** Télescope et microscope. 2e édit.
42. **Blerzy.** Torrents, fleuves et canaux de la France. 3e édit.
44. **Stanley Jevons.** L'économie politique. 8e édit.
45. **Ferrière.** Le darwinisme. 7e édit.
46. **Leneveux.** Paris municipal. 2e édit.
47. **Boillot.** Les entretiens de Fontenelle sur la pluralité des mondes
48. **Zevort (Edg.).** Histoire de Louis-Philippe. 3e édit.
49. **Geikie.** Géographie physique (avec fig.). 4e édit.
50. **Zaborowski.** L'origine du langage. 5e édit.
51. **H. Blerzy.** Les colonies anglaises.
52. **Albert Lévy.** Histoire de l'air (avec fig.). 4e édit.
53. **Geikie.** La géologie (avec fig.). 4e édit.
54. **Zaborowski.** Les migrations des animaux. 3e édi/
55. **F. Paulhan.** La physiologie de l'esprit. 5e édit.
56. **Zurcher et Margollé.** Les phénomènes célestes. 3e édit.
57. **Girard de Rialle.** Les peuples de l'Afrique et de l'Amérique. 2e éd.
58. **Jacques Bertillon.** La statistique humaine de la France.
59. **Paul Gaffarel.** La défense nationale en 1792. 2e édit.
60. **Herbert Spencer.** De l'éducation. 8e édit.
61. **Jules Barni.** Napoléon Ier. 3e édit.
62. **Huxley.** Premières notions sur les sciences. 4e édit.
63. **P. Bondois.** L'Europe contemporaine (1789-1879). 2e édit.
64. **Grove.** Continents et océans. 3e éd.
65. **Jouan.** Les îles du Pacifique.
66. **Robinet.** La philosophie positive. 4e édit.
67. **Renard.** L'homme est-il libre? 4e édit.
68. **Zaborowski.** Les grands singes.
69. **Hatin.** Le Journal.
70. **Girard de Rialle.** Les peuples de l'Asie et de l'Europe.
71. **Doneaud.** Histoire contemporaine de la Prusse. 2e édit.
72. **Dufour.** Petit dictionnaire des falsifications. 4e édit.
73. **Henneguy.** Histoire de l'Italie depuis 1815.
74. **Leneveux.** Le travail manuel en France. 2e édit.
75. **Jouan.** La chasse et la pêche des animaux marins.
76. **Regnard.** Histoire contemporaine de l'Angleterre.
77. **Bouant.** Hist. de l'eau (avec fig.).
78. **Jourdy.** Le patriotisme à l'école.
79. **Mongredien.** Le libre-échange en Angleterre.
80. **Creighton.** Histoire romaine (avec fig.)
81-82. **P. Bondois.** Mœurs et institutions de la France. 2 vol. 2e éd.
83. **Zaborowski.** Les mondes disparus (avec fig.). 3e édit.
84. **Debidour.** Histoire des rapports de l'Eglise et de l'Etat en
85. **H. Beauregard.** Zoologie gé[illegible]rale (avec fig.).
86. **Wilkins.** L'antiquité romai[illegible] (avec fig.). 2e édit.
87. **Maigne.** Les mines de la Fran[illegible] et de ses colonies.
88. **Broquère.** Médecine des acciden[illegible]
89. **E. Amigues.** A travers le ciel.
90. **H. Gossin.** La machine à vape[illegible] (avec fig.).
91. **Gaffarel.** Les frontières franç[illegible]ses. 2e édit.
92. **Dallet.** La navigation aérien[illegible] (avec fig.).
93. **Collier.** Premiers principes de[illegible] beaux-arts (avec fig.).
94. **Larbalétrier.** L'agriculture fra[illegible]çaise (avec fig.).
95. **Gossin.** La photographie (fig.)
96. **F. Genevoix.** Les matières pre[illegible]mières.
97. **Monin.** Les maladies épidémique[illegible] (avec fig.).
98. **Faque.** L'Indo-Chine française.
99. **Petit.** Économie rurale et agri[illegible]cole.
100. **Mahaffy.** L'antiquité grecqu[illegible] (avec fig.).
101. **Bère.** Hist. de l'armée française
102. **F. Genevoix.** Les procédés in[illegible]dustriels.
103. **Quesnel.** Histoire de la conquê[illegible] de l'Algérie.
104. **A. Coste.** Richesse et bonheur
105. **Joyeux.** L'Afrique française (ave[illegible] fig.).
106. **G. Mayer.** Les chemins de fe[illegible] (avec gravures).
107. **Ad. Coste.** Alcoolisme ou Epar[illegible]gne. 4e édit.
108. **Ch. de Larivière.** Les origine[illegible] de la guerre de 1870.
109. **Gérardin.** Botanique général[illegible] (avec fig.).
110. **D. Bellet.** Les grands ports mari[illegible]times de commerce (avec fig.).
111. **H. Coupin.** La vie dans les mer[illegible] (avec fig.).
112. **A. Larbalétrier.** Les plantes d'ap[illegible]partement (avec fig.).
113. **A. Milhaud.** Madagascar. 2e édit.
114. **Sérieux et Mathieu.** L'Alcool e[illegible] l'alcoolisme. 2e édit.
115. **Dr J. Laumonier.** L'hygiène de[illegible] la cuisine.
116. **Adrien Berget.** La viticultur[illegible] nouvelle. 2e édit.
117. **A. Acloque.** Les insectes nuisibles (avec fig.).
118. **G. Meunier.** Histoire de la littérature française.
119. **P. Merklen.** La Tuberculose; so[illegible] traitement hygiénique.
120. **G. Meunier.** Histoire de l'ar[illegible] (avec fig.).
121. **Larrivé.** L'assistance publique.
122. **Adrien Berget.** La pratique de[illegible] vins.
123. **Adrien Berget.** Les vins de France.
124. **Vaillant.** Petite chimie de l'agriculteur.

TABLE ALPHABÉTIQUE DES AUTEURS

Acloque 30
Adam 5, 12
Agassiz 5
Alaux 2, 25
Albert-Lévy 30
Alengry 5
Alglave 21
Allier 2
Altmeyer 25
Amiable 25
Amigues 30
Annales de sociologie 25
Andler 16
Angot 23, 24
Ansiaux 25
Aristote 11
Arloing 23, 24
Arnaunè 25
Arnold (Matthew) 5
Arréat 2, 5, 25
Asseline 16
Aubry 5
Auerbach 16
Aulard 15
Azam 25
Bacon 12
Bagehot 21, 24
Bain (Alex.) 5, 21, 22, 24
Baissac 25
Ballet (Gilbert) 2
Baldwin 5
Balfour Stewart 21, 24, 25
Bardoux 26
Barni 17, 30
Barthélemy St-Hilaire 6, 11, 25
Barzelotti 6
Basch 12, 13, 14
Bastide 30
Bayet 2
Beaunis 23, 24
Beauregard 30
Beaussire 2, 12, 17
Bellet 30
Bénard 11
Bénéden (van) 21, 24
Bérard (V.) 16
Bère 30
Berget 30
Bergson 2, 6
Berkeley 12 21, 24
Bernard (A.) 15
Bernath (de) 25
Bernstein 21, 24
Bersot 2
Bertauld 2, 25
Berthelot 21, 23, 24
Bertillon 30
Berton 25
Bertrand 6
Binet 2, 22, 23, 24
Blanc (Louis) 15, 17
Blaserna 21, 24
Blerzy 30
Blondeau 25
Blondel 2
Blum 25
Boilley 25
Boillot 30
Boirac 6
Bolton King 16
Bondois 15, 30
Bonet-Maury 17
Bos 2
Bouant 30
Boucher 2
Bouglé 2, 5, 14
Bourdeau (J.) 2, 17
Bourdeau (L.) 5, 23, 24, 25, 25
Bourdon 6
Bourgeois (E.) 19
Bourgeois (L.) 14
Bourlier 16
Bousrez 25
Boutroux (E.) 2, 6, 25, 28
Boutroux (P.) 18
Boyet 11
Brandon-Salvador 25
Brasseur 25
Bray 6
Brialmont 21, 24
Brothier 30
Brousseau 25
Brücke 21, 24
Brunache 23, 24
Brunschvicg 2, 6, 11
Bücher (Karl) 25
Buchez 30
Bunge (C. O.) 25
Bunge (N.) 25
Burdin 19
Bureau 14
Cahen (L.) 15
Caix de St-Aymour 19
Candolle 22, 24
Canton 25
Cardon 16
Carnot 15, 30
Carra de Vaux 13
Carrau 6
Cartailhac 23, 24
Cartault 18
Carus 2
Catalan 30
Cels 25
Chabot 6
Charlton Bastian 21, 24
Clamadieu 28
Clamageran 25
Clay 6
Coignet 25
Collas 30
Collier 30
Collignon 25
Collins 6
Combarieu 26
Combes 30
Comte (A.) 6
Conte 6
Cooke 21, 24
Coquerel 2
Corbon 30
Cordier 17
Costantin 23, 24
Coste 2, 6, 26, 30
Couchoud 13
Coupin 30
Courant 13, 17
Courcelle 13
Couturat 11, 26
Crébange 16
Creighton 30
Crépieux-Jamin 6
Cresson 2, 6
Cristal 30
Croiset (A.) 14
Cruveilhier 30
Daendliker 16
Dallet 30
Damé 16
Damiron 12
Danville 2
Dany 25
Darel (Th.) 28
Darel (Dr) 26
Dariex 30
Daubrée 22, 24
Dauriac 2, 6, 26
Dauzat (A.) 18, 28
Deberle 17
Debidour 15, 30
Defourny 26
Delacroix 18
Delord 15, 17
De la Grasserie 6
Demeny 23, 24
Demoor 23, 24
Depasse 17
Deraismes 26
Deschamps 26
Deschanel 17
Despaux 26
Despois 15, 30
Dewaule 6
Dick May 14
Doellinger 15
Domet de Vorges 13
Doneaud 30
Douhéret 26
Draghicesco 6
Draper 21, 24
Dreyfus (C.) 22, 24
Droz (Numa) 26
Dubuc 26
Du Casse 17
Duclaux (M.) 14
Dufour (Médéric) 11, 18
Dufour 30
Dugald-Stewart 12
Dugas 2, 26
Du Maroussem 14
Dumas (G.) 6, 20
Dumont 21, 24
Dunan 2, 26
Dunant (E.) 26
Du Potet 26
Duprat 2, 6
Duproix 6, 12
Dupuy 26
Durand (de Gros) 2, 6
Durkheim 2, 6
Egger 7
Eichthal (d') 2, 17
Encausse 8
Endrödi 27
Enfantin 30
Epicure 11
Erasme 11
Espinas 3, 7, 26
Fabre (J.) 11
Fabre (P.) 18
Faivre 8
Falsan 23, 24
Faque 30
Farges 19
Favre (Mme J.) 11
Féderici 26
Féré 2, 22, 24
Ferrère 26
Ferrero 7, 8
Ferri (Enrico) 3, 7
Ferri (L.) 7
Ferrière 11, 26, 30
Fierens-Gevaert 3
Figard 11
Fleury (de) 3, 26
Flint 7
Flournoy 26
Fonsegrive 3, 7
Foucault 7
Fouillée 3, 7, 11, 28
Fournière 3, 7, 14
Franck 3, 12
Fuchs 21, 24
Fulliquet 7
Gaffarel 15, 16, 30
Garnier 23, 24
Garofalo 7
Gastineau 30
Gauckler 8
Geffroy 19
Geikie 30
Geley 27
Gellé 23, 24
Genevoix 30
Gérard-Varet 7
Gérardin 30
Gide 14, 26
Girard de Rialle 30
Gley 7
Goblet d'Alviella 27
Goblot 3, 7
Godfernaux 7
Gomperz 11
Gory 7
Gossin 30
Gourd 27
Grasset 3, 23, 24
Greef (de) 3, 7, 27
Grimaux 27
Griveau 27
Groos 7
Grosse 23, 24
Grove 30
Guéroult 17
Guilland 16
Guignet 23, 24
Guirand 18
Gurney 7
Guyau 3, 7, 11, 27
Gyel 27
Halévy (Elie) 7
Halleux 27
Hartenberg 7
Hartmann (E. de) 3
Hartmann (R.) 21, 24
Hatin 30
Hatzfeld 13
Hauser 14
Hauvette 18
Hegel 12
Helmholtz 21, 24
Henneguy 27, 30
Henrard 17
Henry (Victor) 18
Herbert Spencer. Vo y. Spencer.
Herckenrath 8
Hirth 8, 27
Hocquart 27
Hoffding 7
Horric de Beaucaire 19
Horvath 7
Huxley 22, 24, 30
Icard 27
Isambert 15
Izoulet 3
Jaccard 23, 24
Jacoby 8
Jaell 3
Janssens 27
James 8
Janet (Paul) 3, 8, 11, 28
Janet (Pierre) 8, 20
Jaurès 8
Joly (H.) 13
Joly 23, 24
Jouan 30
Jourdan 30
Jourdy 27, 28
Joyau 27
Joyeux 30
Kant 12
Kardos 27
Karppe 3, 27
Kauffmann 27
Kaulek 19
Kingsford 27
Kostyleff 27
Krantz 14
Kufferath 27
Lacaze 28
Lachelier 3
Lafaye 18
Lafontaine 27
Lafontaine (A.) 11
Lagrange 22, 24
Laisant 3
Lalande 8
Lampérière 3
Landry 3
Lanessan (de) 3, 14, 15, 23, 24, 27
Lang 8
Lange 8
Langlois 18
Lapie 3, 8, 15
Larbalétrier 30
Larrivé 28
Larivière 30
Laschi 8
Laugel 3, 15, 16
Laumonier 30
Lauvrière 8
Laveleye (de) 8, 17, 27
Leblond (M.-A.) 16
Lebon (A.) 19
Le Bon (G.) 3, 8
Léchalas 3, 8
Lechartier 8
Leclère (A.) 8
Le Dantec 3, 8, 23, 24
Lefèvre (A.) 23, 24
Lefèvre (G.) 3, 18, 24
Lefèvre-Pontalis 19
Lemaire 27
Lemaitre 27
Leneveux 30
Léon (Xavier) 8
Léonardon 13, 19
Levallois 3
Lévi (Eliphas) 27
Lévy (A.) 8, 12
Lévy (Albert) 27

Lloyd [illegible] 31
Lichtenberger (A.) 21, 28
Lichtenberger (H.) [illegible]
Lombard 18
Lombroso 5, 8
Lock 30
Loubac 8
Lubbock 4, 21, 23, 24
Luchaire 18
Luys 21, 24
Lyon (Georges) 4, 6, 28
Mabilleau 28
[illegible] 30
Maignet 30
Maitland 27
[illegible] 28
Malapert 8
Malcolm Mac Coll 28
[illegible] 23, 24
Manacéine 28
Mandoul 28
Mantegazza 22, 24
[illegible] 21, 24
[illegible] 30
Marguery [illegible]
Mariano 5
Mariétan 28
Marillier 30
Marion (H.) 4, 8, 12, 28
Marion [illegible] 22, 31
[illegible] 28
Martin (F.) 8
Martin (J.) 13
[illegible] 23, 24
[illegible] 29
Mathieu 30
[illegible] 15
[illegible] 10, 12
[illegible] 28
[illegible] 21, 24
[illegible] 13
Matthew Arnold. Voy. Arnold.
Maxwell 9
Mayer 30
Mercier (Mgr) 28
Merklen 30
[illegible] 11, 16
Meunier (G.) 30
Meunier (Stan.) 23, 24
Meunier (V.) 30
[illegible] (de) 22, 31
[illegible] (A.) 30
[illegible] 16
[illegible] 28
Mill. Voy. Stuart Mill.
[illegible] 28
[illegible] 28
[illegible] 30
[illegible] 30
[illegible] 26
Monod (G.) 20, 28
[illegible] 17
[illegible] 11
[illegible] 30
[illegible] 28
[illegible] 19
[illegible] 30
[illegible] (de) 22, 23
[illegible] 24
Muller (Max) 9

Murisier [illegible]
Myers [illegible]
Naville (A.) [illegible]
Naville (Ernest) 5, 30
Neplaveu 28
Niewenglowski 21, 24
Nodet 28
Noël 12, 30
Nordau (Max) 4, 9
Norman Lockyer 23, 24
Novicow 4, 9, 17, 28
Oldenberg 9
Ogereau 11
Ollé-Laprune 12
Ott 30
Ouvré 9
Palante 9
Papus 8
Paris (Cte de) 28
Paul-Boncour 28
Paul Louis 17, 30
Pablst [illegible] 11
Paulhan 4, 9, 28, 30
Payot 9
Pellet 15
Pelletan 28
Penjon 19
Pérès 9
Perez (Bernard) 9, 28
Perrier 23, 24
Petit 30
Pettigrew 21, 24
Philbert 28
Philippe (J.) 4, 28
Philippson 17
Piat 9, 12, 28
Picard (Ch.) [illegible]
Picard (E.) 28
Picavet 9, 11, 21, 28
Pichat [illegible] 30
Picot 28
Piderit 9
Pillon 4, 9
Pilo 8
Pinloche 12, 18, 28
Pioger 8, 9
Piolet 16
Plantet 19
Platon 11
Podmore 9
Poey 28
Port 28
Poullet [illegible]
Prat 28
Préaubert 28
Preyer 9
Prins 28
Proal 9
Puech 13
Puig [illegible]
Quatrefages (de) 21, 28
Queyrat [illegible]
Quesnel [illegible]
Rambaud (A.) [illegible]
Ratazzi (Mme) [illegible]
Rauh 28
Raymond (P.) 29
Raymond 30
Récéjac 9
Recouly 16
Regnard 30

Regnaud [illegible] 29
Regnault (J.) 17, 19
Remusat [illegible] 5
Renard 9, 30
Renouvier 9, 29
Réville 4
Reynald 16
Ribert 29
Ribery 30
Ribot (P.) 29
Ribot (Th.) 4, 10, 20, 28
Ricardou 9
Richard 5, 10
Richet 5, 23, 24
Richter 11
Roberty (de) 5, 10, 23, 24
Roberty 29
Robin 14
Robinet 30
Rochau 15
Roché 23, 24
Rodier 11
Rodocanachi 16
Roisel 8, 29
Roland 30
Romanes 10, 22, 24
Rood 22, 24
Rosenthal 22, 24
Rott 29
Rousseau (J.-J.) 12
Roussel-Despierres 5
Ruile (de) 29
Ruyssen 10, 13
Sabatier 10
Sage 29
Saigey 10, 12
Saint-Paul 10
Saissel 5
Saleilles 14
Sanderval 29
Sanz y Escartin 30
Saporta 23, 24
Saussure 29
Sayous 16, 29
Scheffer 18
Schelling 12
Schinz 29
Schmidt 21, 22, 24
Schopenhauer 5, 10
Schutzenberger 21, 24
Secrétan (Ch.) 29
Secrétan (H.) 29
Seignobos 14
Séailles 10
Secchi 21, 24, 30
Selden 5
Sérieux 30
Siegfried 14
Sighele 10
Silvestre 15
Skarzynski 29
[illegible] 11
[illegible] 5, 10
[illegible] 29
Sorel (A.) 19, 29
Sorin 16
[illegible] 19
Spencer [illegible] 21, 22, 23, 30
Spinoza 11
Spir 15, 29
Spuller 15, 17

Stallo 22, 24
Stanley Jevons 21, 24, 30
Starcke 23, 24
Stein 10
Stocquart [illegible]
Strauss 14
Stuart Mill 5, 10
Sully (James) 10, [illegible]
Sully-Prudhomme [illegible]
Swarte (de) 11
Swift [illegible]
Sybel (H. de) [illegible]
Taine (H.) [illegible]
Tait 27
Tannery [illegible]
Tanon 5
Tarde 5, 10, [illegible]
Tardieu 30
Tausserat-Radel [illegible]
Temmermann [illegible]
Terquem [illegible]
Thamin 5, [illegible]
Thomas (A.) [illegible]
Thomas (P.-F.) 5, 10, 12
Thouverez 30
Thurston 22, 24
Tissié 5
Tissot [illegible]
Topinard 22, 24
Trouessart 22, [illegible]
Turck [illegible]
Turmann [illegible]
Tyndall [illegible]
Vacherot 10
Vaillant [illegible]
Vallaux 15
Van Biervliet [illegible]
Vanderem (F.) [illegible]
Vandervelde [illegible]
Vérax [illegible]
Véron [illegible]
Viallate [illegible]
Viallet [illegible]
Vianna de Lima [illegible]
Vidal de la Blache [illegible]
Vigouroux [illegible]
Vitalis [illegible]
Waddington [illegible]
Wahl [illegible]
Weber [illegible]
Wechniakoff [illegible]
Weil (D.) [illegible]
Weill (G.) [illegible]
Welschinger [illegible]
Whitney [illegible]
Wilkins [illegible]
Wuarin [illegible]
Wulff (de) [illegible]
Wundt [illegible]
Wurtz [illegible]
[illegible]
Zaborowski [illegible]
Zaplétal [illegible]
Zeller [illegible]
Zévort [illegible]
Ziegler [illegible]
Ziesing [illegible]
Zivy [illegible]
Zola [illegible]
Zurcher [illegible]

TABLE DES AUTEURS ÉTUDIÉS

[illegible] 10
[illegible] 11, 13, 28
Anselme (Saint) 28
Augustin (Saint) 18
[illegible] 28
Bacon 12
[illegible] 19
[illegible] (Christian) 8
[illegible] 7
[illegible] (Aug.) 29
Comte (Aug.) 5, 8, 11, 28
[illegible] 8
Considérant (V.) 26
Cousin (V.) 3, 3, 28
[illegible] 21, 22, 23, 24
[illegible] 21, 18
[illegible] 25
[illegible] 11
[illegible] 12, 29
[illegible] (Jean) 11

Feuerbach 6, 13
Fichte 5, 8, 12
Gassendi 11
Gazali 13
Geulinck 11
Guyau [illegible]
Hegel 5, [illegible]
Henri IV 17
Herbart 3, 12, 13
Hobbes 4, 6
Horace [illegible]
Hume [illegible]
Ibsen [illegible]
[illegible] [illegible]
Jacotot [illegible]
Kant 3, 6, 12, 13
Lamarck 9
Lamennais [illegible]
Lavoisier [illegible]
Leibniz [illegible]

Leroux (Pierre) 10
Lindet (Robert) 28
Littré 28
Locke 4, 8, 12
Lucrèce 13
Maistre (J. de) 28
Malebranche 12, 13
Mommsen 15
Niebuhr 7, 15
Nietzsche 3, 7, 27
Pascal 12, 13
Platon 13
Rabelais 13
Ranke 15
Reid [illegible]
Renan [illegible]
Renouvier [illegible]
Salignac [illegible]
Saint-Simon [illegible]

Schelling [illegible]
Schiller [illegible]
Schopenhauer [illegible]
Secrétan [illegible]
Straton de Lampsaque [illegible]
Simonide [illegible]
Socrate [illegible]
Spencer (Herbert) [illegible]
Spinoza [illegible]
Stuart Mill [illegible]
Sybel (H. de) [illegible]
[illegible]

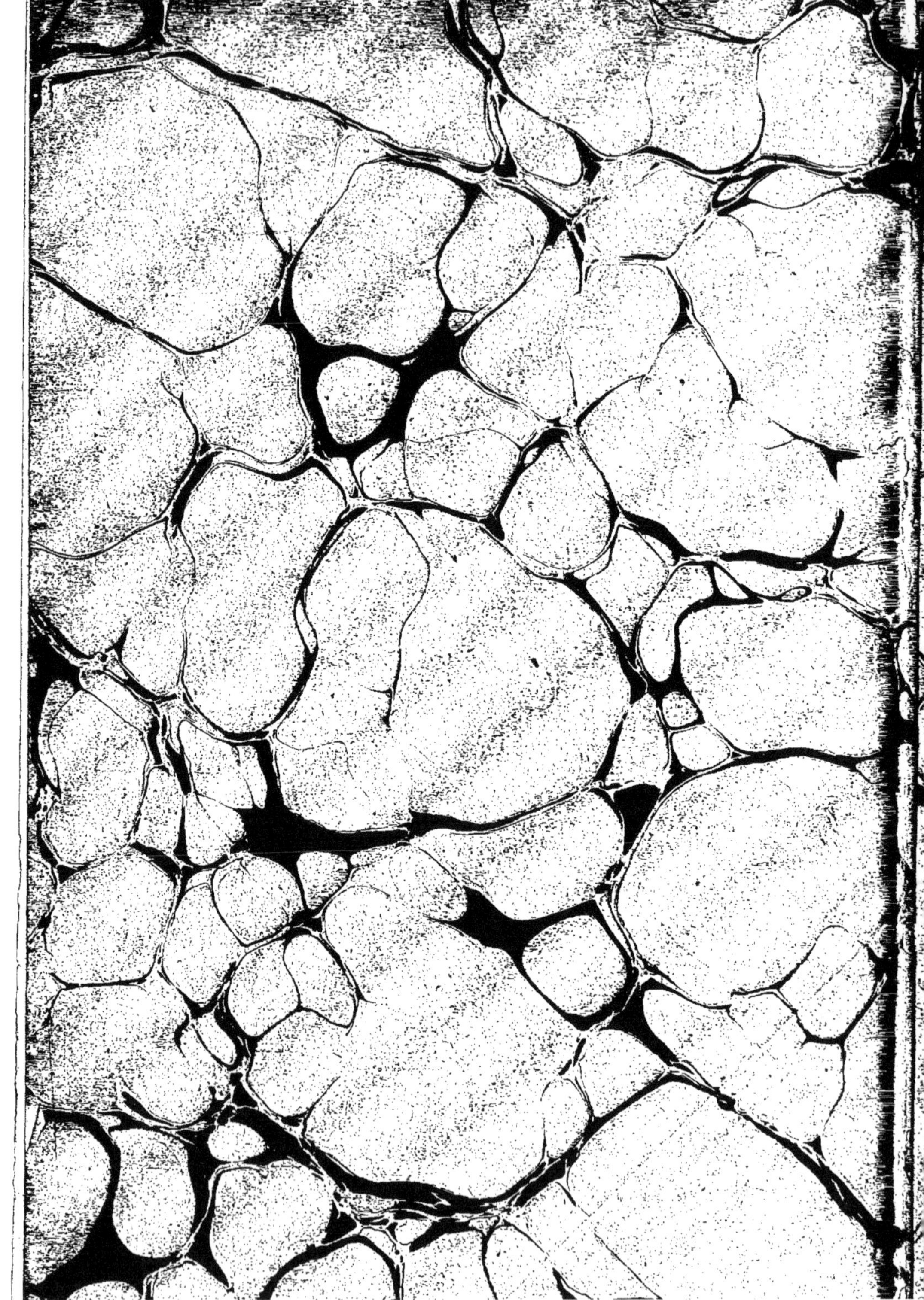

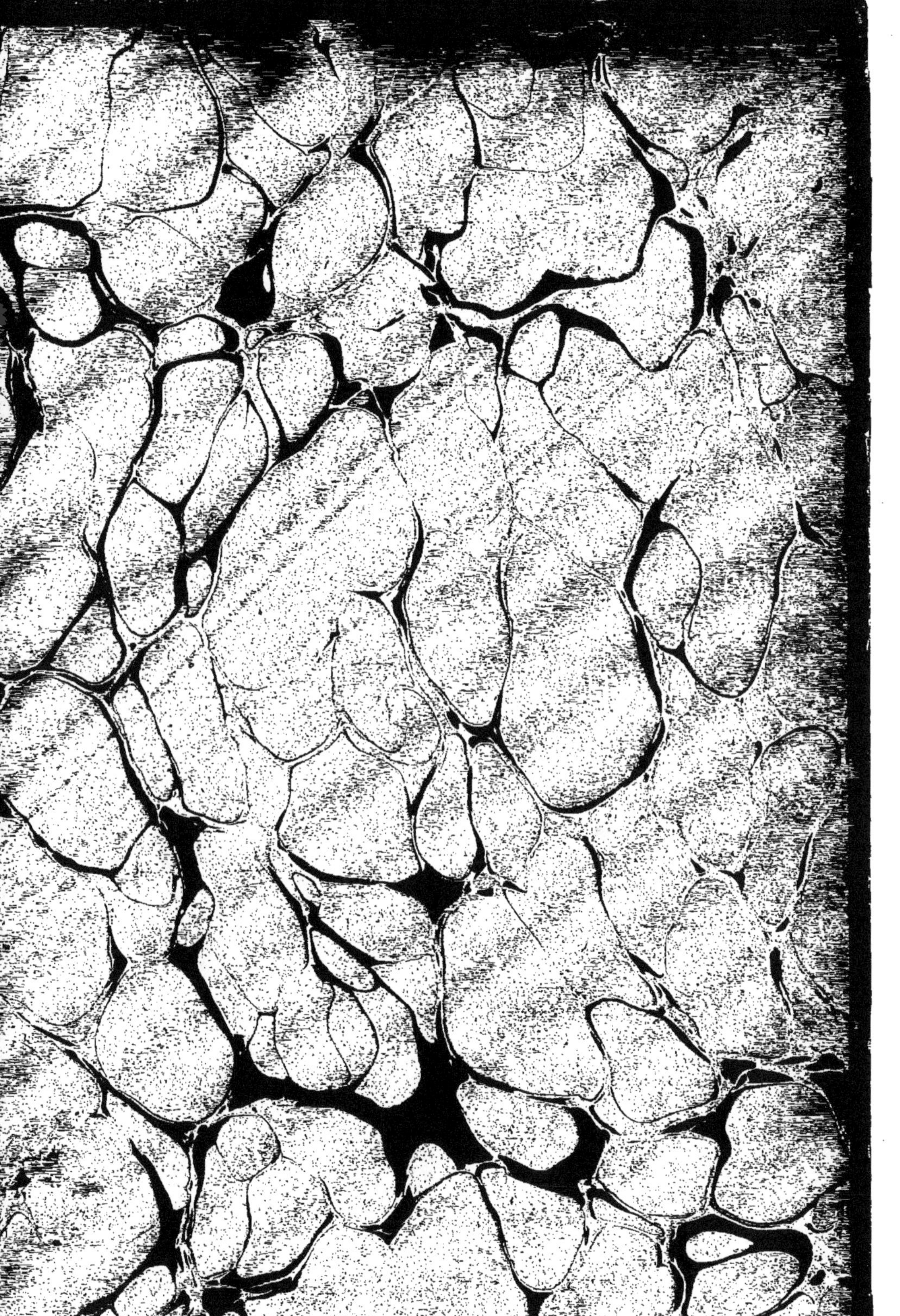

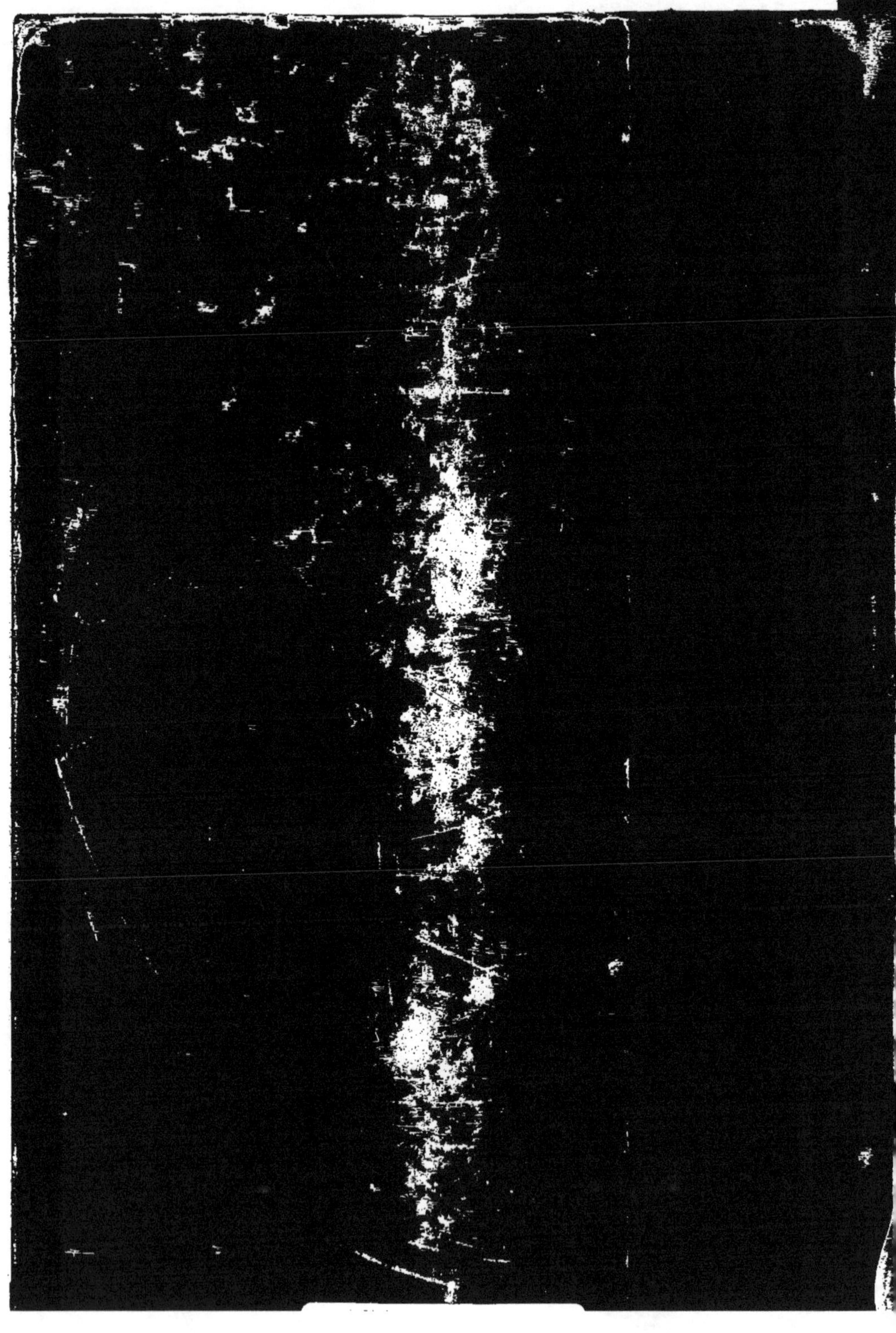

www.ingramcontent.com/pod-product-compliance
Ingram Content Group UK Ltd.
Pitfield, Milton Keynes, MK11 3LW, UK
UKHW012153240726
13966UKWH00002B/306

9 782012 469020